U0152730

溃疡性结肠炎
中西医结合诊疗

主　审　李佃贵
主　编　娄莹莹　杨　倩

学苑出版社

图书在版编目(CIP)数据

溃疡性结肠炎中西医结合诊疗/娄莹莹,杨倩主编. —北京:学苑出版社,2024.3
ISBN 978-7-5077-6891-6

Ⅰ.①溃… Ⅱ.①娄… ②杨… Ⅲ.①溃疡—结肠炎—中西医结合—诊疗
Ⅳ.①R259.746.2

中国国家版本馆CIP数据核字(2024)第039443号

出　版　人:洪文雄
责 任 编 辑:黄小龙
出 版 发 行:学苑出版社
社　　　　址:北京市丰台区南方庄2号院1号楼
邮 政 编 码:100079
网　　　　址:www.book001.com
电 子 邮 箱:xueyuanpress@163.com
联 系 电 话:010-67601101(营销部)、010-67603091(总编室)
印　刷　　厂:天津鸿景印刷有限公司
开　　　　本:787 mm×1092 mm　1/16
印　　　　张:13
字　　　　数:322千字
版　　　　次:2024年3月第1版
印　　　　次:2024年3月第1次印刷
定　　　　价:88.00元

编 委 会

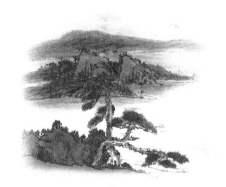

前　　言

　　溃疡性结肠炎是一种累及直肠和结肠主要病变部位的慢性非特异性炎症性疾病，具有病因病机复杂、病情缠绵难愈的特点，严重影响人们的生活质量，是现代难治性疾病之一。西医对症治疗能快速、有效地缓解症状，但长期维持治疗患者依从性差且不良反应较多；中医药文化源远流长，通过多维度辨证论治，在缓解症状和预防疾病复发方面具有独特的优势和特色。

　　为了提升对该疾病的诊疗水平，使患者得到有效的治疗，获得最佳的生活质量，临床医师们在继承和发扬中医诊疗特色的基础上，充分结合现代医学的新理念、新技术，在诊疗中取得了令人瞩目的成果，做到了防治兼顾。为此，我们在参阅相关诊疗规范和共识的基础上，结合对该疾病的临床诊治经验编写了本书。

　　本书分为溃疡性结肠炎的认识、溃疡性结肠炎的诊断、溃疡性结肠炎的治疗、溃疡性结肠炎的调护和预防及基于中医理论对溃疡性结肠炎论治的探讨五个章节，更新和充实了溃疡性结肠炎的中西医诊疗的最新知识。本书文字简洁、内容新颖、具体实用，文后附有溃疡性结肠炎相关指南和专家共识，可作为中西医结合及相关专业从业人员学习的工具书和参考书。

　　本书的编写人员均为具有丰富临床经验和较高学术造诣且长期工作在临床一线的医务工作者，大家在繁忙的工作之余参与撰写，殊为不易。由于时间仓促，书中难免存在不妥之处，敬请读者批评指正。

编者

2023 年 6 月

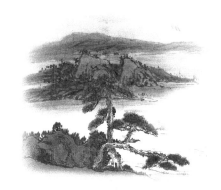

目　　录

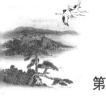

目

录

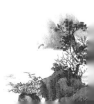

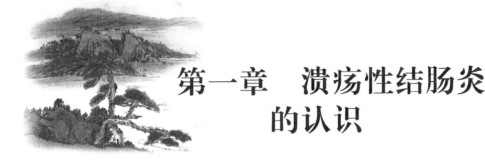

第一章 溃疡性结肠炎的认识

溃疡性结肠炎（ulcerative colitis，UC）又性非特异性溃疡性结肠炎，是一种以直肠和结肠为主要病变部位的慢性非特异性炎症性疾病，其发病原因尚不十分明确。病变主要限于大肠黏膜及黏膜下层。临床上以腹痛、腹泻、黏液脓血便、里急后重为主要症状，具有病程缠绵、迁延难愈、复发率高等特点，被世界卫生组织列为现代难治性疾病之一。

中医学并无溃疡性结肠炎的病名，根据本病的临床表现当属中医学"痢疾""便血""肠风""泄泻""肠澼""滞下""腹痛"等范畴。

早在《黄帝内经》中就已有对本病的论述。因所下之物如涕如脓、黏滑垢腻，排出时辟辟有声，故《素问·通评虚实论》称之为"肠澼"。同时也认识到痢疾的发生和饮食不节、起居不慎有关，如《素问·太阴阳明论》云："饮食不节，起居不时者阴受之。阳受之则入六腑，阴受之则入五脏………入五脏则膜满闭塞，下为飧泄，久为肠澼。"

战国时期扁鹊所著《难经》对本病的症状进行了生动的描述，首先提出了"腹中切痛""里急后重""脓血便"等概念，并将本病的病位明确地定位在大肠、小肠。如"大肠泄者，食已窘迫，大便色白，肠鸣切痛""小肠泄者，溲而便脓血，少腹痛"。

至东汉张仲景则有"下利赤白""便脓血""热利下重"的描述，将痢疾与泄泻统称为"下利"，对痢疾的病因、脉象、主症进行了进一步描述和论述，认为痢疾有寒热虚实之分，多责之于"热"，并提出了治痢的原则，创白头翁汤、葛根芩连汤、桃花汤、禹余粮丸等有效方剂，开创了痢疾证治中清肠解毒和温涩固肠之先河。

元代朱震亨所著《局方发挥》中因其泻下不爽、黏滞重坠，称之为"滞下"。《圣济总录》又有"冷痢""热痢""赤痢""血痢""脓血痢""气痢"之分，并设专篇论述。朱丹溪进一步完善了痢疾的辨证论治，并提出了通因通用的治痢原则："痢疾初得一、二日间，以利为法，切不可用止涩之剂，此通因通用之法，稍久气虚，则不可下；壮实初病宜下，虚弱衰老久病宜升之。"

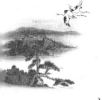

时至宋代始将"痢疾"与"泄泻"分开论述，如《证治准绳》卷六中说"泄泻之证，水谷或化或不化，并无努责，唯觉困倦。若滞下则不然，或脓或血，或脓血相杂，或肠垢，或糟粕，或糟粕相杂，虽有痛与不痛之异，然皆里急后重，逼迫恼人"。严用和首先倡导痢疾病名，在痢疾之辨证治疗上也颇有见地，在《济生方·痢疾论治》中指出"今之所谓痢疾者，古所谓之下也""每遇此症，必先导涤肠胃，次正根本，然后辨其风、冷、暑、湿而为治法"。

金代刘完素在痢疾的病因上强调"风、湿、热"，在治疗上倡导"后重则宜下，腹痛则宜和，身重则除湿，脉弦则祛风，血脓稠黏，以重药遏之""行血则便脓自愈，调气则后重自除"，至今仍然是治疗痢疾的重要法则。

明代医家在诊治痢疾时，往往"本之脾肾"。《景岳全书》指出"凡里急后重，病在广肠最下之处，而其病则不在广肠而在脾肾""脾肾虚弱之辈，但犯生冷极易作痢"，强调脾肾虚弱是慢性痢疾发病的重要环节。同时他指出"凡治痢疾，最当察虚实，辨寒热，此为治痢中最大关系""河间之用芍药汤谓行血则便脓自愈，调气则后重自除，是固然也，然调气之法，如气热者凉之则调，气寒者温之则调，气虚者补之则调，气陷者举之则调，必使气和，乃为调气行血之法"，在痢疾的证治方面也有独到见解。

清代以后，对痢疾的认识更加深入，在辨证施治上有了进一步的发展和提高，如叶天士认为"治痢大法，不过通塞二义"，可谓深得治痢之要旨。喻昌首创"逆流挽舟"法治疗痢疾，强调治疗痢疾要首先分清标本先后，审查虚实寒热，湿热多寡，方可辨证投药。

《黄帝内经》始有类似溃疡性结肠炎的记载，经后世医家的不断医疗实践，对"痢疾""便血""肠风""泄泻""肠澼""滞下"等认识逐渐深入，尤其唐宋以后，认识日益完善，至今形成了一套较为完善的辨证论治体系。

第一节　西医学对结肠的认识

一、结肠的解剖结构及特点

大肠分为盲肠、结肠、直肠和肛管，是从回肠末端至肛门的粗大肠管，长度120～200cm，平均约150cm，约占小肠的1/4。大肠管径5～8.5cm，以盲肠处管径最大，向直肠方向逐渐变细，至乙状结肠末端其内径仅约2.5cm，到直肠末端管径又变大，在肛管上方直肠处形成直肠壶腹。

与小肠相比，大肠的肠管管径大，大部分位置较固定；其纵肌层虽是完整的一层，但除了远端的乙状结肠及直肠外，其他部位聚集增厚形成3条纵带。每条宽

0.5～1cm，统称为结肠带。其中一条位于横结肠系膜附着处，称系膜带；另一条附着于大网膜，称网膜带，两者之间的一条为独立带。

（一）结肠各段特点

1. 盲肠　盲肠长约 6～8cm，直径为 2.5cm，位于腹后壁，系于肠系膜。位置约相当于腹股沟韧带外侧半的上方；下端距腹股沟韧带中点平均为 4～5cm，充盈时可向下稍越过腹股沟韧带。盲肠的具体位置因个体不同而有差异，部分可见高位盲肠，另有部分盲肠位于髂前上棘和脐连线（棘脐线）的上方。更为罕见的是盲肠位于左髂窝或腹腔中部，这是由于胚胎发育时肠管的异位旋转所致。在盲肠和升结肠移行处的左后壁上，是回肠末端的开口，多呈卵圆形裂隙，上下两缘各有一半月形黏膜皱襞，称回盲瓣或结肠瓣。回盲瓣及其系带均突入大肠腔内，为回肠末端环肌层增厚所致。回盲瓣有结肠面和大肠面，其黏膜结构有明显不同。前者与回肠末端的黏膜近似，尚有小肠绒毛存在；后者则与大肠黏膜相同，无绒毛，但有腺状隐窝及大量管状腺的开口，这在纤维结肠镜检查时可以识别。回盲瓣体表投影在腹股沟韧带中点上方 8～10cm 处。

2. 升结肠　升结肠长 12～20cm，直径为 6cm，位于腹腔右侧，上至肝右叶下方，向左弯成结肠右曲而移行于横结肠，下端平右髂嵴，上端在右第 10 肋处横过腋中线。结肠右曲位于第 9、第 10 肋软骨深面，后面与右肾前下外侧部相邻；上面及前外侧与肝右叶的下面接触；内侧前方紧靠胆囊底，胆石有时可穿破胆囊到结肠内。内侧后方有十二指肠降部，在行右半结肠切除术时，应注意防止十二指肠的损伤，尤其在粘连时更应注意。

3. 横结肠　横结肠长 40～50cm，直径为 5.2cm，位于上腹部，被宽阔的横结肠系膜连于腹后壁，活动度较大。横结肠系膜根部与十二指肠下部、十二指肠空肠曲和胰腺关系密切，在胃、十二指肠及胰腺等手术时，应注意防止损伤横结肠系膜内的中结肠动脉，以免造成横结肠的缺血坏死。分离横结肠右半部时，应防止损伤十二指肠和胰腺。横结肠的体表投影一般相当于右第 10 肋软骨前端和左第 9 肋软骨前端相连的弓状线上。结肠左曲是大肠中除直肠外最为固定的部分。其位置较右曲高且偏后，约在第 10、第 11 肋平面。左曲弯曲的角度一般要比右曲小，故在纤维结肠镜检查时，左曲比右曲更难以通过。

4. 降结肠　降结肠长 25～30cm，直径为 4.4cm，在左髂嵴附近连于腹后壁，降结肠较升结肠距正中线稍远，管径也较升结肠小，位置也较深。腹膜覆盖其前面及两侧，偶见有降结肠系膜。降结肠的后面有股神经、精索或卵巢血管以及左肾等，内侧有左输尿管，前方有小肠。在降结肠切除术时，应注意防止左肾及输尿管的损伤。降结肠的下部由于肠腔相对狭小（2.2～2.5cm），如有病变易出现梗阻，又因该处肌层较厚，可因炎症及其他刺激而造成痉挛。

5. 乙状结肠　乙状结肠长 40～45cm，直径为 2.5cm，始于骨盆入口，至直肠终止，多数在髂嵴平面上下各 0.5cm 的范围内；通常在小骨盆处形成一松动的肠襻。乙状结肠完全包绕在腹膜内，扇形的乙状结肠系膜将它连于盆壁后部和腹壁下后部。系膜根部呈倒"V"字形附着于腹壁后部。乙状结肠位置极其多变，可能保持折叠状态，与髂肌上的腹膜相接触，或者跨过男性直肠与膀胱之间的盆腔，或女

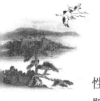

性直肠与子宫之间的盆腔，甚至可到达右侧盆壁。终点位置相对固定，正好在第 3 骶椎水平中线的左面，并在此处向下弯曲，延续为直肠。乙状结肠与降结肠和直肠的连接处是固定的，但在它们之间的活动度很大，因此其周围关系也很多变。

乙状结肠外侧为左髂外血管、闭孔神经、卵巢或输精管以及骨盆外侧壁；后方为左髂内血管、性腺血管、输尿管、梨状肌和骶丛；下方为膀胱（和子宫）；上方右侧与回肠末端的肠襻相邻。性腺血管和输尿管被乙状结肠系膜分隔至独立的筋膜层内。在乙状结肠的肠系膜分离中可以辨别包绕乙状结肠的筋膜，因为它不像输尿管和性腺血管周围的疏松结缔组织那样含有大量小血管。

乙状结肠的位置和形态变化较大，主要取决于其本身的长度、系膜的长度和活动度、其充盈扩张的程度（当充盈扩张时可进入腹腔，排空时再回到盆腔），以及直肠、膀胱和子宫的状态（当上述器官扩张时，乙状结肠位置升高，空虚时再回到原位）。乙状结肠的长度和管径还与不同的种族有关。

（二）结肠的血管

1. 结肠的动脉　结肠的血液供应主要来自肠系膜上下动脉。

（1）肠系膜上动脉：在第 1 腰椎水平、腹腔动脉的稍下方起于腹主动脉前壁，经脾静脉和胰颈的后方下行，至胰钩突的前面，然后穿过胰下缘与十二指肠下部之间进入小肠系膜根，呈稍凸向左侧的弓状。沿系膜根继续向右下，至右髂窝，其末端与回结肠动脉的回肠支吻合。从弓的突侧自上而下依次分出胰十二指肠下动脉、肠动脉中结肠动脉、右结肠动脉和回结肠动脉。

胰十二指肠下动脉：很细小，当肠系膜上动脉出现于胰下缘时自其发出，行至肠系膜上静脉的后方，分为前后两支。

肠动脉：自肠系膜上动脉的左侧缘发出，在肠系膜两层之间行走，有 12～16 支，分别分布于空、回肠。

上述两支虽然与结肠的血运无关，但在行根治性右半结肠切除、自肠系膜根部结扎动脉时，应注意辨认，勿使之受损，以免造成小肠及胰腺的血运障碍。

中结肠动脉：在胰腺下方自肠系膜上动脉分出，在横结肠缘附近分出左右两支。左支与左结肠动脉分支吻合，分布于横结肠左侧部分；右支与右结肠动脉升支吻合，分布于横结肠右 1/3。中间段横结肠系膜处有一段无血管区，常可在此处穿过进行手术。有 10％的人有副中结肠动脉，该动脉发自肠系膜上动脉的左侧壁或肠系膜下动脉，偏左侧进入横结肠系膜内，营养横结肠的左半部及结肠脾曲，此外尚有 2％～5％的人无中结肠动脉，横结肠由左、右结肠动脉的分支供血。

右结肠动脉：起自肠系膜上动脉的中部，中结肠动脉的稍下方（有时可与中结肠动脉合为一干），沿腹后壁腹膜深面横行向右，至升结肠附近分出升降两支，升支与中结肠动脉分支吻合，降支则与回结肠动脉的升支吻合，供给升结肠和肝曲的血液。该动脉起自肠系膜上动脉者仅占 40％，起自中结肠动脉者约占 30％，由回结肠动脉分出者占 12％，另有 18％的人无右结肠动脉，而由回结肠动脉及中结肠动脉代替供应。

回结肠动脉：是肠系膜上动脉最低的分支，在右结肠动脉的稍下方发出，沿腹后壁腹膜深面斜向右下方，至盲肠附近分为上、下二干，由此二干再发出以下分支：

①结肠支：多为上、下干的延续，转向上，与右结肠动脉的降支吻合，主要供应升结肠。②盲肠支：起自回结肠动脉分支处或上干，分为前后两支，分布于盲肠。③回肠支：为下干的延续，向下至回肠末端附近与肠系膜上动脉的终末支吻合。

阑尾动脉多起自回结肠动脉，也可起自回肠支、盲肠前支或后支，一般为1条，有时为2条。阑尾动脉干沿阑尾系膜的游离缘走向阑尾尖端，其分支经系膜内分布至阑尾。该动脉与周围动脉无吻合，当血运障碍时可致阑尾缺血或坏死。

（2）肠系膜下动脉：在第3腰椎水平处自腹主动脉的前壁发出，沿腹后壁腹膜深面行向左下方，其分支有左结肠动脉、乙状结肠动脉，其终末支移行为直肠上动脉。

左结肠动脉：分出后经左精索内血管、左输尿管和腰大肌的前方，腹后壁腹膜的深面横行向左，至降结肠附近分为升、降两支。升支在左肾前方进入横结肠系膜，与中结肠动脉左支吻合，分布于脾曲、横结肠末端，降支下行与乙状结肠动脉吻合，沿途分支，分布于降结肠和脾曲。

乙状结肠动脉：发出后紧贴腹后壁在腹膜深面斜向左下方，进入乙状结肠系膜内，亦分为升、降两支。升支与左结肠动脉的降支吻合，降支与直肠上动脉吻合，供给乙状结肠血液。

以上各动脉之间在结肠内缘彼此吻合，形成动脉弓，此弓即结肠边缘动脉，边缘动脉再发分支，从分支又分出长支和短支，与肠管垂直方向进入肠壁，短支多起自长支，少数起自边缘动脉，供应系膜缘侧的2/3肠壁；长支先行于结肠带间的浆膜下，然后穿入肌层，沿途发出多数小支供应系膜缘侧的2/3肠壁，另有小支至肠脂垂。其终末支穿过网膜带及独立带附近的肠壁，最终分布至系膜对侧的1/3肠壁。长短支之间除在黏膜下层有吻合外，其余部位很少有吻合，因此长支是肠壁的主要营养动脉，手术时不可将肠脂垂牵拉过度以免损伤长支。

肠系膜上、下各动脉之间虽有吻合，但有时吻合不佳或有中断，因此边缘动脉尚有薄弱处，临床上中结肠动脉如被损伤，有的可引起部分横结肠坏死。有人认为乙状结肠与直肠间亦存在"临界点"，但也有报道"此临界点并无重要临床意义"。结肠手术时，当某一动脉结扎后，肠壁是否能够保留，应注意肠壁的终末动脉是否有搏动，不可过分相信动脉间的吻合交通。

（3）肠系膜侧支循环：21世纪初以来，解剖学逐渐注意到肠系膜血管的侧支循环。肠系膜下上动脉间的侧支循环在临床上有重要意义。在行直肠癌扩大根治时，常需根部结扎肠系膜下动脉；如果行前吻合脱出术或肛门重建术，切断过多肠管可能造成结肠拉下困难，依靠这种侧支循环可以保留较长的肠管而不致坏死。因此，术中应仔细辨认勿使侧支循环受损。

2. 结肠的静脉　结肠的静脉回流入肠系膜上、下静脉。肠系膜上静脉在同名动脉的右侧经肠系膜根上行，至胰头后面与脾静脉会合成门静脉。肠系膜上静脉长度平均为6.5cm，近端宽径平均1.5cm，中点平均1.2cm，远端平均0.8cm。其属支有：①回肠静脉与空肠静脉；②胃网膜右静脉；③中结肠静脉；④右结肠静脉；⑤回结肠静脉。上支各属支分别与同名动脉伴行，回流到相应肠段的静脉网。

胃网膜右静脉常与右结肠静脉汇合成干（Henle干）后再汇入肠系膜上静脉，从Henle干的汇入点到回结肠静脉的汇入点一般称为"外科干"，由于"外科干"

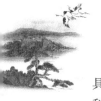

具备以下特点：①长度不小于2cm；②无粗大属支从左侧汇入；③无动脉分支从外科干的前面或后面横过；④与肠系膜上动脉间无重叠现象。因此，行血管结扎或肠静脉吻合常在此处进行。另外，此处是结肠主淋巴结的所在部位，在行根治性右半结肠切除时应注意清除该处的淋巴结。

肠系膜下静脉由直肠上静脉、乙状结肠静脉、左结肠静脉汇合而成，汇流左半结肠与直肠静脉丛的静脉血，从直肠上静脉与最下乙状结肠静脉的汇合点到汇入下腔静脉处长度 4～22cm，平均 13.2cm，近终端的宽径 0.15～1.01cm，平均 0.85cm。

（三）结肠的淋巴

1. 壁内淋巴　结肠的固有膜究竟是否有淋巴管尚有争议。目前的看法是：大肠的淋巴管存在于固有膜深层或黏膜肌层附近。有学者利用光镜和电镜发现，大肠黏膜的淋巴管紧密围绕黏膜肌层上下方及肌层本身，肠壁内淋巴管汇流入结肠上淋巴结。

2. 结肠上淋巴结　离肠壁最近，位于结肠壁的浆膜下，亦有人认为在肠脂垂内，淋巴结体积很小。

3. 结肠旁淋巴结　收集结肠上淋巴结的淋巴，沿结肠动脉弓及其分支周围排列，是结肠癌转移的第1站。

4. 中间结肠淋巴结　沿各结肠动脉分支排列，其淋巴液汇入各主结肠淋巴结。

5. 主结肠淋巴结　分布于各结肠动脉的根部和肠系膜上、下动脉根部，分为回结肠淋巴结、右结肠淋巴结、左结肠淋巴结、乙状结肠淋巴结，各主结肠淋巴结分别收纳该动脉分布区的淋巴管，其输出管分别汇入肠系膜上、下淋巴结。

（1）肠系膜上淋巴结：位于肠系膜上动脉根部，100～200 个，接受肠系膜淋巴结、回结肠淋巴结、右结肠淋巴结、中结肠淋巴结的输出管，收纳十二指肠下半部到横结肠脾曲以前的消化管的淋巴，其输出管参与组成肠干。

（2）肠系膜下淋巴结：位于肠系膜下动脉根部，通常接受左结肠淋巴结、乙状结肠淋巴结和直肠旁淋巴结的输出管，收纳横结肠左半至直肠上段肠管的淋巴。其输出管形成肠干。

6. 肠干　肠系膜上下淋巴结与腹腔淋巴结的淋巴输出管汇合成肠干，汇入乳糜池或腰干。

二、结肠的生理学

（一）结肠的功能

结肠的主要功能是吸收水分和电解质，形成、贮存和排泄粪便。结肠的吸收功能以右半结肠为最强，主要吸收水分与钠，也吸收少量钾、氯、尿素、葡萄糖、氨基酸与一些药物。结肠平均每日吸收 460mmol 钠与 350～2000ml 水。虽然 24 小时通过回盲瓣到盲肠的食糜为 500～1000ml，但经过结肠与直肠吸收后仅从肛门排出

150ml。若结肠功能发生紊乱，就可影响吸收，甚至发生腹泻、便秘与腹胀等。若吸收过量，又可导致水中毒、血氯过高与酸中毒等。结肠黏膜内有杯状细胞，可分泌碱性液体，保护结肠黏膜，润滑大便，以助排便。

（二）大肠运动的解剖学基础及运动功能

1. 大肠肌　大肠壁同其他消化道壁一样由黏膜、黏膜下层、肌层和浆膜四层基本结构组成，肌层是运动的基本结构、由内层的环行肌和外层的纵行肌组成，结肠的纵行肌形成三条肌带，肌带之间几乎没有纵行肌，于乙状结肠和直肠的连接处三条肌带成扇形展开，又渐为完整的直肠纵行肌所代替。直肠纵肌亦沿肛管壁走行，属横纹肌的耻骨直肠肌也纵行分布此区，故该区的纵行肌为混合性的，并呈隔膜状走行于内外括约肌之间，肌纤维向下连接弹性纤维，后者呈扇形展开成数条向内或向外穿过内、外括约肌抵达皮肤。大肠的平滑肌细胞的动作电位完全不规则，电位波起伏不定。单个肌细胞的运动类型有两种：一是短而有节律性时相性收缩，另一为长时间的张力性收缩。整个大肠壁的蠕动形式有袋状收缩和集团收缩，但其蠕动方向是不定的。结肠的动力性还受食物的热卡、性质等影响；进食脂肪、碳水化合物后结肠运动增加，进食氨基酸和蛋白质后会抑制结肠的运动，其生理机制一方面为食物对胃、十二指肠的机械性和化学感受器的刺激；另一方面为通过肠神经系统传导的对结肠壁受体的刺激。近远端结肠对食物刺激的反应也不同，近端结肠表现为较快但持续时间较远端结肠短，参与结肠对进食反应的神经激素因素有交感胆碱能神经、促胃液素、胆囊收缩素、前列腺素、肽类物质。近远段结肠的生理功能亦不同，近段混合和储存内容物、远段推动内容物向直肠移动。

2. 外括约肌和耻骨直肠肌　属于自主性横纹肌，目前对外括约肌的分布及其附着点等均有不同的意见，在静息状态下亦有一定的张力，但仅维持了10％～20％肛管静压，因此多数人认为它对静息状态下的肛门控制意义不大，仅当内容物到达肛管时才起作用。各种意识性活动：缩肛、咳嗽、valsalva动作、腹压升高均可使其张力升高。有人认为耻骨直肠肌不属于肛提肌的一部分，因其有明显生理功能上的差别，但亦有人认为是肛提肌中的重要组成部分，位于 IAS 和 EAS 之上方，呈"U"状由前向后环绕直肠，将直肠前拉而形成直肠肛管角，亦有一定的静息张力，耻骨直肠肌在解剖和生理上均起功能性的括约肌作用。这两块肌肉在头侧 3～4cm 是融合在一起的。

（三）大肠运动的生理调节

1. 神经调节

（1）外源性神经：支配大肠的外源性神经系统有交感神经和副交感神经，一部分副交感神经由头颈部来源的迷走神经抵达升结肠、横结肠的右侧 2/3；另一部分副交感神经发自脊髓骶节（$S_2 \sim S_4$）经骨盆内脏神经抵达横结肠左1/3、降结肠、乙状结肠、直肠和内括约肌；交感神经则经由血管旁神经丛分布于整个大肠。

（2）肠神经系统（ENS）：按传统概念大肠的运动主要在自主神经系统的控制下进行的，肠壁内在神经被认为只是自主神经系统的一个简单的传递系统。现研究发现肠壁内的这些神经构成因独立而被称之为 ENS；是消化道壁内相对独立自主神

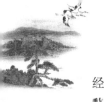

经。具有独立于中枢而行使其功能的完整结构。它起源于神经嵴前体细胞在胚胎时移行定植于肠壁中，脑干、躯干和骶部三个不同区域的神经嵴前体细胞分别定植于肠道的明显不同的区域。ENS 中含有大量的感觉、运动和整合神经元，有一千万个以上神经细胞，神经节细胞间形成网络，黏膜下神经丛仅有初级神经丛，肌间神经丛则有二、三级神经丛可协调并完成胃肠道的运动，这些神经除了肾上腺素能、胆碱能神经外，主要由肽能神经组成，胃肠运动的整合很大部分是在 ENS 中进行，被认为是肠道的微型电脑，并有肠蠕动的起搏系统功能。

2. 肠壁分泌性细胞　在整个消化道有许多分泌性细胞，大肠壁上也不例外，目前在大肠壁上发现的分泌性细胞有：肠嗜细胞（enterchromaffin cell，EC）也称作 kultschitzky 细胞，其内含有 5－羟色胺，其中 EC1 型细胞能分泌 P 物质。H 细胞：在消化道的其他部位称作 D1 细胞，能分泌 VIP 样物质。F 细胞：在消化道的其他部位称作 PP 细胞，能分泌胰多肽。另一种引起学术界广泛兴趣的是 c－kit 细胞，它被认为是与引起肠蠕动的肠起搏系统有关的细胞，该细胞的分布异常会影响肠起搏系统的功能，从而导致肠壁持续性收缩，这种异常可由 c－kit$^+$ 受体和干细胞因子（SCF）相互作用失调导致 ENS 紊乱，而 SCF 的缺乏使 c－kit$^+$ 细胞不能移行至肠壁的肌层中。

3. 激素和其他因子调节　与 ENS 一起完成调节肠道运动的还有大量的神经递质和激素。一半以上的肌间神经能合成和释放一种以上的脑肠肽。在正常人类肠道不同肠段、不同肠壁层均可发现它们。常见的脑肠肽有：蛋白基因产物（PGP）、一氧化氮（NO）、血管活性肠肽（VIP）、P 物质（SP）、降钙素基因相关肽、生长抑素、胆囊收缩素（CCK）、血清素（5－HT）、血管紧张素（ANG）、多巴胺（DA）、脑啡肽（ENK）、胰泌素、胰高糖素。而在某些病变的肠壁中则有这些脑肠肽、相应受体的紊乱及平滑肌反应性降低。脑肠肽对肠道运动的调节作用已引起广泛的重视。

第二节　中医学对肠腑的认识

一、对肠腑解剖结构及功能的认识

（一）对大小肠解剖结构的认识

1. 大肠　大肠亦居腹中，其上口在阑门处连接小肠，其下端连接肛门。《医林改错》说"大肠上口即小肠下口，名曰阑门，大肠下口即肛门"，《灵枢·肠胃》说"回肠当脐，左环四周叠积而下，回运环反十六曲，大四寸，径一寸寸之少半，长二丈一尺；广肠傅脊，以受回肠，左环叶积，上下辟，大八寸，径二寸之大半，长二尺八寸"。这里回肠和广肠是大肠的两个部分，后世统称大肠，其总长度为二丈三尺八寸。对于大肠的解剖认识，和现代医学是相符合的。

2. 小肠　中医古代医家对脏腑解剖方面的认识大部分是相当科学的。例如古代医家认识到食管和肠的比例为1：35，这与现代1：37的比例十分接近。小肠属六腑之一，是一个相当长的管状器官，回环迭积于腹中，其上口在幽门处与胃之下口相接，其下口在阑门处与大肠之上口相连。《灵枢·肠胃》说"小肠后附背，左环回周迭积，其注于回肠者，外附于膀胱上，回运环反十六曲，大二寸半，径八分分之少半，长三丈二尺"，虽然古人的这些认识比较简单，但与现代解剖学认识还是比较相符的。

（二）对大小肠生理功能的认识

1. 大肠生理功能　《素问·灵兰秘典论》说"大肠者，传导之官，变化出焉"。大肠为阳府，属金，主津主收，本性燥，为传导之官，变化出焉。其特点泻而不藏，实而不满。大肠是一个管腔性器官，主要有传化糟粕与主津的生理功能。

（1）大肠主传化糟粕：大肠接受由小肠下传的食物残渣，吸收其中多余的水液，形成粪便。大肠之气的运动，将粪便传送至大肠末端，并经肛门有节制地排出体外，故大肠有"传导之官"之称。故《素问·五脏别论》云"夫胃、大肠、小肠、三焦、膀胱，此五者，天气之所生也，其气象天，故泻而不藏。此受五脏浊气，名曰传化之府，此不能久留，输泻者也"，《疡医大全》云"经曰：大肠者传导之官，变化出焉，上受胃家之糟粕，下输于广肠，旧谷出而新谷可进，故字从肉从易又畅也，通畅水谷之道也"，如大肠传导糟粕功能失常，则出现排便异常，常见的有大便秘结或泄泻；若湿热蕴结大肠，可出现腹痛、里急后重、下痢脓血等。

大肠属六腑之一，六腑以通为用、大肠以通为用，以降为顺的这一生理特性，对维持食物的消化吸收和水液代谢起到了重要作用。《灵枢·平人绝谷》云"平人则不然，胃满则肠虚，肠满则胃虚，更虚更满，故气得上下，五脏安定，血脉和利，精神乃居，故神者，水谷之精气也"。大肠的传化糟粕功能，实为对小肠泌别清浊功能的承接，同时，与胃气的通降、肺气的肃降、脾气的运化、肾气的蒸化和固摄作用有关。胃气的通降，实际上涵括了大肠对糟粕排泄的作用；肺与大肠相表里，肺气的肃降有助于糟粕的排泄；脾气的运化，有助于大肠对食物残渣中水液的吸收；肾气的蒸化和固摄作用，主司二便的排泄。大肠传导功能的实现，还有赖于气血的推动和濡养，只有气血旺盛，血脉调和，大肠才能传导有序，排泄正常。

（2）大肠主津：大肠接受由小肠下传的含有大量水液的食物残渣，将其中的水液吸收，参与体内的水液代谢，故说"大肠主津"。《脾胃论》说"大肠主津，小肠主液，大肠小肠受胃之营气乃能行津液于上焦"，大肠变化靠小肠余气，太过则实，不及则虚。大肠的变化功能与小肠密切相关，小肠之余气，直接影响大肠的"变化"功能。大肠主津与肺肾气化功能密切相关。《灵枢·经脉》云"大肠……是主津液所生病者"，张景岳注"大肠与肺为表里，肺主气而津液由于气化，故凡大肠之泄或秘，皆津液所生之病"，大肠主津功能失常，则大肠中的水液不得吸收，水与糟粕俱下，可出现肠鸣、腹痛、泄泻等症；若大肠实热，消烁津液，或大肠津亏，肠道失

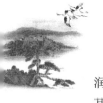

润，又会导致大便秘结不通。小肠通过泌别清浊，清者上输于脾，浊者下输至大肠，其中还有部分未被小肠吸收利用的水液和精微物质，则要靠大肠的"变化"作用来完成，即将浊中之清重新吸收，浊中之浊由魄门排出。

2. 小肠生理功能　小肠与心有经脉相互络属，与心相表里。其主要生理功能是受盛化物和泌别清浊。

（1）受盛化物：受盛即接受，以器盛物之意。化物具有变化、消化、化生意思。小肠的受盛功能主要体现在两个方面：一是说明小肠接受经胃初步消化的饮食物；二是经胃初步消化的饮食物，在小肠内有相当长时间的停留，以利于进一步消化吸收。小肠的化物功能是指将经胃初步消化的饮食物进一步消化，将水谷分化为精微和糟粕两部分，将精微吸收，营养全身；把糟粕向下传入大肠。小肠的受盛和化物功能，是与胃和大肠的功能先后衔接，相互配合而完成的，《素问·灵兰秘典论》云"小肠者，受盛之官，化物出焉"。

（2）泌别清浊：泌，即分泌；别，即分别。小肠的泌别清浊功能，主要体现在三个方面：一是将经过小肠消化后的饮食物，分为水谷精微和食物残渣两部分；二是将水谷精微吸收，将食物残渣向大肠输送；三是小肠在吸收水谷精微的同时，也吸收了大量的水液，故又称"小肠主液"。张介宾在注解《素问·灵兰秘典论》中说"小肠居胃之下，受盛胃中水谷而分清浊，水液由此而渗入前，糟粕由此而归于后，脾气化而上升，小肠化而下降，故曰化物出焉"，《医贯·内经十二官论》说小肠"泌别其汁，清者渗出小肠，而渗入膀胱，滓秽之物，则转入大肠"，从而说明小肠的泌别清浊功能正常，则二便正常；如泌别清浊功能异常，则大便稀溏，而小便短少。所谓"利小便以实大便"的治法，即这一理论在临床治疗中的应用。

小肠的受盛化物和泌别清浊的功能，在水谷化为精微过程中是非常重要的，小肠功能失调，可导致浊气在上的腹胀、腹痛、呕吐、便秘等症，或清气在下的便溏、泄泻之症。

二、对肠腑病因病机的认识

（一）病因

中医肠腑病证之成因主要由外感六淫、内伤七情、饮食劳倦等原因所致，正如《灵枢·小针解》所云"寒温不适，饮食不节，而病生于肠胃"。

1. 外感六淫　古人认为大肠、小肠皆属于胃，而胃肠道因与体外直接相通，故其生理功能易受外界的影响。李东垣在《脾胃论》中说"肠胃为市，无物不受，无物不入，若风、寒、暑、湿、燥一气偏胜，亦能伤脾损胃"。

（1）风：六淫中风为之首，又为百病之长，风邪可直接侵袭脾胃大小肠而致病，也可因素体虚弱、中阳虚衰使外界风邪乘虚侵入，导致胃肠运化、传导失司。《医学启源》中提到"胃中风则溏泄不已""风中大肠则下血"，《素问·生气通天论》曰"因于露风，乃生寒热，是以春伤于风，邪气留连，乃为洞泄"，《三因极一病证方论》曰"古方云：风停于肌腠后，乘虚入客肠胃，或下瘀血，或下鲜血，注下无度，湿度下如豆羹汁，皆外所因之明文也"。

(2) 寒：寒潮降临，气候骤冷；或衣着单薄，起居失宜；或素体阳虚，偶感时令之寒；或夏令贪凉露宿，寒邪由肌表腠理沿经络而内传入里，或经口鼻而入，内客于脾胃大小肠。寒为阴邪，易伤阳气，寒性凝滞，又可使阳气受阻，气机失畅，导致脾胃大小肠之纳化、传导功能失常，从而出现脘腹冷痛、大便溏泄等症状。《素问·举痛论》曰"寒气客于小肠，小肠不得成聚，故后泄腹痛矣"，《症因脉治》曰"寒泻之因，真阳素虚，偶值时令之寒，直中三阴之经，则身不发热，口不发渴，小便清利，腹中疼痛，而中寒下利之症作矣"。

(3) 暑：暑为阳邪，其性炎热，夏暑之际，在烈日下劳作，或在高温环境下工作，感受暑邪，侵袭于胃肠，耗伤阴气，以致气阴两虚，从而出现身热汗出，口渴引饮，大便秘结，小便短赤等症；又夏季多雨潮湿，侵袭肠胃，使胃失和降，清浊不分下注肠腑，而见胃脘痞满、大便溏泻等症。《寿世保元》曰"痢者，名之滞下是也，多由感受风寒暑湿之气……"，《症因脉治》曰"中暑泻之因，火令当权，天之热气下降，地之湿气上升，暑湿之气，充塞于内，人感热淫之邪，伤于肠胃，暑泻作矣"。

(4) 湿：长夏季节，多雨潮湿，若感受雾露之邪；或久居潮湿，涉水淋雨；或水中作业，皆可感受外湿，湿邪循经内停中焦，留滞于大小肠，使其纳化传导功能失常，而出现腹胀便溏、不思饮食、身重肢倦等症。《症因脉治》曰："中暑泻之因，火令当权，天之热气下降，地之湿气上升，暑湿之气，充塞于内，人感热淫之邪，伤于肠胃，暑泻作矣。"

(5) 燥：秋燥之邪，最易犯肺，且肺受燥邪，常传于大肠；或外感温热之邪，入于肠腑，化燥灼津，使肠道干涩，而出现口燥咽干，大便干结，小便短少，甚则干呕呃逆等症。

(6) 火：气候炎热，感受火热之邪，或急性热病，邪热入里；或由风、寒、暑、湿、燥等邪化热生火，耗伤脾胃大小肠阴液，出现口渴咽干，溲赤便秘；若邪热内阻，灼伤胃肠血络，迫血妄行，可见吐血便血；火邪郁结，形成热毒，伤及胃肠，而成胃痛、肠痈。《症因脉治》曰："中热泻之因，热淫以胜，湿火炎蒸，积热之人，又中邪热，则中热泻作矣。"

(7) 疫毒：气候反常，久旱酷热，或水灾之后，时行疫毒；或夏秋之季，疫毒流行，侵及肠胃，或耗伤肠胃阴液；或壅塞肠中，血与之搏结，化为脓血而为痢疾；若内扰心营，蒙蔽清窍，则见神昏谵语之危症。若疫毒阻遏中焦，脾胃受伤，运化失常，升降失司，清浊不分，乱于肠胃，上吐下泻而成霍乱。《重定严氏济生方·大便门》曰："今之所谓痢疾者，即古方所谓滞下也。盖尝推原其故矣，胃者，脾之腑也，为水谷之海，荣卫充焉；大肠者，肺之腑也，为传导之官，化物出焉。夫人饮食起居失其宜，运动劳役过其度，则脾胃不充，大肠虚弱，而风冷暑湿之邪，得以乘间而入，故为痢疾也。"

总之，外感六淫均可导致肠胃病证的发生，邪气阻滞肠腑，经脉气血无以输布，脏腑气机不畅，肠腑传化失司，从而导致各种肠腑病证。

2. 饮食所伤　包括饮食不节、不洁、饥饱失宜和饮食偏嗜等皆可引发肠腑病证的发生。

— 11 —

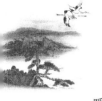

　　饮食不节，暴饮暴食，使宿食停滞于胃肠而壅滞不通，可出现脘腹痞满疼痛、嗳腐吞酸、泻下臭秽或大便溏泄等症。《素问·痹论》曰"饮食自倍，肠胃乃伤"，《素问·太阴阳明论》曰"饮食不节，起居不时者，阴受之……阴受之则入五脏……入五脏则䐜满闭塞，下为飧泄"，《医方类聚》云"今之患痢者，古方谓之滞下也。得病之由，多因脾胃不和，饮食过度，停积于肠胃之间，不得克化，而又为风寒暑湿之气干之，故为此疾"。

　　饮食偏嗜，过食酸、苦、甘、辛、咸五味，则脏气偏胜，引起脾胃大小肠以至其他脏腑病变。若嗜食辛辣煎炸之品，易化热化火，伤津动血，或耗气伤阴，而出现脘腹痞满疼痛、便秘、便血等症。若嗜食肥甘厚味，则可阻滞肠胃气机，运化失司，聚湿生痰，而致呕吐、泄泻之症；若化生热毒，可致胃痛、肠痈等病。过食生冷瓜果，或贪凉冷饮，损伤中焦阳气，化生寒湿，而致胃痛、腹痛、泄泻等症。《扁鹊心书》曰"暴注之病，由暑月食生冷太过，损其脾气，故暴注下泄"，《症因脉治》曰"积热泄泻之因，膏粱厚味，酒湿辛辣香燥之物，时积于中，积湿成热，热蒸于胃，下传大肠，积热之泻成矣。积寒泄泻之因，或食生冷物以伤肠胃，则下流大肠，或形寒饮冷以伤肺气，则下遗大肠，阳明太阴受寒，皆成寒积之泻"。其他如生活习惯不良，喜食腌制发霉之食物，可损伤胃肠，或生痰生湿，痰湿阻滞，甚则血分瘀滞，而成噎膈、积聚、肠覃等病。嗜酒也是导致肠胃病证的重要原因之一，若饮酒过度，或酗酒无度，可损伤肠胃，酿生湿热，助热动火，伤及胃肠血络，引起胃痛、吐血、便血。长期大量吸烟，不仅可伤肺气而生痰浊，而且烟毒可耗伤气阴，导致脏腑功能失调而引发各种肠腑病证。

　　此外，饮食不洁，误食有毒或不节之食物，如有毒蘑菇，或某些鱼类，或腐败变质之物，常可引起肠胃中毒，气机逆乱而出现呕吐、腹痛、泄泻等症。《古今医鉴》云"夫泄泻者，注下之症也，盖大肠为传送之官，脾胃为水谷之海，或为饮食生冷之所伤，或为暑湿风寒之所感，脾胃停滞，以致阑门清浊不分，发注于下，而为泄泻也"，又《景岳全书》曰"泄泻之暴病者，或为饮食所伤，或为时气所犯，无不由于口腹，必各有所因……凡初感者，病气未深，脏气未败，但略去其所病之滞，则胃气自安，不难愈也"。

　　3. 情志失调　喜、怒、忧、思、悲、恐、惊是人类情志活动所产生的七种不同的感情变化，是机体对精神环境的改变而发生相应变化的一种生理适应性活动，它和脏腑气血密切相关。过度的七情变化，则会导致相应脏腑或气血的功能紊乱。

　　情志失调乃肠胃病证的主要病因之一，临床上常因忧愁思虑过度，而至脾胃虚弱，运化无权，气血生化之源不足，久则心血不足，心失所养，出现面白无华、健忘失眠、脘腹痞满、不思饮食、大便泄泻之心脾两虚证。又情怀不舒，郁郁寡欢；或情绪紧张，肝气郁结，疏泄无能；或忿怒、恼怒太过，肝气过盛，疏泄太过，横逆犯胃，运化失常，进而导致大肠传导失常而发生便秘、腹胀等症。如《素问·举痛论》曰"怒则气逆，甚则呕血及飧泄"，《医方类聚》曰"夫泻痢两证，皆因肠胃先虚，虚则六淫得以外入，七情得以内伤，至于饮食不节，过食生冷，多饮寒浆，洞扰肠胃，则成注下。注下不已，余积不消，则成滞下"。

　　过度悲伤、惊恐，悲则气消、惊则气乱、恐则气下，这些异常的情绪变化均可导致气机紊乱，或脏腑功能低下，进而累及脾胃大小肠而致病。

现代研究发现在导致胃肠病证的各种情志因素中，以郁怒忧思最为常见。其既可作为一种潜在的发病因素，又可作为一种诱发因素而致病。情志失调作为致病的潜在因素，是因其可使机体脏腑气血功能紊乱或者低下，抗病能力减弱，而易于在饮食、劳倦、外感或情志等诱发因素作用下导致胃肠病证。

4. 脏腑传变　中医理论认为脏腑在生理上相互协调，病理上相互传变。因此，常常可见肠胃病证由他脏腑变累及所致。如心火下注、肝胆火旺，或肺失清肃，而致肠腑功能失调，清浊不分，传化失司，出现便秘、泄泻、小便短赤，或便血、尿血等症。又如肾阴足则胃阴润，肾水既干，阳火偏盛，熬煎津液，三阳热结，则前后闭涩，下源不通。如肾阳虚衰，命火不足，则肠腑失煦，出现脘腹冷痛、下利清谷或五更泄泻之症。

（二）病机

中医肠腑病证的病机，是指肠腑病证的发生、发展与变化的机制，主要包括大肠、小肠功能失常所导致的阴阳、气血失调以及寒热、虚实、痰瘀等不同病机。

1. 气机阻滞　六腑以通为用，大肠、小肠皆属于腑，故均以通为顺。各种内外因作用于大小肠，皆可导致气机阻滞。《医学启源》中曰"气机阻滞也，谓肠胃隔绝，而传化失常"，指出了气机阻滞可导致大小肠之运化、传导功能失常而形成各种病证。如风寒湿热等外邪入侵肠腑，或实热、痰饮、湿浊、宿食、瘀血、虫积等病理产物中阻肠腑，皆可阻塞气机。又或肺气逆郁、气失宣降，或忧愁思虑、脾伤气结，或抑郁恼怒、肝郁气滞，均可导致肠腑气机郁滞，通降失常，传导失职，使糟粕内停，不得下行，或欲便不出，或出而不畅，或大便干结等症。《医碥》云："痢由湿热所致，或饮食湿热之物，或感受暑湿之气，积于肠胃，则正为邪阻，脾胃之运行失常，于是饮食日益停滞，化为败浊，胶粘肠胃之中，运行之机益以不利，气郁为火，与所受湿热之气混合为邪，攻刺作痛，此痢症所以腹痛之……气既郁滞肠中，则欲升不升，欲降不降，忽而下逼，火性迫促，竟若不及更衣，然欲降而不能降，虽就圊却无所出，不降而偏欲降，才净手又要更衣，急迫频并，最是恼人，是为里急。邪迫肛门，气凝血聚，因而重坠，是为后重。痢本湿热，痢久阴伤，湿热转成燥热，肛门如火，广肠血枯，虽极力努责，而糟粕干涩，欲出不能，但虚坐而无所出，是为虚坐努责。"

2. 湿浊困阻　湿为病理产物之一，中医肠腑病证的形成与湿邪关系密切。湿邪致病，有内外之分，外湿由外感湿邪所引起，内湿由中焦运化失司而致湿从中生。内外湿邪常互为关联，外湿困脾，必致脾失健运；内湿停滞，又常易招致外湿侵袭。湿邪留滞于大小肠，若湿热、寒湿之邪下注大肠，皆可导致泄泻不爽、腹中胀满、肠鸣腹痛、便秘便血，或下痢赤白脓血；若湿热或寒湿郁阻小肠，可致腹痛、腹胀、肠鸣、泄泻等症。《素问·阴阳应象大论》曰"湿盛则濡泄"，《杂病源流犀烛》曰"湿盛则飧泄，乃独由于湿耳。不知风寒热虚，虽皆能为病，苟脾强无湿，四者均不得而干之，何自成泄？是泄虽有风寒热虚之不同，要未有不原于湿者也"，《明医指掌》曰"夫人之泄泻，乃水湿所为也，由脾土受湿则不能渗泄，致伤阑门，元气不能分别水谷，并入大肠而成泻。故小便涩而大便反快，肠鸣腹痛之候。王叔和所谓：湿多成五泻，肠走若雷奔是也"，《古今图书集成医部全录》曰"泄泻者，水湿所为

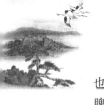

也，由湿本土，土乃脾胃之气也。得此症者，或因于内伤，或感于外邪，皆能动乎脾湿，脾病则升举之气内陷，湿变下注，并出大肠之道，以胃与大肠同乎阳明一线也"。

总之，湿浊困阻常有如下特点：一湿邪中阻，由此影响肠腑气机发生阻滞；二湿邪蕴久化热，形成湿热之症；三湿浊停滞日久，必损伤中气，形成虚实夹杂之候；四因湿性黏滞，不易速除，故每每病情缠绵，迁延难愈。

3. 痰饮内停　痰饮作为一种常见的病理产物，其生成与肺、脾、肾三脏功能失调有关，而其中主要由于脾胃功能的失调所致。《医门法律》曰"痰饮之患，未有不从胃起者也"，《诸病源候论》云"劳伤之人，脾胃虚弱，不能克消水浆，故为痰饮也"。痰饮既成，则可阻遏肠胃气机，变生百病。如痰阻大小肠，可见腹痛、腹胀、大便失调，或溏、或秘、或便而不爽。饮留于肠，则可见水走肠间，沥沥有声，腹满、便秘，苔腻等症。《医林绳墨》曰："吾尝考之，凡泻心腹不痛者，是湿也。饮食入胃不能停止，完谷不化者，是气虚也。或欲泻不泻，或食去作疼，此为病也，治宜行痰去积可也。由是观之，泄泻之病，湿热、寒痰、食积为病最多，治宜补脾燥湿，分利消导为要。"

总之，痰饮致病有如下特点：一是痰饮中阻，而致胃肠气机阻滞；二是痰饮郁久，易化热生火；三是痰邪为患，复加情志郁结，常可形成痰气交阻之证；四是痰郁日久，波及血分，使血行失畅，瘀血内生，导致痰瘀互结之证；五是痰饮留伏于胃肠之间，影响胃肠运化、传导功能，使清阳不升、浊阴不降，痰饮湿浊留滞更甚，造成恶性循环，病情缠绵难愈。

4. 寒热失调　在肠腑病证的病变过程中，寒热失调为其重要的病理变化，古人对此十分重视，如《灵枢·师传》曰"胃中热，则消谷令人悬心善饥，脐以上皮热；肠中热，则出黄如糜，脐以下皮寒；胃中寒，则腹胀；肠中寒，则肠鸣飧泄。胃中寒，肠中热，则胀而且泄；胃中热，肠中寒，则疾饥，小腹胀痛"，指出了肠中寒、肠中热、肠胃寒热夹杂均可导致多种病证。《医方类聚》曰"胃为水谷之海，其精英则流以养脏腑，其糟粕则传以归大肠，肠胃虚弱，或挟风挟寒，或伤暑伤湿，停冷蓄热，冷热不调，泄泻诸证，皆能致之"，《医说》曰"有冷热不调而患赤痢者"。

肠腑之热的形成，可因风寒暑湿燥等邪入肠而化热，也可因脏腑功能失调，劳倦内伤，七情过度，而化热所致。素体阳盛，或热病之后，余热留恋；或肺热肺燥下移大肠；或过食醇酒厚味；或过食辛辣；或过服热药，均可致肠腑积热，传化失司。若邪热灼伤津液，则可致肠道干涩，粪质干燥，难于排出；甚则热盛损伤肠络，迫血妄行而致便血。若邪热阻滞气机，清浊不分，则可见泄泻、痢疾等证。《素问·至真要大论》曰"诸呕吐酸，暴注下迫，皆属于热"，《素问·举痛论》曰"热气留于小肠，肠中痛，瘅热焦渴，则坚干不得出，故痛而闭平通矣"，《金匮要略》亦说"大肠……有热者，便肠垢"，《景岳全书》谓"阳结证，必因邪火有余，以致津液干燥"。

肠腑之寒的形成，既可为寒邪直中肠腑，形成肠腑之寒实证；又可由中焦阳虚，寒从内生，而出现大小肠之虚寒证候。恣食生冷，凝滞胃肠；或外感寒邪，积聚肠胃；或过服寒凉，阴寒内结，均可导致阴寒内盛，肠腑气滞，失于传导，糟粕不行。又如寒邪入侵大肠，或脾阳虚衰，导致大肠虚寒，传导失常，出现溏泄，或久泻不止，泻下清稀如水，或腹满时痛等症。寒邪直中小肠，肠管拘急，或脾胃受损，运化无权，小肠虚寒，其化物、分清泌浊功能发生障碍，水谷不得聚集、变化、吸收，而出现肠鸣、泄泻、腹痛等症。《素问·举痛论》曰"寒邪客于肠胃之间，膜原之下，血不得散，小络急引，故痛"，《金匮要略》亦云"大肠有寒者，多鹜溏；小肠有寒者，其人下重，便血"，《金匮翼·便秘》曰"冷秘者，寒冷之气，横于肠胃，凝阴固结，阳气不行，津液不通"。

总之，肠腑寒热失调的病机具有如下特点：一是寒热常可相互转化，寒邪郁久可以化热，使寒证转化为热证；反之，热证如过用寒凉，也可转化为寒证。二是由于寒热错杂，常可互相搏结形成寒热夹杂之证。三是寒热之邪易阻滞气机，出现气血阴阳失调诸症。四因胃肠相关，互为影响，故肠胃之寒热可以互相波及。五由于邪热蕴久可化燥伤阴，甚至导致阴虚。六因寒邪内阻，可损伤中阳，终至脾胃大小肠虚寒。

5. 升降失司　脾胃为气机升降之枢纽，脾主升，胃主降。胃气不降，则肠腑传化无由，壅滞成病。大小肠以通降为顺，"大肠小肠皆属于胃"，因胃气主降，故大小肠之气也应主降。且胃与大小肠的主降功能须相互配合、相互协同以共同完成。若大小肠气机阻滞不通，势必会影响到胃，使其难于通降；而胃气不降，则大小肠的传导、分清别泌功能也不能正常完成。临床上常见的大小肠气机阻滞证实际上就是大小肠之气机失于通降的结果。同样，寒、热、湿、食、痰、饮等邪阻滞肠腑，亦可使大小肠主降的功能失常而出现各种肠腑病证，如腹痛、腹胀、便秘、痢疾、泄泻等。

总之，大小肠之气皆主降，但又降中有升，其气不降为病，而降之太过亦为病，其降是为了保证脾之升清功能的正常发挥；反之，脾主升又可使大小肠之气不致降之太过。降中有升，升中有降，使脾胃大小肠共同完成水谷精微的消化、吸收和转输功能。

6. 血运失常　出血与瘀血都属于血病范畴。肠腑病证的出血主要是便血与尿血。引起出血的病因不外虚实寒热诸端。但其主要病理变化可归结为火热熏灼，迫血妄行，及气虚不摄，血溢脉外两类。如阴虚火旺，虚火伤络；或肠道积热或湿热，迫血妄行，使肠络受损；或瘀血阻于肠络，使血不归经，均可导致肠腑出血，引起便血或尿血。《景岳全书》曰"血本阴精，不宜动也，而动则为病。盖动者多由于火，火盛则迫血妄行；损者多由于气，气伤则血无以存"。《圣济总录》曰"邪热客于血脉之中，肠胃虚弱，血随热行，流渗肠间，因便下血，故名血痢"。

大小肠皆属于胃，但肠病之出血与胃病之出血仍有病位之区分。《景岳全书》云"血在便前者，其来近，近者在广肠，或在肛门；血在便后者，其来远，远者或在小肠，或在于胃"，《吴鞠通医案》中亦提道："粪后便血，责之小肠寒湿，不与粪前为大肠湿热同科。"

瘀血是由于血行失度或血脉运行不通而形成的一种病理产物。瘀血一旦形成，又可作为一种致病因子而引起种种疾病。胃肠病之瘀血多由气机郁滞进而波及血分所致，如《临证指南医案》所云"初病在气，久必入血"。此外，热邪内积肠胃，亦能引起瘀血，热邪灼伤阴血，血受熏灼则易于瘀阻，如《医林改错》所说"血受热则煎熬成块"，若嗜食辛辣厚味，或饮酒无度，酿生湿热；或肠道津亏，阴虚生内

第一章　溃疡性结肠炎的认识

— 15 —

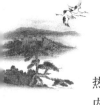

热，热而煎熬津液，使血质稠黏，难以流通而成瘀；又中焦虚衰，气虚失运，痰浊内生，阻于肠络，血滞成瘀等。

总之，肠腑病证之出血、瘀血有如下特点：一出血之后，离经之血若不及时排出消散，而停滞于体内或瘀积于经脉器官内；或出血证过早使用收涩或过用寒凉之品，使离经之血凝滞不除，未离经之血郁滞不行，均可形成瘀血，并由此出现进一步的出血。二出血过多或日久不愈，必致气血俱虚，气虚血不得摄，从而加重出血；血虚伤及阴分渐致阴血亏虚，伤阳则阴阳俱虚，甚则可因气随血脱转为危证。三瘀血日久，每易导致出血，且瘀血不去则新血不生，两者皆可导致血虚。四瘀血为病，不仅可因经脉受阻，气血运行失畅而不通则痛；且可由于瘀血积于胃肠，日久可形成有形之积，如消化道肿瘤、肠息肉、痔疾等证。

7. 阴阳失衡　大小肠有阴虚阳虚之别，大小肠阳气虚多由脾肾阳虚，肠道失于温煦而致肠腑虚寒之证；如素体虚弱，脾胃阳虚；或年老体弱，真阳虚衰；或久病产后，正气未复，或过食生冷苦寒之品，或寒邪直中肠间，皆可损伤肠中阳气，导致气虚阳衰，气虚则大肠传导无力，阳虚则肠道失于温煦，阴寒内结，致使便下无力，大便艰涩。《景岳全书》曰"凡下焦下虚，则阳气不行，阳气不行，则不能传送，而阴凝于下，此阳虚而阴结也"。大小肠之阴液亏虚主要表现为大肠津亏、小肠液涸等症，多由脾胃阴虚，不能下及于大小肠所致，脾既不能为胃行其津液，则也不能为大小肠行其津液。如素体阴虚，津亏血少；或病后产后，大汗失血，伤津亡血；或年老体弱，阴血亏虚；或过食辛香燥热之品，损耗阴血，均可导致阴亏血少，血虚则大肠不荣，阴亏则大肠干涩，出现大便干结、便下困难。《医宗必读》曰"更有老年津液干枯，妇人产后亡血，及发汗利小便，病后血气未复，皆能秘结"。同时，大小肠有燥热或积热，或伤寒热病之后，余热留恋，均可耗伤大小肠阴液，导致肠道失润，出现便秘等症。此外，肺阴亏虚或阴虚火旺，亦可波及大肠，导致大肠津亏；心火亢盛，亦可移热于小肠，而耗伤小肠之津液。《脾胃论》曰"大肠主津，小肠主液，大肠小肠受胃之营气，乃能行津液于上焦，灌溉皮毛，充实腠理，若饮食不节，胃气不及，大小肠无所禀受，故津液涸竭焉"。

总之，大小肠阴虚阳虚具有如下特点：一是大小肠阳虚，日久可导致脾肾阳虚，大小肠津亏，日久亦可伤及脾胃之阴；二是脾、胃、肾阴虚阳虚，常可波及于大小肠，影响大小肠之传化、转输功能，而出现种种病证。

8. 虚实传变　是指大小肠腑的虚实病机转化及其与其他脏腑之间的传变规律。主要包括虚实转化和相互传化两方面。

(1) 虚实转化：大小肠腑病变均有虚实之证，且以实证为先，如大肠实热、大肠燥实及小肠湿热等，久则可见虚候，如大肠津亏、小肠液涸、肠燥血虚等。但其虚实病机并非固定不变，而是经常转化的，大小肠之实可以向大小肠之虚转化，且可随着病情的发展，而出现虚实夹杂之病理变化。同时，大小肠之虚实可以与脾胃虚实之间相互转化，如大小肠之实可以向脾虚胃实转化，脾胃之实可以向大小肠之实转化，大小肠之虚可以向脾虚胃虚转化，脾虚胃虚可以向大小肠之虚转化。

(2) 相互传化：大小肠病变可以影响脾胃。大肠发生病变，就会影响小肠、胃、脾的功能活动，胃之受纳、腐熟，小肠之受盛、分清别浊，脾之升清，均需在大肠通降功能正常之下得以完成，反之则不能使食物精微输布全身，食物残渣也不能变成粪便而及时排出体外。

脾胃与大小肠病变之间亦相互影响，相互转化。如胃气内结，浊邪中阻，可导致大小肠气滞而腑气不通，出现腹胀、便秘等症。脾气虚弱，气血生化无源，气虚则大肠传送无力，血虚则大肠失养；脾胃阳虚则肠道失于温煦，传化无力；脾胃阴虚则肠道失濡，或胃有实热，灼伤津液，肠道失润，凡此均可导致大便秘结、排便不畅。脾阳虚衰，即可导致大肠虚寒，传导失职，而出现溏泄或久泻不止，腹满时痛等；又可致小肠阳气不足，化物、分清泌浊功能障碍，而见腹部隐痛，便溏清稀，完谷不化，纳谷减少等症。

大肠与肺相表里，两者在病理上常相互影响，大肠病变，常影响及肺，如大肠腑气不通，传导失职，可致咳喘证候加重，而通过通腑降浊治疗则可使病情缓解。反之，肺热肺燥，下移大肠，肠腑积热，灼津伤液，而致肠道干涩，大便秘结。《证治汇补》曰："其多发于夏秋者，因脾主长夏，脾感酷暑，肺金亦病，至秋阳气收敛，火气下降，肺传大肠，并迫而为病也。"

综上所述，中医肠腑病证的病机复杂，有实有虚，实乃大肠实热或燥热内结、小肠湿热蕴结；虚则可见大小肠之阳虚、阴虚、气虚、血虚、气血两亏、阴阳俱损等症，故临证复杂，治疗时常需详察细辨，谨慎从事。

三、肠腑与其他脏腑的关系

肠腑与其他脏腑的关系一方面是通过经络的连接而实现的脏腑阴阳表里属络这种关系，另一方面是通过肠腑与其他脏腑的功能上相互关联性而实现的。

（一）小肠与其他脏腑的关系

1. 小肠与心　小肠的经脉属小肠而络心，心的经脉属心而络小肠，两者通过经脉的络属而构成表里关系。在生理上经脉相连，在病理上亦相互影响，如心有实火，移热于小肠，导致尿少、尿热赤、尿痛等症；反之，小肠有热，亦可循经上炎于心，可见心烦、舌赤、口舌生疮等症。

2. 小肠与脾胃　小肠与脾胃的关系，主要表现在受纳腐熟水谷与泌别清浊的相互配合方面。如小肠发生病变，不能泌别清浊，进而可影响胃中食物之下降以及脾的运化转输精微，出现大小便失常等症；同样，脾胃的功能失常，亦会影响小肠的分清泌浊功能。《灵枢·口问》曰"中气不足，溲便为之变"，《素问·阴阳应象大论》曰"清气在下，则生飧泄"。

（二）大肠与其他脏腑的关系

1. 大肠与肺　肺与大肠相表里，大肠者，肺之合。两者之间通过经脉的络属而构成表里关系。《灵枢·本输》曰"肺合大肠，大肠者，传道之府"，肺气不宣，则腑气不降；肺气下降，则大肠传导有力。如唐宗海在《医经精义·腑脏之官》中曰"大肠之所以能传导者，以其为肺之腑。肺气下达，故能传导"。肺为十二经之始，五脏之华盖，内外交通之脏，气血运行的关键脏腑。肺与大肠配合，对气机的调畅

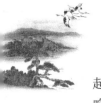

起重要作用。一旦肺肠受病，则易出现气机障碍。如大肠实热，腑气不通，则可影响肺的肃降，产生胸满、喘咳等症；反之，肺失肃降，津液不能下达，则可见大便干结；再如肺气虚弱，推动无力，可出现气虚便秘。气虚不能固摄，清浊不分，则大便溏泄。

2. 大肠与脾胃　　大肠与脾胃均为消化系统的主要器官，共同行使着食物的消化、吸收和排泄过程。大肠的传导糟粕功能须在脾胃等脏腑的协调作用下得以完成。《灵枢·本输》中云"大肠小肠，皆属于胃"。大肠的传导变化作用，是胃的降浊功能的延伸。《素问·五脏别论》曰"水谷入口，则胃实而肠虚；食下，则肠实而胃虚"，胃主纳，肠主出，纳出协调，气血化生有源，新陈代谢得以正常发挥。顾世澄《疡医大全》曰："大肠传导之官，变化出焉。上受胃家之糟粕，下输于广肠，旧谷出而新谷可进。"新谷进，则气血生化有源。正如《黄帝内经·灵枢集注》中曰"胃主受纳水谷，肠主传道变化，其津液血气由此而生焉"。胃肠生理上一气相通，病理上相互影响。脾胃相合同居中焦为气机升降之枢纽，大肠为六腑之下极，以通畅下降为顺。其气通降，六腑之气随之而畅，亦有助于脾升胃降的实施。其气如果不通，六腑之气自然受碍而失于和降顺畅，从而影响了脾胃的升降功能。张锡纯曰"阳明胃气以息息下行为顺。为其息息下行也，即时时借其下行之力，传送所化饮食于小肠，以化乳糜；更传送所余渣滓，达于大肠，出为大便。此乃人身气化之自然，自飞门以至魄门，一气运行而无所窒碍者也"。如胃有实热，灼伤津液，或脾阴不足，均可致大肠传导不利，出现大便秘结。若大肠燥结，也可影响脾胃气机之升降，出现清气不升、浊气不降之呕吐、呃逆、便秘之证；若脾虚气陷，升举无力，则可致滑泄、脱肛等气虚下陷之证。正如《医学衷中参西录》所云："饮食入胃不能传送下行，上则为胀满，下则为便结，此必然之势也。"

3. 大肠与肝肾　　肝为风木之脏，性喜条达，具有疏调人体气机和推动气血津液运行的功能。肝的疏泄功能对全身脏腑组织的气机升降起着平衡、调节作用。其通过协调脾胃气机升降，使清阳之气升以助脾的运化，浊阴之气降以助胃的受纳腐熟以及大肠的传导排泄，清升浊降，魄门启闭有常，糟粕规律地排出体外，则又可促进气机的和畅顺达。若腑气不畅，下降不及，一可影响肝气升发不足、气机疏通和发散障碍；二可影响中焦脾胃的升降功能，导致气行郁滞、气机不畅。若情志所伤，使肝失疏泄，郁积之气可通过大肠排出体外。若怒志太过，大肠失之排泄，轻则克脾胃，重则木火刑金，甚则上逆冲脑。张锡纯《医学衷中参西录》曰："盖大便不通，是以胃气不下降，而肝火之上升冲气之上冲，又多因胃气不降而增剧。是治此证者，当以通其大便为要务，迨服药至大便自然通顺时，则病愈过半矣。"

此外，大肠的传化功能与肾主气化密切相关。肾司二便，开窍于耳及前后二阴。若肾失气化，则可引起大便异常；肾阳虚衰，不能温煦脾阳，进而导致肠腑阳虚失运，出现纳呆、腹中冷痛、下利清谷或五更泄泻等症。故历代均有"肾主二便之说"。《素问·水热穴论》中曰"肾者，胃之关，以司开合也。夫肾主五液，故肾实则津液足而大便滋润，肾虚则津液竭而大便燥结。原其所由，皆房劳过度，饮食失节，或恣饮酒浆，过食辛热，饮食之火起于脾胃，淫欲之火起于命门，以致火盛水亏，津液不生，故传道失常，渐成结燥之证"，《素问·金匮真言论》云"北方黑色，入通肾，开窍于二阴，藏精于肾"，又云"肾主大便。大便难者，取足少阴。夫肾主五液，津液润则大便如常。若饥饱失节，劳役过度，损伤胃气，及食辛热味厚之物，而助火邪，伏于血中，耗散真阴，津液亏少，故大便结燥"。

第一章　溃疡性结肠炎的认识

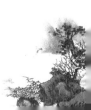

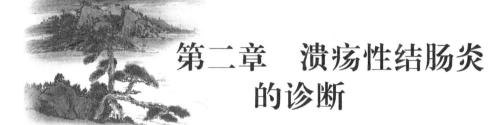

第二章 溃疡性结肠炎的诊断

一、西医学认识

（一）病因

目前尚未发现溃疡性结肠炎明确的病因，其发生发展可能和遗传、饮食、免疫、心理、肠道微生态等因素相关。遗传易感者在上述一种或多种因素的作用下导致肠道黏膜屏障受损，诱发异常免疫反应，进展成为溃疡性结肠炎或其他疾病。

1. 遗传因素 溃疡性结肠炎发病存在家族聚集性，约12%的溃疡性结肠炎患者具有炎症性肠病家族史。不同种族的溃疡性结肠炎患者发病率也存在差异，如白种人发病率高于黑种人和黄种人，犹太人发病率是非犹太人发病率的3倍以上。溃疡性结肠炎发病还具有遗传易感性，其发病主要在于基因，当人体内的某些基因或表达、或突变、或缺失时，溃疡性结肠炎的易感性将极度增高。有研究发现，人类淋巴细胞抗原（human leukocyte antigen，HLA）基因在3200例炎症性肠病中高度表达，其中HLAI、Ⅱ类分子为抗原递呈分子，可选择性联合抗原肽段，再转移到细胞表面，被T细胞识别后启动免疫反应。此外，人体XBP1基因变异、MUC2基因缺失，都能引起内质网（ER）应激反应，不能分泌黏液保护肠道黏膜，最终诱发溃疡性结肠炎。细胞外基质蛋白1（ECM1）基因缺失时会影响肠道上皮细胞完整性，从而引起溃疡性结肠炎发病。miRNA可影响肠上皮细胞异常凋亡，破坏肠黏膜完整性及肠道屏障，从而使炎症反应加重。

2. 饮食因素　正常的肠道菌群与人体以共生关系相处，其丰富度取决于饮食多样化，丰富度越高，对外界干扰的适应性也越强。当人体处于慢性或间断性膳食纤维缺乏时，肠道菌群会将富含糖蛋白的黏液层作为其营养来源，从而造成黏液屏障的破坏，导致炎症。现代人们纤维摄入量普遍减少，导致肠道营养不良（微生物多样性降低）及微生物代谢产物（如短链脂肪酸）的减少，同时也加快了结肠黏液降解细菌的速度，从而造成肠道屏障功能障碍。总体来说，饮食相关性肠道微生物营养不良是溃疡性结肠炎发病中最普遍的致病因素。另外，有研究表明，紧张、焦虑、抑郁等负面情绪易经脑－肠轴途径引发神经－内分泌－免疫系统病变，参与疾病的发生、发展，且相关评分与疾病严重程度呈正相关。

3. 免疫因素　肠道免疫功能主要依靠黏膜屏障、免疫细胞及免疫分子。免疫属于生理功能，人体依靠免疫来识别"自我"和"非我"因素，继而发挥免疫力以保护机体免受侵害。目前普遍认为过度的免疫活动是溃疡性结肠炎发病的最终环节，当肠道发生过度免疫活动时，会损害消化道，最终产生免疫损伤效应，导致溃疡性结肠炎发生。

（1）肠道黏膜屏障：IEC 构成肠道上皮屏障，能防止致病因素侵入体内，病理状态下，肠道屏障损伤，黏膜通透性显著升高，内毒素、细菌等进入血液循环，激活异常免疫反应，从而诱发炎症，因此肠黏膜愈合被认为是溃疡性结肠炎的重要治疗目标。

（2）免疫细胞：免疫细胞在维持肠内稳态中起着不可或缺的作用，病理状态下，免疫调节失衡，炎性因子释放异常，诱发炎症。CD_4^+ T、辅助性 T 细胞（Th17）、调节性 T 细胞（Treg）等免疫细胞参与溃疡性结肠炎的发生，CD_4^+ T 细胞可分化为 Th1、Th2 以及近年来被发现的 Th17 与 Treg。有学者研究证实 Th1/Th2 细胞参与溃疡性结肠炎的发生。Th17 是一种从初始 CD_4^+ T 细胞中分化而来的新亚型效应 T 细胞，过程中涉及转化生长因子 β（TGF－β）与 IL－6 的共同作用，其主要分泌 IL－17 等促炎因子，Treg 细胞则是在单一 TGF－β 诱导下从初始 CD_4^+ T 细胞中分化而来，主要发挥抑炎作用。Th17 和 Treg 细胞之间存在相互作用，共同调节肠道免疫平衡，一旦两者作用失调导致免疫失衡，便会诱发溃疡性结肠炎等其他疾病。

（3）免疫分子：大量研究证实免疫分子与溃疡性结肠炎存在一定的相关性，目前发现的主要包括：白介素、肿瘤坏死因子－α（TNF－α）、自身抗体和中性肽链内切酶等。自身抗体是溃疡性结肠炎免疫紊乱的重要血清标志物，灵敏度高、特异性强，能破坏肠道组织，介导溃疡性结肠炎的发生。在溃疡性结肠炎患者血清中可检测到抗胰腺腺泡抗体（PAB）、抗中性粒细胞胞质抗体（ANCA）等多种自身抗体，其中 ANCA 是最常见的自身抗体之一，其与疾病活动度以及累计复发率相关，病程越短，病情越严重，ANCA 阳性率也越高。也有研究显示，ANCA 的合成与 TNF－α 和 IL－10 的遗传多态性显著相关。促炎因子与抑炎细胞因子的失衡介导溃疡性结肠炎的发生，当疾病处于活动期，巨噬细胞释放 IL－1、IL－6、IL－8、IL－18 等促炎细胞因子，破坏肠黏膜屏障，同时介导细胞免疫，干预疾病预后。例如 IL－18 可调节细胞的增生与分化，促进 PBMC 分泌干扰素 γ（IFN－γ）、IL－2，其浓度与炎症反应的严重程度呈正相关。IL－6 含量过高会影响肠上皮的分泌功能，从而导致上皮通透性增加，易造成机体内环境紊乱，诱发或者加重溃疡性结肠炎。

IL-4、IL-10、IL-22则是抑炎细胞因子，对维持机体肠道免疫功能起重要作用。此外，IL-21、IL-22、IL-23等具有促炎与抑炎双重作用。抗TNF由单核细胞产生，可分为TNF-α和TNF-β，其中前者为促炎因子，刺激IL-8的分泌增加，介导黏膜损伤，溃疡性结肠炎患者血清中IL-8、TNF-α显著升高，且与疾病呈正相关。

4. 心理因素　研究发现，精神心理障碍可能加重溃疡性结肠炎患者肠道炎性反应，或使溃疡性结肠炎患者腹痛、乏力等躯体症状和类腹泻的肠易激综合征（irritable bowel syndrome，IBS）样症状迁延反复。同样，由于"脑-肠轴"的双向作用，溃疡性结肠炎患者也有可能出现焦虑、抑郁等精神心理障碍。临床中对溃疡性结肠炎患者进行心理测评，依据心理状态进行适当的心理干预或药物治疗，可有效减少疾病活动、胃肠道症状，提升患者生活质量。

5. 菌群失调　肠道菌群是人体最丰富的微生物群，发现的主要细菌为厚壁菌门（49%）、拟杆菌门（23%）、变形杆菌门（21%）和放线菌门（5%），其中，前两者在健康人的肠道菌群中居主导地位，在炎症性肠病患者的肠道菌群中却明显减少。近年来，大量实验表明，菌群失调是溃疡性结肠炎发病的重要环节之一，"菌-肠-脑轴"或成为阐释溃疡性结肠炎发病机制的突破点。

（二）病理

1. 病理特点　溃疡性结肠炎的病理改变是非特异性的，可发生在直肠的任何部位，以直肠和乙状结肠多见，病变多累及直肠、乙状结肠，并向近端发展，甚至波及整个结肠，少数病例还可累及回肠末端。

病变早期有黏膜弥漫性炎症，可见水肿、充血与灶性出血，黏膜面呈现弥漫性细颗粒状，组织变脆，触之易出血。黏膜与黏膜下层有淋巴细胞、浆细胞、嗜酸性粒细胞及中性粒细胞浸润。因肠腺隐窝底部聚集大量中性粒细胞，即形成小的隐窝脓肿，当隐窝脓肿融合、溃破，黏膜随即出现广泛的浅小不规则溃疡。这些溃疡可沿结肠纵轴发展，逐渐融合成不规则的大片溃疡。由于结肠病变一般限于黏膜与黏膜下层，很少到达肌层，所以并发结肠穿孔者少见。少数爆发性或重症患者的病变涉及全结肠，可发生中毒性结肠扩张。

结肠炎症在反复发作的慢性过程中，大量新生的肉芽组织增生，常出现炎性息肉。黏膜因不断破坏和修复，其正常结构丧失，纤维组织增生，有腺体变形、排列紊乱、数目减少等萎缩性改变。由于溃疡愈合而瘢痕形成，黏膜肌层与肌层肥厚，使结肠变形缩短、结肠袋消失，甚至有时出现肠腔狭窄。少数患者有结肠癌变，以未分化型多见，恶性程度高，预后较差。

2. 分期　根据发病缓急与病理进展分期。

（1）活动期：①固有膜内呈现弥漫性、慢性炎细胞、中性粒细胞、嗜酸性粒细胞浸润；②隐窝急性炎性细胞浸润，尤其是上皮细胞间有中性粒细胞浸润，隐窝发炎，甚至形成隐窝脓肿，可有脓肿溃入固有膜；③隐窝上皮增生，杯状细胞减少；④可见黏膜表层糜烂，溃疡形成，肉芽组织增生。

（2）缓解期：①中性粒细胞消失，慢性炎性细胞减少；②隐窝大小形态不规则，排列紊乱；③腺上皮与黏膜肌层间隙增大；④潘氏细胞组织转化。

3. 临床分型　一般可分为初发型、慢性复发型、暴发型和慢性持续型 4 种类型。

（1）初发型：系指无既往史而首次发作者，临床症状轻重不等，可以转变为慢性复发型和慢性持续型。

（2）暴发型（溃疡型）：系指临床症状严重并伴有全身中毒性症状，可以并发中毒性巨结肠、肠穿孔、脓毒血症等并发症。本病少见，国外文献报道占 20％左右，但国内报道仅占 2％左右，预后不良。

（3）慢性复发型：临床症状较轻，为最多见的类型。治疗常有长短不等的缓解期，一般与历时 3～10 周的发作期交替发生。多数患者对 5－氨基水杨酸（5－ASA）有显著疗效，预后较好。

（4）慢性持续型：首次发作后常持续有轻重不同的腹泻、间断便血、腹痛及全身症状。与慢性复发型相比，本型的结肠受累比较广泛，结肠病变倾向进行性，并发症也比较多见。除暴发型外，各型可以相互转化。

一般可分为轻度、中度及重度 3 个级别：①轻度：患者腹泻每天 4 次以下，便血轻或无，无发热、脉搏加快或贫血，血沉正常；②中度：介于轻度与重度之间；③重度：患者腹泻每天 6 次以上，明显黏液血便，体温在 37.5℃以上，脉搏每分钟 90 次以上，血红蛋白＜100g/L，红细胞沉降率＞30mm/h。

二、中医学认识

（一）病因病机

1. 病因　溃疡性结肠炎的病因为外感之邪，或脾胃素虚，或饮食不节（洁），或思虑劳倦过度，或忧思恼怒，情志不遂，致湿邪蕴于大肠，气血与之相搏结，气机郁滞，肠道功能失职，脂络受损而发病。

（1）外邪侵袭：六淫皆可致本病发生，其中以湿邪为主要病理因素。脾喜燥恶湿，外来湿邪，最易困厄脾阳，脾失健运，不能运化水湿，"湿盛则濡泄"。湿邪多与寒邪、热邪、暑邪等邪气相兼致病，可因体质不同，从寒化成寒湿之邪或从热化成湿热之邪。邪气损伤脾胃，致大肠传导失司，清浊混杂而下，湿热或寒湿蕴于大肠，气血与之相搏结，肠道传导失司，脉络受损，气血凝滞，化腐成脓而痢下赤白；伤及气分，则为白痢；伤及血分，则为赤痢；气血俱伤，则为赤白痢。正如《杂病源流犀烛·泄泻》云："是泄虽有风寒热虚之不同，要未有不源于湿者也。"

（2）饮食不节：饮食因素与溃疡性结肠炎的发病有一定的关联，过食肥甘厚味，脾失健运，酿生湿热，邪滞肠腑，气血凝滞，气血与邪气相搏，脂络受伤，腐败化为脓血，而痢下赤白；或素嗜生冷，中阳受损，虚寒内生，脾胃运化失司，湿从寒化，大肠气机受阻，气血与寒湿相搏，化为脓血，也会导致疾病的发生和病情的加重。诚如《景岳全书·泄泻》所说："饮食不节……脾胃受伤，水反为湿，谷反为滞，精华之气不能输化，乃至合污下降而下利作矣。"陈无择《三因极一病证方论·滞下·三因症治》曰："饮服冷热酒醴酰醢，纵情恣欲……久积冷热，遂成毒痢，皆不内外因。"

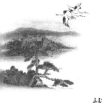

（3）七情内伤：情志因素也是引起溃疡性结肠炎发病的因素之一，情志不遂或忧思恼怒，肝失疏泄，气机郁结，或郁而化火，木旺乘土，横逆犯脾，脾胃运化失常，大肠传导失司，气滞血瘀，化腐成脓，故腹痛，里急后重，便脓血，《景岳全书》曰："凡遇怒气便作泄泻者……但有所犯，即随触而发……以肝木克土，脾气受伤而然"；或忧思气结，脾运不健，水谷难化，水湿内停，日久气机受阻，气滞血瘀可渐成下痢赤白，正如《症因脉治》记载："忧愁思虑则伤脾，脾阴既伤……气凝血泣，与稽留之水谷相胶固……而滞下之证作矣。"

（4）体虚劳倦：先天禀赋不足或久病体虚，以致脾肾阳虚，水谷清浊不分，下注大肠，故见大便溏薄甚至水样便，泄泻不止，缠绵难愈。中医学认为，先天禀赋强弱，对疾病的发生发展起着重要的作用，"胎元之本，精气之受之于父母是也"。《灵枢·通天论》曰："阴阳平和之人，其阴阳之气和，血脉调。"这与现代医学对溃疡性结肠炎发病机制中关于遗传易感性的认识是一致的。过度劳累，可以耗伤人体正气，容易受到外邪侵袭，可以诱发疾病的发生。劳倦思虑伤脾，房劳过度伤肾，运动劳役过度伤形气，脾、肾、气之伤，即可致运化失司，脾胃不充，大肠虚弱，而风寒湿热之邪，得以乘虚而入，致阴阳失调、气机失常而诱发罹患本病。

综上所述，脾胃虚弱、运化失健为本病发生的内因，在此基础上感受外邪、饮食不慎或情志不畅引起大肠传导失司、气机不畅、通降不利，损伤肠络，发为本病。

2. 病机　溃疡性结肠炎病位在大肠，但病机根本在脾，且与肝、肾、肺三脏密切相关，多在先天禀赋不足、脾胃功能失健的基础上感受湿热之邪，或是恣食肥甘厚腻，酿生湿热，或寒湿化热客于肠腑，气机不畅，通降不利，血行瘀滞，肉腐血败，脂络受伤而成内疡。发病之初多是邪实内盛，主要表现是大肠湿热证；活动期后，邪恋正虚，脾胃受累，发展为脾虚湿热或脾虚夹湿证；病久入络，湿热瘀血互结而成气滞血瘀证。本病的基本病机特点是本虚标实、寒热错杂，基本病理因素有湿热、气滞、血瘀、痰浊等不同，湿热为主要致病因素，且不易清除，使病情缠绵难愈。

（1）先天禀赋不足、脾胃虚弱、脏腑功能失调是发病的重要基础：本病多在先天禀赋不足、脾胃虚弱的基础上发病。《景岳全书》曰："凡里急后重……其本不在肠，而在脾肾""泄泻之本，无不由于脾胃"。又云："脾强者，滞去即愈，此强者之宜清宜利，可逐可攻也。脾弱者，因虚所以易泻，因泻所以愈虚，盖关门不固，则气随泻去，气去则阳衰，阳衰则寒从中生，固不必外受风寒，始谓之寒也。"说明本病与脾胃虚弱的关系密切。脾胃虚弱，升降失司，水湿内停，湿阻气机，郁而化热，湿热蕴肠，或不能受纳水谷和运化精微，以致水反成湿，谷反成滞，蕴而化热，易至泻痢。同气相求，内外相感，脾胃虚弱，湿邪内停，容易受外湿侵袭，内外交困，脾气更为虚弱。

脾阳根于肾阳，若素体肾气怯弱，或久病损及肾阳，命门火衰，或年迈体衰，真阳亏虚，不能温煦阳土，而脾阳根于肾阳，肾阳不煦，中虚内寒，脾失健运，水湿内停，易致泻痢的发生。《素问·水热穴论》曰："肾者胃之关也，关门不利，故水聚而从其类也。"《景岳全书》曰："肾中阳气不足，则命门火衰……令人洞泄不止。"此种泄泻发病与肾有关，故古人亦称"肾泄"。《血证论》曰："木之性主于疏泄之，而水谷乃化。"《景岳全书》曰："使脾气本强，即有肝邪，未必能入，今即易伤，则脾气非强可知矣。"脾气亏虚，则易为肝木所侮，而成木土失调之证，正如《景岳全书》言："凡遇怒气便做泄泻者……盖以肝木克土，脾气受伤而然。"肝脾不调，脾虚湿盛，出现腹泻；气机郁滞，不通则痛，表现为腹痛；肝藏血，体阴而用阳，若风邪扰和，易致出血，表现为便血。

（2）湿热蕴肠、气血不调、肠络损伤为活动期病机关键：湿热壅滞肠道，气血不调，肠络损伤为溃疡性结肠炎活动期的病机关键。湿热内蕴，气机阻滞，腑气不通，出现腹痛、里急后重，病在气分；若热壅血瘀，血败肉腐，损伤肠络，下痢脓血，病在血分。《素问·阴阳应象大论》曰："湿胜则濡泄。"《素问·至真要大论》曰："诸呕吐酸，暴注下迫，皆属于热。"《伤寒论》曰："下利，脉数而渴者，今自愈；设不差，必圊脓血，以有热故也。"林佩琴在《类证治裁·痢症》中云："症由胃腑湿蒸热壅，致气血凝结，夹糟粕积滞，并入大小肠，倾刮脂液，化脓血下注。"提示湿热之邪，壅于肠腑是导致溃疡性结肠炎发病的主要病理因素。

（3）缓解期脾虚为主，湿热留恋，兼脏腑功能失调：缓解期以虚为主，或虚实夹杂。病程日久，损伤脾肾，或致脾气亏虚，湿热浊毒难去，而致正虚与湿热并存，虚实夹杂，病邪相兼，纠缠肠间，致气血相搏，损伤血络，缠绵难愈。患者往往脓血便、腹痛、里急后重症状缓解，表现为乏力、纳呆等，或仅偶有腹泻、少量黏液便等症状，或稍遇饮食失调、劳累及精神刺激，则易加重复发。本病病程较久，往往会影响其余脏腑功能，或加重原有的脏腑功能失调。如肾为五脏之本，脾虚失运，无以滋养后天，损伤肾之功能。反之，肾阳虚弱，不能温煦脾阳，导致脾阳亦虚，脾肾俱虚，出现腹痛腹泻，或见腹部冷痛、畏寒喜暖、四肢不温、腰骶酸痛等。同时，本病也与肺相关。本病病位在大肠，肺与大肠相表里，大肠的传导功能，依赖于肺气的宣发肃降，欲调整大肠的传导功能，亦要调整肺脏的宣降功能。如肺气不调，也可影响大肠的传导排泄功能。总之，缓解期以正虚为主，或脾气亏虚、或脾肾阳虚、或肺气失调，但也有余邪存在。

（4）湿邪是主要致病因素，常伴有气滞、血瘀、痰浊：湿邪是本病的最主要致病因素，因脾喜燥而恶湿，湿邪困脾，脾失健运，水谷混杂而下，故发本病。湿邪既可外感所得，又可自内而生。一方面，外感湿邪，湿滞日久，或从寒化，或从热化，影响脾胃功能，脾胃运化失常，大肠传导失司，发为本病；或外感寒邪或火热之邪等多与湿邪混杂，相兼为病，如寒邪客于脾胃，中阳遏伤，运化失健，寒湿阻滞，清浊相混，并走于肠，或火热之邪挟湿，困阻脾胃，脾胃升降失司，运化失常，湿热下注，发成本病；另一方面，由于饮食、劳倦、思虑、久病等之后，致脾气受损，运化失司，水湿内生，清浊不分，水谷杂下而致腹泻。如饮食不节，过食肥甘厚味，嗜酒伤中，酿生湿热，过食生冷，损伤脾阳，皆可使脾胃传导失职，升降失调，以致水湿内停，气血凝滞，与肠中腐浊之气相搏，发生泻痢。

湿邪积滞阻于肠腑，气机阻滞，可见腹痛，肛门坠胀感，肝气郁滞，横逆克土，也可见腹痛、腹胀等症状；久病入络，叶天士云"初病在经在其久入络入血""初病湿热在经，久则瘀热入络"，王清任《医林改错》曰"腹肚作泻，久不愈者，必瘀血为本"，可见瘀血是存在溃疡性结肠炎的整个病程中的局部病理因素。此外，《医学入门》所云"痰泄，或泻或不泻，或多或少，此因痰留肺中，以致大肠不固"，肺与大肠相表里，大肠的传导功能，依赖于肺气的宣发肃降，肺气不调，痰浊内生，也

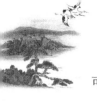

可影响大肠的传导排泄功能，导致泻痢的发生。

（二）主要症状病机分析

1. 脾虚湿盛是泄泻的病机关键，与肺相关，日久及肾　溃疡性结肠炎常表现为持续或反复发作的大便次数增多，便质稀溏，其中脾虚湿盛为其病机关键。盖脾主运化，脾虚失运，水湿内生，蕴久化热而下注大肠，腑气受损，清气不升则泄泻。泄泻日久，累及于肾，脾肾受损，相互影响，如《素问·水热穴论》所云"肾者，胃之关也，关门不利，故聚水而从其类也"。

2. 湿热内蕴，肠络受损，下为脓血　脓血便是溃疡性结肠炎的典型症状，多因外感湿热、饮食不节、嗜食肥甘、情志失调等导致脾胃损伤，湿热内蕴肠腑，壅阻气血，气血相搏，脂膜血络受损，血败肉腐为疡，腐败化为脓血。《临证指南医案·泄泻篇》云"泄泻，注下症也……溏泄之肠垢污积，湿兼热也"，说明湿热是脓血便的重要病理因素，贯穿疾病的始终。

3. 风热湿热为患，发生便血　以便血为主，如便血鲜红，临床上可参肠风的用药治疗，乃由于风热与湿热壅遏肠道，损伤脉络，血渗外溢；或久病必瘀，瘀而化热；或阴虚生热，络损血溢，发生便血。《圣济总录》曰："肠风下血者，肠胃有风，气虚挟热。血得热则妄行，渗入肠间，故令下血。"《证治汇补》曰："或外风从肠胃经络而入害，或内风因肝木过旺而下乘，故曰肠风。"《杂病源流犀烛·诸血源流》曰："肠风者，肠胃间湿热郁积，甚至胀满而下血也。"

4. 气滞血瘀，不通则痛　腹痛是溃疡性结肠炎的另一主要临床表现。生理上，肝主疏泄，有助脾的运化功能；病理情况下，如因情志所伤，肝气横逆，克伐脾土，导致肝脾不和，气机不畅，不通则痛，则可出现腹痛。久病入络，临证时可见痛处固定不移，泻下色紫黑，舌质紫暗，或有瘀斑、瘀点等瘀血之候。

总之，本病不同症状的病机侧重点有所不同，以脓血便为主的病机重点是湿热蕴肠，脂膜血络受伤。以泄泻为主者分别虚实，实证为湿热蕴肠，大肠传导失司；虚证为脾虚湿盛，运化失健。以便血为主者，实证为湿热蕴肠，损伤肠络，络损血溢；虚证为湿热伤阴，虚火内炽，灼伤肠络，两者的病机关键均有瘀热阻络，迫血妄行。腹痛实证的主要病机是湿热蕴肠，气血不调，肠络阻滞，不通则痛；虚证为土虚木旺，肝脾失调，虚风内扰。临床诊疗时，应明辨病因，探究病机。

（三）浊毒理论对溃疡性结肠炎病因病机的认识

浊毒学说中的"浊毒"包含两个方面，其一，是指致病因素，即对人体五脏六腑及奇经八脉造成严重损害的因素；其二，是指病理产物，即由于某些原因引发机体阴阳失调，五脏六腑之功能紊乱，气血运行不畅，导致代谢产物不能排出体外，淤积日久而成浊毒。此外，"浊"字本义是指饱含泥沙杂物的污水，即污浊脏乱之意，早在《金匮要略·脏腑经络先后病脉证并治》就有记载"清气居上，浊邪居下"，《温热论》认为"浊邪害清也"。现代医家多将痰湿和浊邪并称，多认为两者本质相同。湿较浊轻，积湿成浊，则为痼疾；浊较湿重，化浊为湿，则为时邪。学者认为湿和浊相辅相成，两者不可割裂看待，"湿为浊之渐，浊为湿之极"；浊邪包含内外两层涵义，于内为异于人体的病理产物，于外即大自然中的污浊之气。"毒"与

"浊"其实异名而同类，多因两者相兼为病，故合称"浊毒"，然两者可于细微之处见差别，浊分虚实，年少气血充，形满气力壮，亦或多食肥甘厚味，亦或湿热中阻等多为实；然年老体弱气血弱，亦或多病久病肝肾亏而致的浊则为虚。但是"毒"却无虚实之别。国医大师李佃贵教授通过多年临床经验发现，浊毒可谓有实而无形，可随气之升降无处不到，周流全身，诸如经络四肢、皮肤孔窍、纽利关节等。因此当浊毒邪猖，邪必克正，游走于肠间便会导致溃疡性结肠炎的发生。

李佃贵教授认为本病病位在大肠，与脾胃相关，本病源于脾胃本虚，浊瘀毒聚是其病机的关键。主要由于情志、饮食、劳倦等原因诱发，初病多实，久病多虚或虚实夹杂，该病病机多为脾胃虚弱日久，运化失司，水湿困阻，阻滞气机，郁而成浊，日久成毒，进而浊毒侵袭肠腑，损伤肠道脂膜血络，终而发病出现脓血。由此可见，浊毒在溃疡性结肠炎发病中既是一种病理产物，还是一种致病因素，该病的病机演变及局部病理变化与内痈有相似之处，故李佃贵教授指出脾胃虚弱为发病之本，浊毒内蕴为发病之标，痈疡内生为局部病理变化。浊毒源于脾胃本虚，中期以标实为主，但迁延日久，又常虚实并见，多由浊毒久蕴，耗伤阴液，阴损及阳，损伤脾阳正虚邪恋所致，这也是疾病后期常需攻补皆施，寓攻于补的治法依据。

1. 病因

（1）感受外邪：溃疡性结肠炎患者多在夏秋季节发病，此时炎暑流行，湿热当令，脾胃呆滞，外感湿热之邪，湿与热相合，如油裹面，胶结难解，首犯中焦阳明，郁蒸为患，导致运化失常，气血阻滞，浊毒壅盛，搏结于大肠，肉腐成脓而发病。指出寒邪或暑热之邪，往往与湿邪相兼，直接影响于脾胃，使脾胃功能障碍，大肠传导功能紊乱，清浊混杂而下，见腹泻、腹痛、黏液脓血便、里急后重等。又因大肠位于下焦，气血流动相对缓慢，蕴结此处，药力难达，因而病势缠绵，久病耗伤正气，造成正虚邪恋之证。

（2）饮食不节：溃疡性结肠炎的发病或复发与饮食不节或不洁关系密切，过食生冷或饮食不规律、暴饮暴食损伤脾胃，脾失健运，胃失和降，脾胃不能运化水谷，水反为湿，谷反为滞，湿浊内生，或从寒化，或从热化，导致寒浊或浊毒阻滞肠道，气血壅遏，化腐成脓，发为溃疡性结肠炎；多食肥甘厚味，脾胃运化艰难，辛辣、肥甘厚腻之品易生湿生热，腐败不洁食物及酒类当属毒热之品，湿之甚化生浊，热之甚化生毒，浊毒下注于肠道，热盛肉腐，损伤脂膜血络，利下脓血，发为溃疡性结肠炎。同时，饮食不节又是溃疡性结肠炎反复发作的主要诱发因素之一。营养过剩则损脾胃、伤肝气，食气不化反为湿浊，郁伏于中下二焦，久而化热，热蕴成毒。下虚不动则郁毒上腾，造成上盛下虚、中有湿浊内伏的病机。遇因触发，则表现出一派脾气亏虚、浊毒之邪阻遏中下焦气机的症状。临证时嘱患者注意饮食调护，忌食辛辣、海鲜、牛羊肉及生冷粗糙食物，忌酒，配合药物治疗取得了良好的临床疗效。

（3）情志失调：情志失调是本病发病及复发的重要诱因，情志失调所致本病，主要涉及肝脾肺脏。患者因受病痛所苦，水谷精微不能正常运化而致脾胃虚弱，复因情志影响导致肝气亢盛或郁结，肝气横逆犯脾，或肝气失于疏泄，致脾失健运，胃失和降，谷反为滞，水反为湿，水湿不化，积滞内停，湿凝成浊，蕴久化热，热极为毒。日久气血壅滞，损伤脉络而化为脓血，而便下赤白黏液。浊毒蕴结肠中，

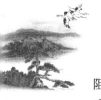

阻滞脉络，腑气壅塞，气机失调，血败肉腐而罹患腹痛、腹泻、黏液脓血便诸症。或者痛失亲人悲伤过度，或所欲不遂，情志抑郁，悲忧伤肺，肺失宣肃，大肠传导失司，积滞内生，终致浊毒、瘀血互结，损伤脂膜血络，发为木病，或为精神紧张，工作压力大，经常熬夜、思虑过度等，忧思气结，思虑伤脾，脾失健运，水湿内生，日久化热，湿之甚为浊，热之甚为毒，脾主大腹，故大肠亦为脾所主，浊毒下注大肠，灼伤脉络，阻滞气机而见腹痛、脓血便、里急后重之症。

（4）先天禀赋不足：部分患者具有溃疡性结肠炎家族史，即其父母或兄弟姐妹中也有溃疡性结肠炎患病者，说明本病有明显的遗传倾向。结合临床辨证发现，溃疡性结肠炎患者往往先天禀赋不足，素体脾肾亏虚，脾失健运。肾失温化，湿食内停。湿浊不化，阴火内生，浊毒积滞壅遏肠中，血败肉腐，内溃成疡。

2. 病机　溃疡性结肠炎主要病机为脾胃虚弱为本，浊毒内蕴、瘀血阻滞为标。主要是脾失健运，小肠无以分清泌浊，大肠传导失司，湿浊蕴结，浊聚久为热，热蕴成毒。浊毒内蕴，气滞血瘀，瘀血阻滞，肠络失和，血败肉腐，而成本病。浊毒壅滞，脂膜血络损伤，血败肉腐，壅滞成脓；日久浊毒内聚不散，肠道传导失司形成本病。浊毒既是一种致病因素，又是一种病理产物，起着致病的始动与复发加重的双重作用。浊毒极易耗伤正气，还易深入脏腑，胶着迁延，留恋不去，所以浊毒为活动期溃疡性结肠炎的发病关键。即使在溃疡性结肠炎的缓解期也是浊毒与正气相持阶段或因毒成虚、浊毒留恋不去的阶段。

（1）浊毒内蕴为标：刘完素《素问玄机原病式》指出："诸泻痢皆属于湿，湿热甚于肠胃之内，而肠胃怫郁，以致气液不得宣通而成。"可见浊毒为溃疡性结肠炎的主要病理因素，浊毒之成因有二：一为外感湿热之邪，由表入里，由气及血，阻于中焦，湿之甚化成浊，热之甚化成毒；二为脾胃虚弱，脾虚不能转输精微，胃虚不能腐熟水谷，水反为湿，谷反为滞，湿凝成浊，湿浊内生，浊邪聚久生热，热蕴为毒，浊毒留滞于大肠，熏蒸肠道，与气血相搏结，使肠道传导失司，脂络受伤，气凝血滞，血败肉腐化脓而发为本病，久之则再伤脾胃，导致脾胃虚弱更甚，浊毒再生而成恶性循环，病情反复发作。且浊毒黏滞，发病缓慢，病程较长，难以速去，浊毒相搏，缠绵难解，故大肠浊毒留恋是溃疡性结肠炎反复发作迁延难愈的重要因素。

（2）瘀血阻滞为标：机体由于感受外邪，或为饮食七情所伤，湿热、寒凝之邪壅塞肠中，气血与之相搏结，肠道传导失司，肠络受伤，终致气滞血瘀，瘀血阻滞肠络而发病。"久病入络""久病必瘀"，长期的血液瘀滞必然影响溃疡的愈合、疾病的恢复，使得机体免疫力低下，病情反复发作，缠绵难愈。又因瘀血不去，新血不生，局部肠络长年受损而无气血化生、滋养，难于修复，故正气不固，邪之欲凑，反复发作。

（3）脾胃虚弱为本：溃疡性结肠炎的发病多是在脾胃虚弱的基础上感受外邪、饮食不节或忧思恼怒等，引起大肠传导失司，气机不畅，湿热瘀毒等病邪蕴结肠中；由于脾胃虚弱，或饮食、劳倦、思虑、久病等诸多因素作用，导致脾气受损，脾虚失于健运，运化无权，水谷不归正化，日久胶结，渐成下痢赤白。脾虚不能化生水谷精微，后天失养，兼之久泻伤阴损阳，渐及于肾，肾虚又导致土无所助，脾肾并虚，致病情缠绵难愈。脾肾亏虚是溃疡性结肠炎发病及缠绵难愈的关键。《诸病源候论》中指出："由于脾胃大肠虚弱，风邪乘之，则泻痢。虚损不复，遂连滞涉引岁月，则为久痢。"《医宗必读·痢疾》云："痢之为证，多本脾肾。脾司仓廪，土为万物之母，肾主蛰藏，水为万物之元，……然而尤有至要者，则在脾肾两脏，如先泻而后痢者，脾传肾为贼邪难疗，先痢而后泻者，肾传脾为微邪易医，是知在脾者病浅，在肾者病深，肾为胃关，开窍于二阴，未有久痢肾不损者。"

第二节　溃疡性结肠炎的临床表现

溃疡性结肠炎多见于20～50岁的青壮年，也可见于2～15岁幼儿及儿童。以慢性反复出现黏液血便、腹痛、腹泻、里急后重为主要症状。可伴有乏力、食欲缺乏、消瘦等症。可并发多种肠外表现及并发症。由于病变范围及病情程度不一，故病情轻重差异较大。轻度除见有少许便血外，大便性状可正常，有时仅在结肠镜检查时才得以发现。重度溃疡性结肠炎或有严重并发症者可能需要急诊抢救或手术治疗，但我国一般以轻至中度多见。国内大多数病者起病缓慢，病程可为持续性或活动期与缓解期交替出现。约5％可暴发起病，病情发展较快，全身中毒症状严重，并发症多，预后差。食物不当、疲劳、全身感染、精神紧张、内分泌失调等均可诱发或加重本病。

一、常见症状

（一）消化系统症状

消化系统典型表现为腹泻、黏液脓血便、腹痛、里急后重等，但每个患者的症状及严重程度并不一致。

1. 腹泻　大多数患者有腹泻。腹泻程度轻重不一，轻者每日排便3～4次，或腹泻便秘交替出现；重者排便频繁，可1～2小时1次，甚至出现大便失禁。部分患者可有夜间腹泻和（或）餐后腹泻。直肠严重受累时，可出现里急后重感。粪质多呈糊状，混有大量黏液，常带脓血。直肠炎或直肠乙状结肠炎患者可能有大便干结和便秘。

腹泻发生机制：①大肠黏膜对水和盐的吸收障碍，是导致腹泻的主要原因。便急和里急后重感是由于发炎的直肠顺应性降低及储存粪便能力丧失所致。②结肠运动功能失常。溃疡性结肠炎时结肠运动减弱，袋形消失。结肠袋是使粪流缓慢前进的运动方式。故其消失使粪流更快向下移动，加剧腹泻。由于重力原因，站立时腹泻甚，平卧时则减轻。

2. 血便、黏液便、脓血便　部分患者便鲜血，其病变限于直肠，称出血性直肠

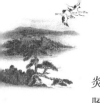

炎，血液或与大便分开排出，或附着于正常或燥粪表面，常被误认为是痔出血。直肠炎患者亦常排黏液血便，甚至出现大便失禁。病变若扩展至直肠以上，血液往往与粪混合或出现血性腹泻。少数患者因出血量较大而排血块。病变严重者，常排出含有血液、脓液和粪质的稀便。足以引起腹泻的活动性溃疡性结肠炎，几乎均有肉眼血便，否则，其诊断令人怀疑。

大肠黏膜的广泛损伤、血管充血、糜烂和黏膜剥脱是便血的病理基础。黏液便是由于黏膜炎性分泌增加所致。脓血便是病变黏膜坏死组织、炎性分泌物与血液和（或）粪质混合而成。

3. 腹痛　大多数患者腹痛并不突出。轻型或病变间歇期可无腹痛或仅有腹部不适。一般有轻度至中度腹痛，系在左下腹或下腹的阵痛，亦可涉及全腹，有腹痛→便意→便后缓解的规律。若并发中毒性巨结肠或炎症波及腹膜，则有持续性剧烈腹痛。

腹痛的原因仍不清楚，可能与炎症累及的肠壁在收缩期间张力增强有关。

4. 其他症状　如纳差、呕吐、恶心、腹胀。

5. 体征　轻型甚至中型患者大多无阳性体征，部分患者受累肠段可有轻度压痛。直肠指检可能正常，或感觉黏膜肿胀、柔软光滑，肛管触痛，指套有血液附着。重型或急性暴发型患者可有明显鼓肠、腹肌紧张、腹部压痛或（和）反跳痛。有些患者可触及痉挛或肠壁增厚的乙状结肠或降结肠。

（二）全身症状

全身表现一般出现于中型或重型患者。

1. 发热　中型或重型患者的急性期或急性发作期常有低度或中度发热，部分可有午后潮热伴多汗，重症可有高热、心率加快等毒性症状。发热提示炎症活动或合并感染。

2. 消瘦和低蛋白血症　常见于重症或慢性迁延不愈者。其发生与摄入减少、有炎症和溃疡的结肠丢失过多的蛋白质、机体高代谢状态及蛋白质合成减少等有关。

3. 贫血　可继发于失血或慢性炎症所致的骨髓抑制及药物（如水杨酸偶氮磺胺吡啶等）所致的骨髓抑制有关。

4. 水与电解质平衡紊乱　常见为脱水、低钠血症、低钾血症。溃疡性结肠炎发病时，有水和电解质吸收障碍。

5. 水肿　可继发于贫血和低蛋白血症。

（三）肠外表现

1. 阿弗他口炎　阿弗他口炎是指发生在口腔、牙龈及舌头的阿弗他溃疡，呈圆形或椭圆形、浅而小。其临床表现具有红、黄、凹、痛等特点。

2. 骨、关节病变　骨、关节病变是溃疡性结肠炎患者常见的肠外表现。骨病变包括骨质疏松和骨软化。骨质疏松主要是某些溃疡性结肠炎治疗药物的不良反应，也与营养不良和运动较少相关。

溃疡性结肠炎相关的关节病变可分为外周型和中央型。近来根据与溃疡性结肠炎炎症相关性，又将外周型关节病分为Ⅰ型和Ⅱ型。Ⅰ型外周型关节病常以膝、踝、肩、腕关节受累为主，关节累及数目少，呈不对称性，与溃疡性结肠炎活动有关。Ⅱ型外周型关节病以对称性小关节受累为主，侵犯多个关节，与溃疡性结肠炎活动关系不密切，仅反映其慢性病程。中央型关节病变包括强直性脊柱炎和骶髂关节炎，与溃疡性结肠炎活动无关。强直性脊柱炎可见于 2.1％ 男性和 0.8％ 女性炎症性肠病患者。

3. 皮肤表现

（1）结节性红斑（EN）：是直径为 1～3cm 大小的卵圆形紫红色结节，可有进行性疼痛，多见于小腿伸侧，有时大腿下段和臀部亦可波及，但上肢及颜面部位通常不受侵犯。

（2）坏疽性脓皮病（PG）：是一种少见的非感染性、炎性皮肤溃疡疾病。溃疡性结肠炎继发坏疽性脓皮病的病因不明。目前的研究认为可能是由于其皮肤与肠道中存在着交叉抗原，或病变的结肠释放抗原或毒素，引起皮肤的继发改变。坏疽性脓皮病多见于下肢，可反复发作，其发病突然，皮肤迅速出现丘疹、水疱或脓疱，这些大疱破溃后成为溃疡，并不断向周围发展，溃疡面可达 10cm 以上，而且溃疡较深并有坏死。由于创面常继发感染，机体抵抗力差，故常合并脓毒败血症，而使病情无法控制。有些患者会出现坏疽而不得不截肢。

（3）Sweet 综合征：特征性临床表现是分布于上肢、颈部、面部皮肤的炎性红斑、皮疹等。Sweet 综合征最近才被认为是炎症性肠病的一种肠外表现，属于急性中性粒细胞增多性皮肤病，需要与坏疽性脓皮病鉴别，鉴别要点包括临床表现、分布和组织学。面部红斑常反映疾病的活动。多见于妇女、结肠受累和合并其他肠外表现的克罗恩病（CD）患者，溃疡性结肠炎患者较少见。

4. 眼部表现　以巩膜外层炎及结膜炎、葡萄膜炎常见。巩膜外层炎常与溃疡性结肠炎的活动性有关，临床表现为巩膜和（或）结膜红斑、畏光、眼部烧灼感。葡萄膜炎可威胁视力，在临床工作中需引起注意，其表现为眼睛疼痛、流泪、畏光，在黑暗处眼睛不适更明显。部分葡萄膜炎无症状，可通过裂隙灯显微镜检查发现。

5. 血液系统表现　包括贫血、白细胞增多及血小板增多症等。贫血以缺铁性贫血最常见，还包括巨幼细胞性贫血、自身免疫溶血性贫血等。

6. 血管性病变　所有炎症性肠病患者均存在静脉血栓形成（VTE）风险。部分炎症性肠病患者死于 VTE。炎症性肠病患者 VTE 的发病率在 1.2％～6.7％，是正常人的 3.5 倍。最常见的是下肢深静脉血栓（DVT）和肺栓塞（PE），其他部位如脑血管、肝静脉、肠系膜静脉和肾静脉也可以发生栓塞。VTE 风险与炎症性肠病活动期的凝血功能改变有关。因此，绝大多数 VTE 发生在炎症性肠病活动期。口服避孕药和长途旅行均可以增加 VTE 风险。

溃疡性结肠炎患者血栓形成原因是多方面的，溃疡性结肠炎急性发作时血小板、纤维蛋白原、Ⅷ因子、Ⅴ因子增高，抗凝血酶Ⅲ降低。目前尚无评价炎症性肠病患者血栓形成危险性的特异实验室指标。

最常用的诊断方法是血管多普勒超声和静脉造影。肺通气－血流灌注成像和多层螺旋 CT 可用于诊断 PE。

7. 肺部疾病　本病累及肺部者，以成年女性为多，亦可见于儿童或老年人。多数于溃疡性结肠炎发病数年后侵犯肺，但亦可与结肠炎同时发生。一般情况下，结

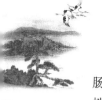

肠病变越广泛，累及系统越多，并发肺部病变机会越多，但肺部病变与结肠炎活动性尚未有明显关系，亦有在非活动期并发肺部损害者。最常见的肺部损害为支气管病变，特别是支气管扩张；其他少见的损害尚有严重肺间质纤维化、肺血管炎、肺泡炎、肺尖纤维化、肺大泡、气胸、纵隔气肿以及反复肺栓塞等；甚至有报道并发渗出性胸膜炎、硬化性细支气管周围炎和纤维性阻塞性支气管炎。最常见的症状为慢性咳嗽、咳痰与活动后呼吸困难，偶有胸痛、发热、咯血、哮喘等，严重者可引起呼吸衰竭而导致死亡。然而，溃疡性结肠炎累及肺部者多数可无呼吸道症状。胸部 X 线表现可多种多样，但以支气管扩张最为多见，少数患者胸片正常；后者需作支气管造影检查，以提高阳性检出率。肺功能检查发现，多数呈阻塞性通气障碍，亦可为限制性障碍．少数患者可表现为弥散功能障碍。肺功能检查对于溃疡性结肠炎累及肺部者，敏感度高，对临床无呼吸道症状或胸片正常者作肺功能测定，甚至亦发现有异常改变。结肠炎病变范围广泛、病程长者，其肺功能异常亦更为明显。

溃疡性结肠炎的肺部表现，经糖皮质激素治疗，呼吸道症状多数可获改善，胸部 X 线检查发现的病灶一部分甚至完全吸收，但肺功能异常通常无改变。值得一提的是其肺部表现是否一定是溃疡性结肠炎的肠外表现，是并发症亦或伴发病，尚需进一步研究。溃疡性结肠炎的肺部表现如有感染征象，应及时用有效的抗生素治疗。

8. 肾脏病变　由于溃疡性结肠炎本身是机体免疫系统产生过激的免疫应答所致的炎症性损伤，这种过激的免疫应答及其产生的免疫复合物沉积于肾，从而损伤肾。同时，溃疡性结肠炎可导致淀粉样变性，大量的淀粉样物质沉积并损伤肾，导致急性和慢性肾病的发生。此外，溃疡性结肠炎继发的机会性感染也可诱发或加重肾病变。因此，溃疡性结肠炎患者继发肾损伤和肾功能异常并不少见。

溃疡性结肠炎相关性肾病的主要临床表现为蛋白尿，可有肾病综合征。其诊断应在肾脏病专家的指导下排除其他肾病。溃疡性结肠炎相关性肾病的治疗应以治疗溃疡性结肠炎为主，其病情通常随溃疡性结肠炎的缓解而缓解。

（四）常见体征

轻、中型患者仅有左下腹轻压痛，有时可触及痉挛的降结肠或乙状结肠；重型患者常有明显的压痛和鼓肠。若有腹肌紧张、反跳痛、肠鸣音减弱，应注意中毒性巨结肠、肠穿孔等并发症，直肠指检可有触痛及指套带血情况。

（五）并发症

1. 中毒性巨结肠　中毒性巨结肠是溃疡性结肠炎最严重的并发症之一，主要见于重度溃疡性结肠炎患者，病死率高达 44%。其临床特征为全身性中毒症状及节段性或全结肠非梗阻性扩张。内科积极治疗 24 小时无效或发生肠穿孔大出血、结肠进行性扩张者，应立即行手术治疗。

2. 肠穿孔　肠穿孔是溃疡性结肠炎最严重的并发症之一，常因结肠镜操作不当或中毒性巨结肠引发，病死率约为 50%。溃疡性结肠炎患者自发性肠穿孔发生率约为 2%，多与中毒性巨结肠有关。治疗可采取结肠次全切除＋回肠造口术，待病情稳定、病理诊断明确后行二期手术。

3. 下消化道大出血　消化道出血在溃疡性结肠炎患者中很常见，但大出血的发生率为 0～6％。尽管较少见，但溃疡性结肠炎患者中因大出血行结肠切除术者仍占10％。出血量与疾病严重程度相关，严重出血者多为广泛结肠型。如有直肠病变，结肠切除术后回直肠吻合口易破裂继发术后出血，临床报道其发生率为 0～12％。

4. 异型增生和癌变　由于长期慢性炎症的刺激，溃疡性结肠炎的结直肠有癌变的风险。溃疡性结肠炎总体癌变风险与病程（＞10 年）、病变范围（全结肠型）和治疗方案相关。定期内镜随访及使用氨基水杨酸制剂可以早期发现和预防癌变。

5. 其他　贫血为溃疡性结肠炎常见并发症。铁、维生素 B_{12}、叶酸缺乏为常见贫血原因，药物亦可能引起贫血，有肿瘤家族史者还应排除肠道肿瘤所致的贫血。

重度或重症溃疡性结肠炎，尤其是经过联合免疫抑制剂治疗后，常并发机会性感染，包括结核、艰难梭菌、CMV 和肝炎病毒感染。合并机会性感染的溃疡性结肠炎患者预后较差。

二、类似病证辨识

中医古文献中没有"溃疡性结肠炎"这一现代医学病名的记载，但历代医家总结出了临床表现以腹泻、腹痛、脓血便、里急后重为主的病证，并运用中医理论将其归属于"泄泻""痢疾""便血""腹痛""肠风"或"脏毒"等中医病名的范畴。

（一）泄泻

溃疡性结肠炎的主要症状之一即为腹泻，表现为病程缓慢，轻重不一，经年累月，反复发作而不愈。由于溃疡性结肠炎的绝大多数阶段是以腹泻为突出表现的，所以在中医学中常将其辨证归属于"泄泻"范畴中，尤其是脓血便不明显者，宜进行相应的审证求因、辨证论治。

1. 病因病机之异同　《黄帝内经》对于泄泻论述甚详，计有"鹜溏""飧泄""濡泄""洞泄""注下""后泄"等名称，致病因素如风寒、湿热之外邪，饮食不节，起居不时，情志失调等均已述及，关于泄泻之病变脏腑亦有详细论述。如《难经·五十七难》从脏腑辨证角度提出了五泄，其中"胃泄""脾泄"属泄泻之列。汉唐方书多包括在"下利"之内，宋以后才统称"泄泻"。其后，经历代医家补充完善认识，认为泄泻的病因，有感受外邪、饮食所伤、七情失调、起居不慎及脏腑虚弱等，但病机关键在于脾胃虚弱，湿邪为患，病位在脾胃肠。简言之，脾虚湿盛是导致泄泻发生的重要因素。其中外因与湿邪关系密切，湿邪侵袭，损伤脾胃，运化失常则病泄泻；内因以脾虚为主导，脾虚则失运，水谷不化，湿浊即内生，混杂而下，发为泄泻。至于其他脏腑（如肝肾）和其他原因（如水饮、瘀血）所引起的泄泻，亦多是在脾虚基础上诱发的。可见，脾虚失运，可导致湿胜，而湿胜又可影响脾的运化，两者互相影响，互为因果，发为泄泻。

溃疡性结肠炎属慢性消化道顽证，其临床表现与"泄泻"有着相似的症状学内涵，病因以遗传因素及自身免疫因素为主，可因感染、饮食、精神因素等诱发或加重，病位在肠。现代中医学者根据中医理论，认为溃疡性结肠炎病机为本虚标实、寒热错杂，以脾虚或脾肾两虚为本，湿、热、瘀、积为标，但脾虚湿盛亦为其病机

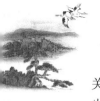

关键。虚实夹杂、寒热错杂的特点注定了本病会成为治疗上的难点。因此，不难看出，在病因病机方面，溃疡性结肠炎与中医的泄泻两者有同有异，两者呈现交集关系。其中，饮食与精神因素与中医饮食、七情基本相同，而遗传因素及自身免疫因素大体相当于中医的先天禀赋不足、脏腑虚弱范围，感染因素则与中医的感受外邪相类同。可见，中医对泄泻、西医对溃疡性结肠炎的病因认识上，从宏观整体认识角度来说是大体相当的。但中医对病因的认识仅限于宏观整体认识，缺乏细致深入的探讨；西医对病因的认识虽较深入细致，但仍不明确。两者均有待于发展、完善。

2. 诊断辨证之异同　在诊断方面，两者均是以主要症状表现为首要的初步考量依据。溃疡性结肠炎是以腹泻（轻重不一）、腹痛、里急后重、黏液脓血便为主症，可伴有不同程度的全身症状及肠外表现等作为初步诊断依据，尚需排除菌痢等其他肠道疾病，而其确诊主要依赖于结肠镜检和病理检查报告。对本病的完整诊断应包括临床类型、病情程度、病变范围、病态分期（活动或静止）4 个方面，但在具体辨析过程中，重点是溃疡性结肠炎的临床类型和病情程度。临床根据溃疡性结肠炎的发作特点将其分为初发型、慢性复发型、慢性持续型和急性暴发型 4 型，其中，后三型间可相互转化。又根据病情程度将其分为轻度、中度和重度三种，以便于临床确定治疗方案及具体用药。

泄泻是以每日 3～5 次甚至十数次或更多次腹泻，粪质稀溏，或如水样，或完谷不化，腹痛肠鸣但无明显脓血便为主症作为主要诊断依据。暴饮暴食或误食不洁之物病史及发病季节亦有助于本病诊断。中医根据自己的理论从主症入手结合舌象及脉象将泄泻分为不同的证型，进行辨证选方用药治疗。常见辨证分型如下：

（1）寒湿泄泻（或风寒泄泻）：症见泻下清稀，甚则如水样，腹痛肠鸣，色白无臭，胸腹满闷，食少，肢体酸重，苔白腻，脉濡缓。若兼外感风寒，则恶寒发热头痛，肢体酸痛，苔薄白，脉浮。

（2）湿热泄泻（或暑湿泄泻）：症见泄泻腹痛，泻下急迫，稀如浆汁（黄糜样粪便），气秽极臭，肛门灼热，兼见发热，口渴多饮，时有恶心，小便短赤，舌红、苔黄腻，脉濡数或滑数。

（3）伤食泄泻：症见腹痛肠鸣，泻下稀便，夹杂不消化的食物，泻后痛减，矢气频多，臭秽难闻兼见嗳腐吞酸，胸腹饱闷，不思饮食，苔垢浊或厚腻，脉滑。

（4）脾虚泄泻：症见泻下时溏时水，迁延反复，水谷不化，兼见不思饮食，食后脘闷不舒，面色萎黄，神疲肢倦，舌淡苔白，脉细弱。

（5）肾虚泄泻：症见泄泻便溏或完谷不化，黎明之前脐下作痛，肠鸣即泻，泻后则安，兼见形寒肢冷，腰膝酸软，舌淡苔白，脉沉迟或沉细。

（6）肝旺泄泻：症见泻时腹痛肠鸣，泻后痛止腹部较舒，每因愤怒腹痛泄泻即发，兼见平时胁痛，嗳气，纳少，舌淡少苔，脉弦。

（7）瘀阻泄泻：症见泄泻日久，泻后有不尽之感，腹部刺痛，痛有定处，按之痛甚，面色晦滞，舌边有瘀斑或舌质暗红，口干不欲多饮，脉弦小涩。

（8）水饮留肠泄泻：症见形体消瘦，肠鸣辘辘有声，便泻清水或呈泡沫状，泛吐清水，腹胀尿少，舌淡苔白而滑，脉濡滑。

在辨证过程中，首先应区别寒热虚实；其次是轻重缓急；再次是注意兼挟，从而全面分析，灵活施治。

（二）痢疾

溃疡性结肠炎由于结肠黏膜的广泛损伤、糜烂、血管充血和黏膜脱离，临床上以腹痛、腹泻，黏液脓血便、里急后重为主要症状。而"痢疾"以腹痛、里急后重、下痢赤白脓血为主症。溃疡性结肠炎与"痢疾"临床症状极为相似，故宜属中医学"痢疾"范畴，在溃疡性结肠炎临证时可借鉴中医学对痢疾的认识，提高诊治疗效。虽然痢疾与溃疡性结肠炎临床症状相同，然细细比较，两者细微之处的差异亦颇多。

1. 病因病机之异同　痢疾，《黄帝内经》中称之为"肠澼""赤沃""注下赤白"等，《难经·五十七难》有五泄之说，其中"大肠泄""小肠泄""大瘕泄"属痢疾范畴，历代医家认为本病的病因与气候异常，感受湿热、疫毒、寒湿等外邪，饮食异常，久泻等因素有关。其中气候异常及感受外邪论述最多，并且认为外界致病邪气以热邪为主，虽一年四季均可发病，但发病季节仍以夏秋两季多见，病位在肠，病邪壅塞在肠，与气血相搏结，使肠道传导失司，肠络受伤，气血凝滞，腐败化为脓血而成痢下赤白，其病机的关键在于肠道气血凝滞、肠络受伤。

痢疾病位在肠，但肠与胃密切相连，如湿热、疫毒之气上攻于胃，或久痢伤正，胃虚气逆，则胃不纳食，而成为噤口痢。如痢疾迁延，正虚邪恋，或治疗不当，收涩太早，闭门留寇，积滞内停，或痢疾失于摄养，饮食不节，房事不戒，而成虚实夹杂、时愈时发的休息痢。

在病因病机方面，溃疡性结肠炎与中医的痢疾两者亦有同有异，呈现重叠交错关系。现代研究表明溃疡性结肠炎发作时发生的肠黏膜水肿与溃疡均与中医脾的功能失调有很大关系。溃疡性结肠炎病初邪实，湿热蕴结肠腑；病情迁延日久，反复发作，伤气耗血，形成虚实夹杂证，与"休息痢"症状相似，病情顽固缠绵。病久伤正，脾肾气血俱亏，上虚木乘，久病多见忧虑，并且肠络瘀滞总与病变共存，脾虚湿胜贯穿病变始终。

2. 诊断辨证之异同　在诊断方面，两者均是以主要症状表现为首要的诊断依据。但溃疡性结肠炎是以主要临床表现作为初步诊断依据的，尚需排除菌痢等其他肠道疾病，而其确诊主要依赖于结肠镜检查病理检查报告。虽然规定对本病的完整诊断应包括临床类型、病情程度、病变范围、病态分期4个方面，但在具体辨析过程中，重要的是溃疡性结肠炎的临床类型和病情程度。而中医"痢疾"的诊断就是以临床主要症状表现为依据的，即凡是具有大便次数增多、量少不爽、腹痛、里急后重、痢下赤白脓血黏冻者即可确诊为本病。确诊后，为便于治疗，又据临床发病特点将之分为急性痢疾和慢性痢疾两类。一般而言，急性痢疾多由外感、湿热疫毒之邪和饮食不洁而引起；慢性痢疾多因饮食不节，情志内伤所造成。急性痢疾多为初发，证候较典型；慢性痢疾迁延反复，证候多不典型。根据不同的中医脉证，可进一步将其细分为湿热痢、寒湿痢、疫毒痢、噤口痢、休息痢、阴虚痢、虚寒痢和劳痢等不同证型。但痢疾临床辨证时需注意以下几点。

（1）辨痢色：白而滑脱者为虚寒，白而有脓者则属热；赤白相兼，如脓血状者，属热，其中赤多白少者，属热，赤少白多者，属寒；痢下紫黑色者，一般属瘀血，或为"热伤血深，湿毒相瘀"；若紫暗而稀淡者，则为阳虚；痢下色焦黑、浓厚大臭者，属火；痢下黄色、深而臭秽者，为热；或食不化者，为积；浅淡而不甚臭者，

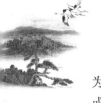

为寒；痢下五色相杂者，为"湿毒甚盛故也"；脓血黏稠难下者，或属热，或属燥，或属阴虚。

（2）辨里急后重：凡外邪所致的里急后重，泻后则减；而寒邪为病，其腹痛拘急；火热之邪为病，其腹痛窘迫，肛门灼热；积之为病，其腹痛常坚满，痛而拒按；凡虚痢的里急后重，便后不减；证属虚寒者，腹微痛而不实不坚，或喜揉按，或喜暖熨，或虚痛而并无努责；气虚、气脱者，里急而频；气陷者，后重而便后转甚；阴血虚者，每虚坐努责。

（3）辨邪正盛衰：一般而言，下痢只见脓血，不见粪质者较重，兼有粪质者较轻；凡下痢次数逐渐减少，而反见腹胀，皮急如鼓，呕吐少食，烦躁口渴，气急息粗，甚或神昏谵语，脉实急者，为邪毒内炽上攻之象；凡下痢，噤口不食，入口即吐，勺水难饮，精神委顿或见呃逆者，为胃气将败；凡痢下黏稠脓血，烦渴转筋，甚或面色红润，唇如涂朱，脉数急大者，为阴液将竭；凡下痢不止或不禁，或腹不痛而脓血阵阵下，或反不见下痢，神萎倦卧，恶寒脚缩，手足厥逆，身冷自汗，气急息微，脉或沉细迟，或微细欲绝者，为阳气将脱。

诚如《景岳全书》所说："凡治痢疾，最当察虚实、辨寒热，此泻痢中最大关系。"

（三）腹痛

腹痛也是溃疡性结肠炎的主要常见症状之一。在缓解期或较轻的溃疡性结肠炎患者，可无腹痛，但一般有轻度至中度腹痛。溃疡性结肠炎的腹痛，轻者表现为隐痛，典型者为刺痛或绞痛，常位于左下腹和脐下腹，有腹痛→便意→便后缓解的规律特点。当腹痛成为溃疡性结肠炎的突出表现时，则可参照中医"腹痛"病证进行辨治。

1. 病因病机之异同　《黄帝内经》最早提出腹痛的病名，《素问·气交变大论》说"岁土太过，雨湿流行，肾水受邪，民病腹痛"，并指出风、寒、暑、湿、热等病邪内舍于中焦导致脾胃失调，气机受阻，不通则痛。

在《黄帝内经》基础上，汉代张仲景在《伤寒杂病论》中对腹痛的发病原因、临床表现及治法方药进行了较为详细的论述，如《金匮要略》将由寒疝、蛔虫、淋病所致腹痛分门别类地进行辨治，典型方药为脾胃虚寒、水湿内停者用附子粳米汤；寒邪攻冲者用大建中汤。至隋代《诸病源候论》中腹痛被立为单独病候，认识到腹痛的发生，内因起决定作用。宋代杨士瀛《仁斋直指方》根据临床经验将腹痛病因分为寒热、瘀血、食积、痰饮、虫积等。

金元时期，刘河间认为腹痛除了多为寒邪所致外，也有"或热邪于内而腹满坚结痛者，不可言为寒也"。提出了清火派的观点。

明代《古今医鉴》提出"痛则不通，通则不痛"是引起腹痛的主要病机。至清代，如《张氏医通》对腹痛的辨证论治已颇为详细。《医林改错》提出对瘀血腹痛的治则方药，完善了腹痛的治疗。至此，腹痛的病因病机即寒、热、虚、实、七情、瘀血所致腹痛已都有论述。总之，感受六淫之邪、虫积、食滞、气滞血瘀，或气血亏虚、经脉失养等原因，均可导致脾胃失调，气机受阻，不通而痛或经脉失养，不荣而痛。

溃疡性结肠炎中西医结合诊疗

溃疡性结肠炎起病初期，因外感湿邪，或因饮食不节，以致湿热蕴结大肠，肠道气机不畅，传化失常，故腹痛腹泻，舌胖苔黄腻，脉滑数。本阶段以邪实为主，表现为实热证，以急性发作为多见。病情迁延日久，反复发作，伤气耗血，正虚邪恋，形成虚实夹杂证。其虚为脾虚血亏；实为湿热留恋、肠络瘀阻。临床表现为反复发作性腹痛、腹泻、肠鸣。病程日久，反复难愈，情志不遂，忧思郁怒，易致肝失条达，气机郁滞，横逆乘脾，失其健运，故可见腹痛绞急难忍，排便时加重，或腹痛即泻，焦躁不安，或寐差，伴胸胁胀闷，嗳气食少，舌淡红，脉弦。此症往往见于病程较长的慢性溃疡性结肠炎患者，反复发作，迁延不愈，且多伴有明显的精神情志因素。

但溃疡性结肠炎为慢性病，其腹痛反复发作，除初发者外，病因单纯邪实证者较少见，病机较单纯腹痛复杂，一般多表现为虚实夹杂，本虚标实证：脾虚为本，病久及肾，遂致脾肾两虚为腹痛病因之本；而湿浊、热毒、瘀血诸邪可相互兼挟为患，为腹痛病机演变之标。

2. 诊断辨证之异同　在诊断方面，两者均是以主要症状表现为首要的诊断依据。而中医腹痛的诊断就是以胃脘以下、耻骨毛际以上部位发生疼痛等临床主要症状表现为依据的。临证之时，首先应当注意分别腹痛的性质之寒、热、虚、实、食伤、气滞及血瘀的不同；其次是明辨腹痛部位之异，有少腹痛、少腹近脐左右痛、脐腹痛和小腹痛之别；再次是要注意其兼证变化。如此才能做到全面辨证，减少疏漏。为便于治疗，中医一般将腹痛分为六个基本证型：寒邪内阻证、湿热壅滞证、中脏虚寒证、饮食积滞证、肝郁气滞证、瘀血内停证。

（四）便血

溃疡性结肠炎之便血主要表现为便下黏液脓血，鲜有黑便或便下清稀鲜血，属中医学中"肠澼""肠风""脏毒"等范畴。明代张景岳对肠澼和便血做了鉴别，《景岳全书》云"便血之与肠澼，本非同类。盖便血者，大便多实，而血自下也。肠澼者，因泻痢而见脓血，即痢疾也""且便血有风疾，而肠澼惟新邪，尤为易辨"，明确说明便血一证，为继发性病证。中医临证时，溃疡性结肠炎往往被归属为"泄泻"或"痢疾"中，只有在脓血便非常明显突出时，才会参考中医"便血"一证施治。

1. 病因病机之异同　便血的主要病变在胃、肠。胃肠脉络受损，血内溢而下，是其发病的关键。而导致胃肠脉络受损的主要原因，有感受外邪，饮食不节，情志过极，劳倦过度以及久病或热病之后正虚。然其共同的病理变化，均可归为火与虚两类，即湿热熏灼，火盛而迫血妄行和气虚不摄而血溢脉外两类。此外，便血之后，离经之血，每为瘀血，常阻碍新血的生长及气血的正常运行，造成瘀血不去新血不生，而诱发再次便血。然火与虚两者往往相互影响，初病多以邪实为主，日久则伤正转为正虚；亦可因便血日久，营阴亏耗，湿热未清或复感外邪而成虚中夹实之势。

中医认为溃疡性结肠炎病初邪实湿热蕴结肠腑，热盛肉腐，脂络受损，络破血溢，故表现为腹痛腹泻，里急后重，肛门灼热，甚则便下黏液脓血等。本阶段以邪实为主，表现为实热证，以急性发作者多见，当便下黏液脓血量多明显时，与湿热蕴蒸胃肠所致之便血相似，可参考此类便血辨析。病情迁延日久，反复发作，伤气耗血，正虚邪恋，形成虚实夹杂证。其虚为脾虚血亏；实为湿热留恋，肠络瘀阻。

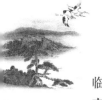

临床表现为反复发作性腹痛腹泻，肠鸣，便下黏液脓血，时轻时重，每因劳累、情志不遂或进食辛辣、不洁食物而加重，伴倦怠乏力，腹胀纳呆，面色萎黄，舌淡胖、苔白腻、脉沉滑；且病久入络，湿热、气虚、气滞、寒凝等壅滞肠络，与气血相互搏结，气血凝滞，血败肉腐，内溃成疡，故见脓血便，腹痛痛处固定不移，舌质紫黯或有瘀斑、瘀点等症。本阶段虚实夹杂、脾虚湿邪内恋，与脾胃虚寒型便血较为相似，多见于溃疡性结肠炎慢性复发者。

2. 诊断辨证之异同 在诊断方面，两者亦均是以主要症状表现为首要的考量依据。但溃疡性结肠炎是以主要临床表现作为初步诊断依据的，尚需排除菌痢等其他肠道疾病，而其确诊主要依赖于结肠镜检查病理检查报告。虽然规定对本病的完整诊断应包括临床类型、病情程度、病变范围、病态分期4个方面，但在具体辨析过程中，重视的是溃疡性结肠炎的临床类型和病情程度。而中医便血的诊断就是以临床主要症状表现为依据的，即凡血从大便而下，或在大便前后下血，或单纯下血，或与粪便混杂而下者即为便血证。有些现代中医学者扩展了便血的内涵，将凡大便潜血试验阳性者也诊断为便血。临证之时，当详察证情，彻查病因，分清虚实，明辨寒热，注意血色，确定病位，重视危候以做到及时准确辨证施治，救病家于水火。要之，便血辨证要点在于：一辨血色鲜暗，以别部位之远近。一般情况下，便血色鲜红者，其部位较近；若便血色紫暗者，其部位较远。二辨虚实寒热，以定便血之治法。高等中医药院校教材《中医内科学》书中，常将便血分为肠道湿热及脾胃虚寒两类进行施治。然临诊时，此两类分类法尚有不足，故在此两类上，尚可补充分为胃中积热型、肝脾郁热型、热毒内结型、气滞血瘀型、中气不足型及气随血脱型。

一般而言，只有当溃疡性结肠炎的脓血便较明显时，才会参考中医"便血"一证诊治。

第三节　溃疡性结肠炎的临床诊断

一、西医诊断

溃疡性结肠炎缺乏诊断的金标准，主要是结合临床表现、实验室检查、影像学检查、内镜检查和组织病理学表现进行综合分析，在排除感染性和其他非感染性结肠炎的基础上进行诊断。若诊断存疑，应在一定时间（一般是6个月）后进行内镜及组织病理学复查。

（一）病史、临床表现和体格检查

1. 病史 包括疾病严重程度的评估、诱发因素和可能的其他病因。完整的病史应该包括详细询问症状的开始时间、直肠出血、大便形状和次数、排便急迫感、里急后重、腹痛、大便失禁、夜间腹泻、肠外表现（口腔、皮肤、关节、眼、肝胆等）和肛周情况。还应询问近期旅游史、用药史（特别是非甾体抗炎药和抗菌药物）、阑尾手术切除史、吸烟和家族史。

2. **临床表现** 溃疡性结肠炎最常发生于青壮年期，根据我国资料统计，发病高峰年龄为20～49岁，性别差异不明显［男女比为（1.0～1.3）∶1］。临床表现为持续或反复发作的腹泻、黏液脓血便伴腹痛、里急后重。重度溃疡性结肠炎患者可能出现发热、疲乏、贫血及体重下降等全身症状。病程多在4～6周及以上。可有皮肤、黏膜、关节、眼、肝胆等肠外表现。黏液脓血便是溃疡性结肠炎最常见的症状。不超过6周病程的腹泻需要与多数感染性肠炎相鉴别。

溃疡性结肠炎的主要特征是肠道内容物通过结肠炎症区域时，使结肠快速传输而引起腹泻。它通常是餐后排便，也可能是夜间排便。腹泻的严重程度与炎症的范围有关。直肠炎症导致频繁的、小容量的腹泻，并且频繁排出黏液。更近端疾病，直到全结肠炎，导致更严重、更大容量的腹泻和液体粪便。

出血通常与溃疡性结肠炎有关，但并不总是出现，病变局限于远端受累的轻度疾病较少出现出血。大多数患者出现血性腹泻，出血的严重程度与结肠受累范围相关。较多的远端病变患者可能仅排出带血黏液或少量新鲜血液。当疾病向近端扩展时，血液与粪便混合，可导致严重的血性腹泻。多达10%的患者出现严重出血，1%～3%的溃疡性结肠炎患者出现至少1次大出血，可能需要手术干预。暴发性结肠炎或中毒性巨结肠约占溃疡性结肠炎患者的15%，可导致严重出血或结肠穿孔，也常常需要外科急诊手术治疗。

溃疡性结肠炎的其他常见特征包括里急后重和腹痛。腹痛可以是轻微的绞痛，也可以是更广泛病变的严重痉挛性疼痛，通常在排便后缓解。全身的疲劳、发热和体重减轻等症状也可能存在。随着病程的延长，5%～10%的患者会出现结肠狭窄，从而导致梗阻和疼痛。当遇到狭窄时，临床医师必须高度怀疑潜在的恶性肿瘤。部分溃疡性结肠炎患者也可能表现为便秘，最常见于局限性远端病变患者。即使是便秘，患者通常也会排出血液和黏液。

3. **并发症** 并发症包括中毒性巨结肠、肠穿孔、下消化道大出血、上皮内瘤变及癌变。

4. **肠外表现** 肠外表现包括关节损伤（如外周关节炎、脊柱关节炎等）、皮肤黏膜表现（如口腔溃疡、结节性红斑和坏疽性脓皮病）、眼部病变（如虹膜炎、巩膜炎、葡萄膜炎等）、肝胆疾病（如脂肪肝、原发性硬化性胆管炎、胆石症等）、急性和慢性胰腺炎、肾功能不全和肾结石、肺血管炎、血栓栓塞性疾病等。

5. **体格检查** 体检时应特别注意患者脉搏、血压、体温、体重、身高等一般状况和营养状态，并进行细致的腹部、肛周检查和直肠指检。溃疡性结肠炎患者，尤其是轻度溃疡性结肠炎患者，体检一般无阳性体征；中度至重度溃疡性结肠炎患者可有发热、低血压、心动过速、体重减轻、贫血、腹部压痛、直肠指检见血液等表现。另外，腹部膨胀和叩诊呈鼓音提示结肠扩张。

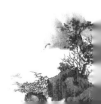

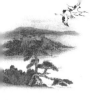

(二) 诊断检查技术

1. 内镜检查　内镜检查在确定溃疡性结肠炎的诊断、监测和治疗应答，以及监测复发、异型增生或癌症等方面起重要作用。

结肠镜检查合并黏膜活组织检查（以下简称活检）是溃疡性结肠炎诊断的主要依据。对于大多数患者，应进行包括回肠末端在内的完整结肠镜检查。这可以在诊断时评估疾病的整个范围，并排除远端回肠受累。随后的结肠镜检查可以评估治疗的应答。但对于重度溃疡性结肠炎患者，特别是使用激素的患者，完整结肠镜检查可能有更大的穿孔风险，在这种情况下，可行不做常规肠道准备的直肠、乙状结肠的有限检查和活检，操作应轻柔，少注气。

内镜下，溃疡性结肠炎常表现为从直肠开始延伸到近端，呈现连续性、弥漫性分布的结肠炎症，以红斑、正常血管纹理消失、颗粒性、糜烂、脆性、出血和溃疡为特征，炎症性结肠和非炎症性结肠之间有明确的界限。轻度炎症的内镜特征为红斑、黏膜充血和正常血管纹理消失；中度炎症的内镜特征为血管形态消失、出血黏附在黏膜表面、糜烂，常伴有粗糙呈颗粒状的外观及黏膜脆性增加（接触性出血）；重度炎症内镜下则表现为黏膜自发性出血及溃疡。缓解期可见正常黏膜表现，部分患者可有假性息肉形成，或瘢痕样改变。对于病程较长的患者，黏膜萎缩可导致结肠袋形态消失、肠腔狭窄，以及假性息肉。合并巨细胞病毒感染的溃疡性结肠炎患者，内镜下可见不规则的、深凿样的或纵行的溃疡，部分伴大片状黏膜缺失。没有经过治疗的成年溃疡性结肠炎患者大多数都有直肠受累，而且病变从直肠开始向近端结肠扩展。溃疡性结肠炎患者可出现"盲肠红斑"、孤立的阑尾周围炎症和回肠炎。极少数活动性全结肠溃疡性结肠炎患者可能出现倒灌性回肠炎。溃疡性结肠炎患者倒灌性回肠炎一般仅累及紧邻的小段回肠，为连续弥漫性病变，回盲瓣口多正常开放。先进的内镜设备如高清晰度内镜、窄带成像、放大内镜、染色内镜和内镜显微镜有助于详细评估黏膜和黏膜下血管系统。内镜下黏膜染色技术能提高内镜对黏膜病变的识别能力，结合放大内镜技术通过对黏膜微细结构的观察和病变特征的判别，有助于溃疡性结肠炎的诊断，有条件者还可以选用共聚焦内镜检查。如出现了肠道狭窄，结肠镜检查时建议行多部位活检以排除结直肠癌，不能获得活检标本或内镜不能通过狭窄段时，应完善增强 CT 或增强 MRI 结肠成像检查。

小肠镜（balloon assisted enteroscopy，BAE）检查不推荐作为常规检查，可用于排除克罗恩病、肿瘤等疾病。如患者主要表现为腹泻、腹痛、体重减轻，其症状不能由结肠活动性疾病解释，小肠镜检查可以选择使用。该检查可在直视下观察病变、取活检和进行内镜下治疗，但作为侵入性检查，有一定的并发症发生风险。其主要适用于其他检查（如小肠胶囊内镜检查或放射影像学）发现小肠病变或尽管上述检查阴性仍临床高度怀疑小肠病变需进行确认及鉴别者。

小肠胶囊内镜检查不推荐作为常规检查，可用于排除克罗恩病、肿瘤等疾病。小肠胶囊内镜检查对小肠黏膜异常相当敏感，但对一些轻微病变的诊断缺乏特异性。其主要适用于疑诊克罗恩病，但结肠镜及小肠放射影像学检查阴性者。最常见的并发症是胶囊潴留，其定义为 2 周或 2 周以上胶囊无法排出。已知有肠道狭窄、吞咽障碍或有肠梗阻史的患者禁用小肠胶囊内镜检查。

溃疡性结肠炎中西医结合诊疗

结肠胶囊内镜检查诊断活动期溃疡性结肠炎的敏感性为89％，特异性为75％。

胃镜检查不推荐作为常规检查，可用于排除克罗恩病。少部分克罗恩病病变可累及食管、胃和十二指肠，但一般很少单独累及上消化道。其可用于有上消化道症状、儿童和炎症性肠病类型待定患者。多达1/3的溃疡性结肠炎患者可出现胃炎和糜烂。

2. 组织病理学检查

（1）手术切除标本大体病理检查特点：溃疡性结肠炎的病变一般起始于直肠，并向近端结肠伸展，呈连续性不间断弥漫性分布，表现为直肠炎、直肠－乙状结肠炎、左半结肠炎、横结肠炎、右半结肠炎或全结肠炎，病变范围和程度因人而异，往往在回盲部或其远端结肠部位突然中止。此外，溃疡性结肠炎大体标本的特点是肠壁增厚、僵硬、缩短和结肠袋消失。肠管缩短的原因是肠黏膜慢性炎症促进间质纤维化，导致平滑肌功能异常，使得黏膜失去肌层运动的能力，肠管缩短在远端结肠和直肠最为显著。

溃疡性结肠炎的炎症一般局限于黏膜层和黏膜下层，在急性炎症活动期时，黏膜表面呈弥漫的颗粒状，也可出现红斑和出血。另外，炎症还造成黏膜糜烂甚至缺失，黏膜表面覆盖脓性渗出物，形成浅表溃疡，而溃疡周边肉芽组织增生，肠上皮也呈反应性增生，最终形成炎性息肉。同时，溃疡处黏膜凹陷，而溃疡间增生的黏膜凸起，形成黏膜岛或假息肉。大体标本检查往往可以看到，结肠黏膜面分布有数目不等且大小不一的数百个息肉，而这些息肉与病变的严重程度并不呈正相关；邻近的息肉可相互融合，形成黏膜桥和迷路样外观。在溃疡愈合期和静止期，肠黏膜在大体上看似正常光滑，而在组织病理学上仍可观察到异常的腺体隐窝结构。

（2）组织病理学特点：在显微镜下，也同样观察到溃疡性结肠炎患者的结肠黏膜呈连续弥漫性慢性活动性炎症的病理表现，且病变主要累及直肠、远端结肠和任意长度的近端结肠，病变往往位于黏膜层和黏膜下层。虽然隐窝脓肿不是诊断溃疡性结肠炎的必要条件，但在溃疡性结肠炎患者中隐窝炎和隐窝脓肿更为常见。和结肠克罗恩病相比，在溃疡性结肠炎中无透壁性炎症、明显的淋巴组织聚集、上皮样肉芽肿、深裂隙样溃疡、瘘管以及末端回肠受累。

溃疡性结肠炎所形成的肉芽肿与表面上皮损伤或隐窝破裂有关。该肉芽肿常常比较松散，由破损隐窝周围的组织细胞和淋巴细胞构成。而克罗恩病所形成的肉芽肿是彼此互不融合且结构良好的上皮样肉芽肿，与隐窝破裂无关。由于克罗恩病肉芽肿内的组织细胞含轻度嗜酸性胞质，在HE染色后呈粉色，而隐窝破裂所形成的肉芽肿则着色更浅。

溃疡性结肠炎的斑片状分布包括直肠豁免、阑尾穿孔、盲肠炎或与左半结肠相关的横结肠、升结肠炎，亦或是由于治疗所造成的结肠黏膜不均匀愈合，这些表现都不是真正的"跳跃式病变"，需要和克罗恩病相鉴别。尽管阿弗他溃疡在克罗恩病中比较常见，但当溃疡性结肠炎患者处于重度活动性结肠炎时，组织病理学上也会观察到类似阿弗他样的裂隙样溃疡。鉴别溃疡性结肠炎的这些非典型性表现对于避免炎症性肠病分类错误非常重要。如果初次病理活检提示病变起始于直肠，患者无用药史，组织病理学显示有慢性活动性结肠炎表现，黏膜间质无肉芽肿，且无末端回肠病变，则更倾向诊断溃疡性结肠炎。

根据溃疡性结肠炎的临床分期，在组织病理学上也有相对应的不同表现，其组织学分期分为三期，即活动期、趋于缓解期（即消退期）和缓解期。①在急性活动期时，可出现血管瘀血、黏膜缺损和表浅溃疡，黏膜内较多中性粒细胞浸润，有隐窝炎和隐窝脓肿，黏膜基底部淋巴细胞和浆细胞聚集。②消退期时，血管瘀血轻于活动期，中性粒细胞浸润明显减弱，隐窝炎和隐窝脓肿逐渐减少和消失，上皮出现再生，且上皮的连续性得以恢复，但黏膜基底部浆细胞仍然存在。③溃疡性结肠炎进入缓解期时，可观察到隐窝结构异常，包括隐窝极向紊乱、萎缩、扭曲、分支以及绒毛状改变。腺体化生包括潘氏细胞化生和假幽门腺化生，溃疡性结肠炎中多见潘氏细胞化生，尤其这种化生性改变出现在结肠脾曲的远端结肠更具诊断意义。

溃疡性结肠炎病变从活动期到缓解期往往需要几周到几个月的时间，当病变完全消退时，内镜下黏膜炎症评分明显改善，显微镜下仍会存在黏膜持续性轻微炎症和隐窝结构异常，因此，组织病理学的黏膜愈合比内镜下的黏膜愈合更具有临床意义，建议将组织病理评估作为黏膜愈合的最终目标。溃疡性结肠炎的炎症活动度组织病理学评分标准比较多，大多很复杂，不适合临床应用，目前我国炎症性肠病专家组制定的评判标准比较简单，非常适合临床应用，该标准有以下四点：①无活动性炎：上皮内无中性粒细胞，无上皮糜烂和溃疡。②轻度活动性炎：隐窝炎的数目不超过隐窝总数的 25%，且罕见隐窝脓肿（每个活检组织标本中不超过 1 个）。③中度活动性炎：大于 25% 的隐窝有隐窝炎，或多个隐窝脓肿，或看到小灶黏膜糜烂。④重度活动性炎：有多灶黏膜糜烂或溃疡形成。

（3）不典型溃疡性结肠炎的病理特点

1）可表现为克罗恩病样特征，如升结肠溃疡性结肠炎伴有回盲部周围炎。

2）溃疡性结肠炎虽然在内镜和显微镜下呈现连续性不间断性病变，但在以下情况，如黏膜炎症程度不一，或经过治疗和静止期的溃疡性结肠炎，往往随着黏膜部分愈合，在内镜和组织病理形态上表现为病变的不连续性，即造成"跳跃式"的假象。

3）溃疡性结肠炎伴有末端回肠受累，即所谓"倒灌性回肠炎"，尤其出现在患有全结肠炎或合并有严重的右半结肠炎的患者，组织病理学上显示末端回肠黏膜仅在表面上皮和固有层中有轻度中性粒细胞浸润，而没有或仅有轻度上皮损伤，缺乏克罗恩病所具有的末端回肠炎特征，比如上皮样肉芽肿、隐窝结构异常、小肠绒毛变短变钝、扁平萎缩以及出现幽门腺化生等明显的慢性肠炎表现。

4）当出现重度活动性溃疡性结肠炎或爆发性溃疡性结肠炎时，内镜和显微镜下也可出现类似克罗恩病样的肠壁全层炎和深的裂隙样溃疡。

5）溃疡性结肠炎的病变一般起始于直肠，但经过治疗后，比如肠道给药，局部病变黏膜得以修复，可造成直肠未受累及的假象，即所谓"直肠豁免"。

6）溃疡性结肠炎隐窝腺体因中性粒细胞浸润而出现隐窝炎，甚至隐窝脓肿，隐窝因结构破坏而引起周围组织细胞聚集形成肉芽肿，这种肉芽肿不要误认为是克罗恩病所形成的肉芽肿。

3. 实验室检查　实验室检查有助于建立溃疡性结肠炎的诊断和鉴别诊断，有助于评估患者炎症反应程度、贫血、营养状态及药物使用的安全性。

（1）血液检查：常规检查包括全血计数、人血白蛋白、电解质、肝肾功能、铁指标、维生素 B_{12} 水平、出凝血指标和炎症标志物，如红细胞沉降率（ESR）和 C 反应蛋白（CRP）等。在诊断时检测血红蛋白和人血白蛋白的水平有助于评估疾病的严重程度和预后。活动期溃疡性结肠炎常以 CRP 和 ESR 升高为标志。CRP 和 ESR 虽然是非特异性的，但常与内镜下疾病严重程度相关，也可预测结肠切除术的风险及对治疗的应答，评估预后。出凝血指标和血小板计数用于评估溃疡性结肠炎凝血状态。近年来，中性粒细胞与淋巴细胞比值（NLR）、血小板计数与淋巴细胞比值（OLR）、中性粒细胞与血小板计数比值（NPR）也用于评估溃疡性结肠炎的疾病严重程度、治疗应答和预后。

（2）血清学标志物：目前研究较多的血清学标志物是核周抗中性粒细胞胞质抗体（pANCA）和抗酿酒酵母菌抗体（ASCA）。国外研究显示，在多达 70% 的溃疡性结肠炎患者中检测出 pANCA；结合 ASCA 阴性和 pANCA 水平升高可能有助于建立溃疡性结肠炎的诊断。有学者研究显示，ANCA 对溃疡性结肠炎诊断敏感度在 37.9%～56.7%。但目前并不推荐将血清学检测用于溃疡性结肠炎的常规诊断和临床决策。

（3）粪便检查：强调粪便常规检查和培养应不少于 3 次。了解有无合并艰难梭状芽孢杆菌感染或巨细胞病毒感染，排除沙门菌、志贺氏菌、大肠埃希菌、耶尔森菌感染，以及阿米巴肠病、血吸虫肠病等。

（4）测定粪便钙卫蛋白：钙卫蛋白是一种抗微生物的锰螯合蛋白复合物，它包含了 60% 的中性粒细胞胞质可溶性蛋白。钙卫蛋白在炎症过程中分泌，是粪便中稳定的蛋白质，可以通过实验室检测来定量。在溃疡性结肠炎中，粪便钙卫蛋白水平与内镜和组织学炎症程度相关。测定粪便钙卫蛋白水平比血清炎症标志物更加敏感，具有特异性，且无内镜或黏膜活检的侵入性。因此，粪便钙卫蛋白作为炎症性肠病中最敏感的肠道炎症标志物，常常用于评估治疗应答和预测临床复发。用于区分炎症性肠病和功能性肠病的粪便钙卫蛋白的确切临界值目前尚不明确，普遍认为临界值 $150\mu g/g$ 具有良好的诊断准确性。收集粪便钙卫蛋白的样本，建议以早晨排出的第一份粪便作为常规取样，测定分析之前在室温下保存不超过 3 日。

4. 影像学检查　一般来说，影像学检查对溃疡性结肠炎的诊断作用有限，但在排除并发症方面发挥着不可或缺的作用。

（1）X 线检查

1）钡剂灌肠检查：无条件行结肠镜检查的单位可行钡剂灌肠检查。检查所见的主要改变：①黏膜粗乱和（或）颗粒样改变；②肠管边缘呈锯齿状或毛刺样改变，肠壁有多发性小充盈缺损；③肠管短缩，袋囊消失呈铅管样。

2）全消化道钡餐：不推荐常规使用。其可用于排除克罗恩病、肿瘤等疾病。

3）常规腹部 X 线片：用于急性重度溃疡性结肠炎患者，以排除中毒性巨结肠和肠穿孔等情况。

（2）计算机体层扫描或磁共振成像结肠显像：计算机体层扫描（CT）或磁共振成像结肠显像（MRC）检查可显示结肠镜检查未及的部位，有助于肠壁增厚、肠腔狭窄的判断。MRC 是无创、无辐射技术，已被证明是一种准确评估溃疡性结肠炎疾病活动性的诊断工具。

腹部 CT 是溃疡性结肠炎患者急性腹部症状的首选放射影像学检查。溃疡性结肠炎的典型 CT 表现为肠壁增厚，肠壁平均厚度为 8mm，而正常结肠的肠壁平均厚度为 2～3mm。

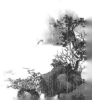

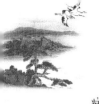

（3）经腹肠道超声检查：超声检查是一种无创、无辐射成像方式，用于评估疾病活动的范围（黏膜改变、肠壁全层受累），显示出与 MRI 和 CT 诊断相似的敏感性和特异性。经腹肠道超声检查可显示肠壁病变的部位和范围、肠腔狭窄、肠瘘及脓肿等。超声检查方便、无创，患者接纳度好。

二、中医诊断

（一）病名诊断

《黄帝内经》有"肠澼"之病名，颇类似本病的临床特点，如《素问·通评虚实论》说"肠澼便血""肠澼下白沫""肠澼下脓血"等。又活动期多以腹痛、便下赤白脓血、里急后重为主要表现，可归为"痢疾""下利"；部分患者以大便带血为特点，可称之"便血"；因为患者常感泻下滞涩不爽、黏滞重坠，又称"滞下"；缓解期一般表现为排便次数增多，粪质稀薄，或夹黏液为主者，故可归为"泄泻"范畴。

本病以慢性复发型最为常见，病情发展以发作、缓解交替出现为特点，故目前多认为其与中医的"久痢""休息痢"较为相近。

（二）探求病因

脾胃虚弱是本病的发病基础，感受外邪、饮食不节和情志失调是溃疡性结肠炎常见的发病诱因。

（三）病机分析

1. 病位　病位在大肠，但病机根本在脾，且与肝、肾、肺三脏密切相关。

2. 病机　本病多在先天禀赋不足、脾胃功能失健的基础上感受湿热之邪，或是恣食肥甘厚腻，酿生湿热，或寒湿化热客于肠腑，气机不畅，通降不利，血行瘀滞，肉腐血败，脂络受伤而成内疡。

3. 病理因素和病理性质　湿热为主要病理因素，有气滞、湿热、血瘀、痰浊等不同，使病情缠绵难愈。本病的病理性质是本虚标实、寒热错杂。

4. 病机演变　发病之初多是邪实内盛，主要表现是大肠湿热证；湿热蕴结日久，损伤正气，脾胃虚弱，久则及肾，脾肾两虚；或湿热伤阴，阴伤络损动血；或湿阻气滞，搏血成瘀，或湿热伤络，瘀热内生，出现便血；或湿热化火酿毒，湿、热、瘀、毒相搏结，发展为重度溃疡性结肠炎。

（四）证候诊断

根据中华中医药学会脾胃病分会《溃疡性结肠炎中医诊疗专家共识意见（2017）》和中国中西医结合学会消化系统疾病专业委员会《溃疡性结肠炎中西医结合诊疗共识意见（2017）》，将溃疡性结肠炎分为 8 个证型：大肠湿热证、热毒炽盛证、脾虚湿蕴证、寒热错杂证、肝郁脾虚证、脾肾阳虚证、阴血亏虚证、瘀阻肠络证。

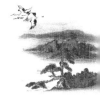

1. 大肠湿热证

（1）临床表现：腹部疼痛或胀痛，腹泻，泻下黏液脓血，色白赤，黏稠如胶冻，或有腥臭味，伴里急后重，肛门灼热感，口干口苦，小便短赤，舌质红，苔黄腻，脉滑数。若热重于湿者，泻下赤多白少，或纯下赤冻，口渴引饮，小便灼热；湿重于热者，泻下黏液白多赤少，胸脘痞闷明显，身困沉重感；夹食积者，嗳腐吞酸，腹痛胀满而拒按，泻下腐臭。兼有表证者，恶寒，头痛，发热，脉浮数。

（2）证候分析：湿热积滞，蕴结肠中，气血阻滞，传导失司。盖火热之性急迫，气机阻遏，不通则痛，故腹痛里急；气滞湿阻，泻下不畅，而见后重。湿热熏蒸，气血瘀滞，化为黏液脓血；湿热下注，则肛门灼热，小便短少；苔黄腻，脉滑数，俱为湿热熏蒸之象。热重者，易伤津伤血，故泻下赤多，口渴；湿重者，易伤气，阻遏气机，故泻下白多赤少，胸痞身重。夹食积者，食滞胃肠，酿生湿热，腑气内阻，化为脓血，则痢下不爽，腹痛拒按；食停腐败，见嗳腐吞酸、泻下物腐臭如败卵；若表证未解，里热已盛，营卫失调，见恶寒、头痛、发热、脉浮数等症。

2. 热毒炽盛证

（1）临床表现：发病较急，便下脓血或血便，量多次频，痢下鲜紫脓血，里急后重显著，肛门灼热下坠，腹痛腹胀明显，伴发热口渴，或见头痛，烦躁不安，舌质红，苔黄燥，脉滑数。

（2）证候分析：热毒壅盛于肠，燔灼气血。热毒炽盛，其性猛烈，故发病急；阳明热盛，灼伤津液，则发热口渴；热邪上攻，扰于清窍，而见头痛；热扰心神，而为烦躁；热毒鸱张，气血壅滞，故腹痛腹胀剧烈，里急后重甚；热毒熏灼，耗伤气血，损及络脉，暴注下迫，见泻下血水或如赤豆汁状。舌红绛，苔黄燥，脉滑数，均为热毒炽盛之象。

3. 脾虚湿蕴证

（1）临床表现：腹泻便溏，夹有不消化食物，黏液脓血便，白多赤少，或为白冻，脘腹胀满，腹部隐痛，绵绵不休感，伴肢体困倦，食少纳差，神疲懒言，舌质淡红，边有齿痕，苔薄白腻，脉细弱或细滑。

（2）证候分析：湿盛困脾，中阳不足。脾阳不足，运化失职，则腹胀，纳差，身困乏力，大便溏薄，腹痛绵绵；湿邪流注于大肠，损伤气血，见大便溏薄，脓血杂下；湿阻气耗，见气短形疲。舌质淡、边有齿痕，苔白腻，脉濡缓为脾虚湿盛之象。

4. 寒热错杂证

（1）临床表现：下痢稀薄，夹有黏冻，反复发作，伴肛门灼热，畏寒怕冷，腹痛绵绵，口渴不欲饮，饥不欲食，舌质红或淡红，苔薄黄，脉弦或细弦。

（2）证候分析：久泻久利，虚实夹杂，寒热错杂。脾虚失运，清阳不升，故见下痢稀薄，夹有黏冻，饥不欲食；畏寒怕冷、腹痛绵绵乃是阳气不足。因湿热之邪仍滞留，故见肛门灼热，口渴。舌质红或淡红，苔薄黄，脉弦或细弦，均为寒热错杂之象。

5. 肝郁脾虚证

（1）临床表现：常表现为情绪抑郁或焦虑不安，症状常因情志因素诱发，出现大便次数增多，便前多有腹痛，腹痛即泻，泻后痛减，泻下大便稀烂或见黏液，伴有排便不爽，肠鸣辘辘，矢气频作，饮食减少，或有腹胀，舌质淡红，苔薄白，脉

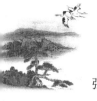

弦或弦细。

（2）证候分析：肝旺乘脾，脾虚失运。肝气郁结，气机失畅，则腹痛欲泻，泻后痛减；气滞大肠，则少腹坠胀，里急后重；肝气犯胃，胃气不降，则胸脘痞满，嗳气不舒；肝脾不和，脾被湿困，运化失职，则大便溏薄，黏液较多，纳差；肝郁化热，伤及血络，血溢脉外，而见性情急躁，便夹脓血。舌质淡红，苔薄白，脉弦或弦细为肝郁脾虚之象。

6. 脾肾阳虚证

（1）临床表现：久泻不止，大便稀薄，夹有白冻，或伴有完谷不化，甚则滑脱不禁，腹痛喜温喜按，或腹胀，伴食少纳差，形寒肢冷，腰膝酸软，舌质淡胖，或有齿痕，苔薄白润，脉沉细。

（2）证候分析：脾肾阳虚，寒湿阻滞。下痢稀薄，夹有白冻，腹痛喜温喜按，食少纳差，形寒肢冷等为久病正虚，脾胃虚寒，寒邪阻滞肠中所致；腰膝酸软，为脾病及肾，命门火衰所致。舌淡胖，苔薄白润，脉沉细，皆为脾肾阳虚不足之象。

7. 阴血亏虚证

（1）临床表现：大便干结，排便不畅，或虚坐努责，夹有黏液便血，脓血黏稠，或下鲜血，常常反复发作，腹中隐隐灼痛，伴形体消瘦，胃纳不佳，口燥咽干，至夜转甚，虚烦失眠，五心烦热，舌红少津或舌质淡，少苔或无苔，脉细弱。

（2）证候分析：阴虚之体，复病泄泻，或久泻不愈，伤阴耗血，以致阴虚肠燥。湿热熏蒸，津液损伤，故便溏夹有黏冻；若阴虚血燥，络脉受损，则下鲜血；阴亏于下，湿热交阻，故脐下疼痛；阴血亏虚，津液不足，故大便干结，口燥咽干，虚坐努责；肠中燥热，腑气不通，胃气不降，上焦壅滞，故胃纳不佳，阴病甚于阴时，故至夜转甚。虚烦失眠，五心烦热，舌质红，苔薄或花剥，脉细数，均为阴虚燥热之象。

8. 瘀阻肠络证

（1）临床表现：下利脓血，血色暗红或夹有血块，泻下不爽，腹部疼痛拒按，痛有定处，或胸胁胀痛，面色晦暗，口唇偏紫暗，甚至可有肌肤甲错，舌质暗红，有瘀点瘀斑，脉涩或弦细。

（2）证候分析：湿热或寒湿之邪阻滞气机，气行不畅，气不行血，而导致血行不畅，日久瘀血阻滞大肠脉络，或湿热火毒之邪损伤脉络，导致血行脉外而为瘀血。瘀血阻络，不通则痛，而见腹部疼痛拒按；血溢脉外，随大肠糟粕排出体外，故见下利脓血、血色暗红或夹有血块；瘀血又可阻滞气机，导致气机不畅加重，故泻下不爽，胸胁胀痛。瘀血阻滞脉络，肌肤黏膜失养，故见面色晦暗、口唇偏紫暗，甚至出现肌肤甲错。舌质暗红，有瘀点瘀斑，脉弦或涩细，皆为瘀血之象。

三、鉴别诊断

（一）细菌、真菌、病毒感染

1. 细菌性痢疾　细菌性痢疾发病常有明显的季节性，高峰在 7～9 月份。临床特点为发热、腹泻、黏液脓血便、腹痛和里急后重。根据起病和病后转归细菌性痢疾可分为急性和慢性。细菌性痢疾无论从临床特点还是内镜表现，均与溃疡性结肠炎十分相似。急性细菌性痢疾起病多急，潜伏期数小时至7天，临床症状因痢疾杆菌菌群与菌型众多、人体反应性不同而临床症状多样，轻型可体温正常和稍高，腹痛不著，每天腹泻不超过10次；重者高热伴呕吐，每天腹泻超过20次，急性期肠镜见肠黏膜弥漫性充血水肿，大量渗出，有浅表性溃疡，有时有假膜形成，结肠镜检取黏液脓性分泌物培养阳性率高。溃疡性结肠炎易误诊为细菌性痢疾，对于无明确不洁饮食史、无发热的腹泻患者，应高度警惕溃疡性结肠炎的可能，经短期抗炎无效者应首选结肠镜检查并应反复行粪细菌培养以减少误诊率的发生。两者鉴别诊断关键在于病原学检查。结肠镜检查时取脓性分泌物培养阳性率高，抗菌治疗有效。目前最可靠的方法是细菌培养，粪便中培养出痢疾杆菌即可诊断细菌性痢疾。

2. 肠结核　肠结核常继发于肠外结核，尤其是开放型肺结核，而近年来无肠外结核灶的肠结核发生比例有所增加。临床表现有：腹痛，多位于右下腹，一般为隐痛或钝痛；腹泻，粪便呈稀水样或糊状，左半结肠受累时有脓血便，直肠受累时有里急后重感；腹泻与便秘交替；低热、盗汗、纳差、消瘦、乏力等结核毒血症表现。这些症状均系非特异性的。X线钡剂或钡剂灌肠及内镜的检查主要表现为肠黏膜皱襞粗乱、增厚，溃疡形成等。活组织检查有干酪型坏死的结核肉芽肿。溃疡性结肠炎需与肠结核辨别，尤其在病变累及范围广、呈弥漫性分布时。X线检查和内镜检查有很高的鉴别诊断价值。最可靠的依据为组织学检查和病原学检查，只要符合以下任何一条标准，即可确诊为肠结核而排除溃疡性结肠炎：①肠壁或肠系膜淋巴结找到干酪坏死性肉芽肿；②病变组织的病理切片中找到结核分枝杆菌；③从病变处取材培养结核分枝杆菌结果阳性；④从病变处取材做动物接种有结核改变。

3. 肠道真菌病　肠道真菌病常见的病原体为念珠菌，尤以白色念珠菌最常见。多见于婴幼儿、孕妇和年老体弱者，特别是长期应用过抗生素、糖皮质激素等药物的患者。肠道念珠菌病大多为消化道感染的一部分，主要表现为腹泻，大量水样便伴腹痛。累及直肠和肛门部，引起肛门瘙痒等常有口腔黏膜、舌和咽喉部的鹅口疮。内镜检查发现局部黏膜有斑片状红肿、白色斑块状渗出物和浅表性溃疡。该病与溃疡性结肠炎的鉴别，一般根据易发人群、用药史、病变黏膜表现、局部刷取的渗出物中可找到念珠菌和菌丝或真菌培养找到念珠菌等，可将两者鉴别开来。

4. 溃疡性结肠炎合并感染　既往按溃疡性结肠炎诊断标准已确诊的病例在随诊过程中发现病原体时，涉及溃疡性结肠炎合并感染以及其与感染性肠炎之间的鉴别诊断。正规且彻底的抗感染治疗后病原体检查转阴而症状甚至内镜表现无明显改善，可考虑为溃疡性结肠炎合并感染，但应定期随访；若症状和内镜表现缓解且不再复发，则考虑为感染性肠炎。复发者再反复查找病原体，阴性者溃疡性结肠炎可能性大；阳性者继续有效的抗感染治疗并随访结果。

5. 巨细胞病毒感染　患者多数有接受免疫抑制包括糖皮质激素、环孢素、硫唑嘌呤、氨甲蝶呤等治疗，或者患有免疫缺陷疾病等情况。表现为乏力、高热、畏寒寒战、水样泻等，肠镜下表现为散在的糜烂、溃疡或出血。可有血象增高、血沉增快、血液巨细胞病毒抗原检测阳性等。确诊有赖于内镜下结直肠黏膜及溃疡灶组织活检以及免疫组化检测。

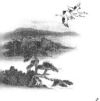

6. 获得性免疫缺陷综合征（AIDS）　多数人类免疫缺陷病毒（HIV）感染者有肠道病变，最常累及部位是结肠。胃肠道受累后出现腹泻占机会性感染的 50%～60%。肠镜检查见肠道多发性溃疡。30% 的 AIDS 患者主诉为发热或体重下降伴腹泻，随着病毒的进展，明显的溃疡、中毒性巨结肠、出血和穿孔均可发生。因此对于原因不明的发热持续 1 个月，体重下降＞10%，慢性腹泻每天 4～5 次或以上，多种药物治疗无效，尤其是有输血或献血史者，应高度警惕 AIDS 的可能性。

（二）物理刺激、动力障碍

1. 肠易激综合征　肠易激综合征可有腹泻或便秘，或两者交替，受情绪因素影响较大，粪便可有黏液，但无脓血，结肠镜检查无器质性病变为证据。

2. 放射性肠炎　放射性肠炎是腹腔、腹膜后和盆腔脏器的恶性肿瘤接受放射治疗后引起的小肠和大肠的放射性损害。可发生于治疗中或治疗后。因腹部接受放射治疗最多见的是盆腔恶性肿瘤，如宫颈癌、卵巢癌等，并且直肠较固定，因此，放射性直肠炎远较小肠炎多见。溃疡性结肠炎与晚期放射性肠炎的鉴别：晚期放射性肠炎有放射治疗史及急性起病史；临床表现较明显，累及小肠时可有脂肪泻。钡剂检查：小肠受累可超过回肠末端，多见肠瘘及肠腔狭窄；内镜检查：直肠病变多见于直肠前壁；溃疡表面附有灰白色苔样痂或坏死物；活组织检查常累及肠壁全层。

（三）寄生虫感染

1. 血吸虫病　血吸虫病临床上有流行区的疫水接触史及找到虫卵，结肠血吸虫病的息肉样改变远较溃疡性结肠炎发生率高而严重，而病变范围又不如溃疡性结肠炎弥散广泛。

2. 阿米巴性结肠炎　肠阿米巴病又称阿米巴性结肠炎，由溶组织内阿米巴侵袭大肠引起，病变主要在右半结肠。原虫可由肠壁经血液—淋巴途径侵袭其他器官组织，引起肠外阿米巴感染，其中以阿米巴肝脓肿最常见。肠阿米巴病与溃疡性结肠炎的鉴别并不困难，根据临床表现、粪便中查到阿米巴滋养体或包囊及内镜下表现，两者很容易区别。最可靠的方法是病变黏膜区域活检找阿米巴滋养体。

（四）抗菌药物相关性结肠炎、非甾体消炎药肠病

1. 抗菌药物相关性结肠炎　抗菌药物相关性结肠炎是长期应用抗菌药物后肠道菌群失调，主要肠道菌株受抑制，而具有抵抗力的肠道菌株繁殖，造成肠道化脓性炎症性疾病。该病大多起病急骤，病情进展迅速。临床表现以腹泻最为突出，稀便或黏液便，严重者可大量水泻，部分有血便，少数还排出斑块状伪膜。腹痛较常见，有时很剧烈。有发热、心动过速、全身状态较差等，重症者可有休克。内镜检查可见黏膜充血、水肿、糜烂出血、溃疡，部分病例有典型伪膜形成。抗菌药物性结肠炎与溃疡性结肠炎的鉴别，一般根据临床有广谱抗生素应用史，严重腹泻、脱水、休克等症状及内镜所见。另外，粪便涂片或培养发现致病菌及粪便毒素检查阳性对两者的鉴别均有重大价值。

2. 非甾体消炎药肠病　非甾体消炎药（NSAIDs）肠病既可有结肠病变，又可引起非特异性结肠炎，表现为便血、腹泻、缺铁性贫血、肠腔狭窄、溃疡、穿孔和

腹痛。主要与前列腺素被抑制及肠壁通透性增加有关。根据服药史，发现黏膜下纤维化和局灶性炎症性黏膜损伤，即可做出诊断。

（五）缺血性结肠炎

缺血性结肠炎多见于老年人及糖尿病患者，女性则有可能与口服避孕药、雌激素及黄体酮有关，原因有动脉硬化、肠系膜动脉栓塞和血栓形成引起的持续性供血不足和血容量减少、休克、败血症、血液性状改变、糖尿病、血管痉挛等暂时性供血不足。从食管到直肠均可受累，好发于左半结肠及结肠脾曲。临床表现突然起病，腹痛突出，急性阵发性绞痛，腹泻鲜血便或脓血便，可表现为腹胀，严重的可有麻痹性肠梗阻。钡剂灌肠有指压征，内镜检查分布呈区域性，病变区域黏膜弥漫性重度充血、水肿、多发片状出血斑，散在大小不等、深浅不一、形态不规则、边界不清的溃疡。黏膜血管网消失，部分出现节段性暗紫色瘀血。有的肠管内见血性液体潴留。有的结肠全部黏膜溃烂，组织糟脆易出血，肠管狭窄、厚硬。随着侧支循环建立，病灶逐渐愈合，可能有明显肠腔狭窄。活检镜下病理可见肠黏膜充血、出血、水肿、变性、坏死及溃疡形成、间质肉芽组织增生及纤维化等。凝血功能检查可有异常，肠系膜动脉 DSA 检测可发现血管堵塞情况。

（六）其他

1. 克罗恩病　克罗恩病是一种原因未明的胃肠道慢性肉芽肿性炎症性疾病，病变可累及从口腔到肛门的消化道任何一段，可伴有许多肠外表现。病因和发病机制目前尚未阐明，被认为可能与感染因素、饮食因素、遗传因素、免疫反应及心理因素等有关。该病多侵犯青壮年，女性略多于男性；起病多隐匿，病程常为慢性、反复发作性。症状和体征多样化。常有右下腹及脐周疼痛，腹泻次数不等，多为糊状或稀水样便，无黏液脓血；小肠广泛受累者可有水样泻或脂肪泻；左半结肠、直肠受累者可有黏液脓血便和里急后重。有时有腹部包块。全身表现有发热、消瘦、贫血等。部分患者还有关节炎、虹膜睫状体炎、硬化性胆管炎、口腔溃疡、结节性红斑等胃肠外表现。常见并发症有肠梗阻、消化道出血、瘘管、腹腔脓肿、肠穿孔等。

克罗恩病一般很少发生在直肠，而多见于盲、升结肠及回肠，病变呈节段性分布，中间夹有正常的结肠，结肠缩短较溃疡性结肠炎轻，黏膜呈卵石样外观，溃疡较深且易形成瘘管。对于一位以前未接受过任何治疗的患者，结肠镜下如见到其结肠黏膜呈灶性炎症，并伴有口疮样溃疡、线状或放射状（星形）深溃疡，溃疡之间有正常黏膜区域相隔，或炎症起始于直肠上部位，即呈现所谓的"直肠赦免"征象时，则可提示克罗恩病。如果患者为非急性病例，结肠镜则可证实更近端结肠端及末端回肠表现出与上述相似的一些病变（偶尔有左半结肠的溃疡性结肠炎，也可在升结肠无病变情况下，合并回肠炎症）。克罗恩病与溃疡性结肠炎不同的是，往往在肉眼可见病灶的远隔区域存在显微镜下炎性改变，这种灶性分布特点与术后复发倾向均提示克罗恩病时，整个消化道均存在极细小病变，最常见邻位为末端回肠及右半结肠。如克罗恩病侵犯上消化道，则上消化道内镜可观察到相应病变。内镜下若见到肠瘘，或合并有肛周病，对克罗恩病有较大的诊断参考价值。

2. 肠型白塞病　白塞病又称为白塞综合征，是一种原因不明的慢性复发性多系

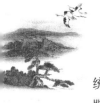

统损害的疾病。肠型白塞病在出现肠道症状的同时可相继出现口腔溃疡、外阴溃疡、眼炎及皮肤损害，黏液脓血便相对不突出。重者可出现胃肠道溃疡出血、穿孔。内镜表现：好发部位为盲肠和回肠末端，其他部位可累及小肠、胃和食管，分布方式跳跃式；溃疡为圆形或卵圆形，主溃疡较深，无炎症反应，假息肉少见；病理为小血管闭塞性炎症，有穿透性溃疡。

3. 系统性红斑狼疮　系统性红斑狼疮及溃疡性结肠炎均为全身免疫系统疾病。后者主要涉及消化道，前者也可表现为消化系统如肠系膜血管炎、胰腺炎、肠下垂、假性肠梗阻、腹膜炎等疾病。患者可有腹痛、恶心、呕吐等表现，临床症状多变。系统性红斑狼疮肠镜下可表现为多个鸟眼样溃疡及黏膜苍白，溃疡性结肠炎缺乏这些特征性表现。对于疑似 SLE 的患者可行 ANA 谱、抗 DNA 抗体、抗 Sm 抗体和抗磷脂抗体等检测。

4. 结肠型淋巴瘤　结肠型淋巴瘤一般为 T 细胞型。涉及部位广泛，临床表现、X 线钡剂灌肠及内镜下表现缺乏特异性，与溃疡性结肠炎、克罗恩病、结肠癌相似，故临床较易误诊。结肠型 T 细胞淋巴瘤大多属低度恶性淋巴瘤，进展缓慢，早期不易浸润至远处部位。若手术切除彻底，术后化疗效果好。此类疾病的预后与诊断及治疗时机密切相关，尤其早期诊断极为重要。对于长期慢性腹痛、腹泻伴消瘦、低热或盗汗的患者，结肠镜下若见广泛溃疡表现，除考虑溃疡性结肠炎、克罗恩病、结肠癌之外，必须警惕结肠型 T 细胞淋巴瘤的可能。常规检查及病理切片若不足以鉴别排除，应尽早做免疫组化染色。免疫组化染色用各种特异性抗体测定细胞表面、胞质及胞核的细胞抗原，对于诊断非霍奇金淋巴瘤（NHL）极为重要，CD45 可作为鉴定血液及淋巴系统肿瘤的可信标志，结合 CD45RO、CD20、CD3 可以鉴别肿瘤 T 细胞型还是 B 细胞型；CD43 与 CD74 也可辅助鉴别诊断。

5. 结直肠癌　结直肠癌也可出现脓血便，但一般多见于中年以后，肛门直肠指检可触到肿块，或结肠镜与 X 线钡剂灌肠可见到结肠癌特点的表现。长期重度溃疡性结肠炎也可合并结直肠癌，尤应注意鉴别诊断。

6. 胶原性结肠炎　胶原性结肠炎又称显微镜下肠炎，是一种少见的肠道炎症性疾病，胶原性结肠炎病因尚不明确，有研究者认为是一种自身免疫性疾病，还有一些研究者发现毒素、感染因子及非类固醇抗炎药等诱因可引起腺体周围成纤维细胞的活动紊乱、胶原沉积、吸收障碍，导致胶原纤维在上皮基底膜沉积。临床表现：临床表现为不明原因难治性水样腹泻，可自行缓解或复发，严重影响了患者的生活质量。病理学诊断及鉴别诊断：①胶原性肠炎特征性改变是上皮下胶原沉积，厚度达 $10\mu m$ 以上（正常胶原带<$7\mu m$），胶原层的下缘界限不清，呈指状突起延伸入表浅的固有层内；②上皮内淋巴细胞浸润，但是每 100 个上皮细胞间<20 个淋巴细胞，>20 个的为淋巴细胞性肠炎，正常情况下可见 3～5 个淋巴细胞；③肠上皮细胞扁平，局部剥离或缺失；④肠隐窝的结构正常，这是与溃疡性结肠炎和克罗恩病鉴别的要点；⑤固有层内可见淋巴细胞及嗜酸性粒细胞浸润。

7. 嗜酸粒细胞性肠炎　嗜酸性肠炎是肠道组织中嗜酸性粒细胞增多性疾病，属于嗜酸性胃肠炎的一部分。后者可累及从食管到直肠的消化道各段，但以小肠和胃受累最常见，病因可能与变态反应有关。

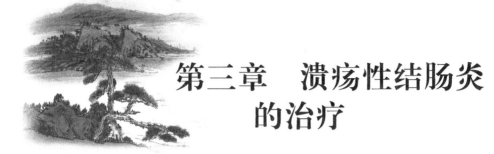

第三章 溃疡性结肠炎的治疗

第一节 溃疡性结肠炎的西医治疗

一、一般治疗

（一）适度休息

活动期患者应充分休息。即使是在缓解期，适度的休息也是必要的。但是，体力完全能够耐受的适度活动是必要的和合理的，尤其是在缓解期。剧烈的活动，例如无节制的狂欢等活动应该避免。

（二）合理饮食

由于溃疡性结肠炎主要损伤肠道，同时，治疗溃疡性结肠炎的某些药物也会对胃肠道产生不良影响，溃疡性结肠炎患者通常有食欲减退及消化、吸收不良。因此，给予开胃、清淡、少渣、易消化和营养均衡的饮食不仅能够保证溃疡性结肠炎患者的营养，而且能够减少对消化道的不良刺激，有利于病情的缓解。

（三）对症处理

由于溃疡性结肠炎本身所致的肠道炎症以及并发的肠道狭窄和梗阻，溃疡性结肠炎患者常有腹痛、腹泻及黏液血便。同时，一些检查和治疗也会诱发和加重病情，如肠镜检查及肠道清洁准备会明显诱发和加重腹痛、腹泻和血便，甚至诱发或加重肠梗阻。

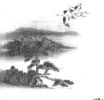

此外，由于溃疡性结肠炎患者肠道本身的炎症以及对肠道营养治疗的不耐受，腹胀及消化和吸收不良在溃疡性结肠炎患者中也十分常见。

对于有明显上述不适的患者，除积极针对溃疡性结肠炎展开治疗外，及时给予对症处理，有效缓解患者症状不仅能解除患者痛苦，而且能迅速赢得患者对医师的信赖，增加患者对治疗的依从性。这些对症处理包括以下内容。

对于腹痛、腹胀、呃逆及反酸等上消化道不适，应予 PPI 质子泵抑制剂（如泮托拉唑、埃索美拉唑）治疗，可联合莫沙必利类药物治疗。

对于腹痛、腹泻、黏液血便及里急后重等下消化道不适，斯巴敏（奥替溴铵）片、得舒特（匹维溴铵）片及诺仕帕等药物能够降低肠道对不良刺激的敏感性，减缓肠道蠕动，从而缓解症状。必要时可酌情使用抗胆碱能药物或止泻药如地芬诺酯或洛哌丁胺，但应慎用，避免诱发肠麻痹、肠梗阻甚至巨结肠。

此外，思连康、金双歧等生态制剂能够改善肠道微生态，不仅有利于病情缓解，而且也能促进消化和吸收；泌特肠溶片、得每通等消化酶类制剂有助于消化和吸收；云南白药对于缓解便血，尤其是渗出性出血有良好的治疗效果，同时也有助于改善腹泻和促进肠道溃疡愈合。

对于便血，尤其是肠道深大溃疡所致的活动性大出血，结肠镜在诊断和治疗中均有重要价值。必要时可予急诊外科手术治疗或 DSA 诊疗。

(四) 贫血

由于营养不良以及消化道出血，溃疡性结肠炎患者贫血常见，有时还非常严重。对于溃疡性结肠炎患者的中重度贫血，除积极治疗原发病以及合理的营养治疗外，及时输血也是重要的治疗措施。纠正贫血不仅能够迅速缓解患者症状，而且能够提高溃疡性结肠炎患者对治疗的应答能力，也有利于提高溃疡性结肠炎患者战胜疾病的信心，增加患者对治疗的依从性。普遍认为，通过输血，将患者的血红蛋白恢复到 10g/L 左右是合适的。

二、药物治疗

(一) 常规药物治疗

1. 柳氮磺吡啶（SASP） SASP 是治疗溃疡性结肠炎时最常使用的药物。许多临床试验已证实了它的应用价值，但其确切的作用机制还不十分清楚．

（1）体内过程：SASP 是 5－ASA 和磺胺吡啶（SP）以偶氮键相互结合的产物。摄入量大部分自小肠吸收，约 10% 经肾脏排泄，其余部分经胆汁无变化地返回肠道。在靠近结肠部位，SASP 被细菌分解为 5－ASA 和磺胺吡啶，以原型存留于粪便中者极少，偶氮键可在结肠菌丛的作用下分离，释放出的磺胺吡啶大部分被吸收并由尿中排泄，而约占半数的 5－ASA 滞留于结肠并经粪便排泄。若将抗生素与SASP 同服，就会因结肠菌丛的变化而影响到菌丛对 SASP 的分解。炎症性肠病的腹泻加速了肠道排空过程也会影响到对细菌 SASP 的分解。

（2）作用机制：多年来有关 SASP 作用机制的研究颇多，仁智各见，尚无一个系统完整的理论。据已发表的资料，SASP 的作用机制可归纳为以下几个方面：①SASP 可作为其活性代谢产物——5－ASA 的运输工具，使后者以口服难以达到的浓度运抵结肠，从而在结肠局部发挥抗炎作用。②SASP 及其代谢产物的局部和全身免疫作用。体外实验证实 SASP 和 SP 均可抑制有丝分裂所致的淋巴细胞毒；溃疡性结肠炎患者服用 SASP 后，可使异常的免疫功能恢复正常，这一免疫学变化并与临床症状的改善相符；进一步研究证实：SASP 和 SP 可抑制自然性 T 细胞介导的细胞毒作用，而 5－ASA 则可抑制免疫球蛋白的分泌。③SASP 及 5－ASA 对炎症性肠病的治疗作用主要是它影响了花生四烯酸代谢和一个或几个环节。研究表明：有两种花生四烯酸的代谢产物可能是肠道炎症的重要调节者，这两种代谢产物是环氧化酶产物（主体是前列腺素）和脂氧化酶产物（主体是白三烯）。在活动性溃疡性结肠炎患者的直肠黏膜、门脉血和粪便中前列腺素含量的增加已得到证实。体外实验也证实了 SASP 与 5－ASA 能抑制前列腺素的合成与释放，并抑制前列腺素合成酶的活性。④有些学者注意到一些非甾体抗炎药如吲哚美辛、氟比洛芬均比 SASP 和 5－ASA 有更强的前列腺素合成抑制作用，服用此类药物后虽血清和直肠黏膜中前列腺素水平下降，但临床情况并未随之改善。这表明前列腺素并非肠道炎症的主要调节者，也表明 SASP 和 5－ASA 的治疗作用并非源于前列腺素含量的下降。进一步研究发现：5－ASA 的确可促进前列环素的合成、SASP 也的确可抑制前列腺素－F2 的破坏，于是又有人提出一种对立的理论，即：前列腺素对结肠黏膜行使着一种细胞保护作用。⑤最近的几项研究又指出了 SASP 和 5－ASA 的另一作用——反应性氧气清除剂作用可对炎症性肠病的疗效有重要的影响。

（3）临床应用

1）初始治疗：轻症病例第一周内 SASP 按 4g/日的剂量服用，第二、第三周按 2g/日剂量服用，三周后 80％患者症状改善，25％患者完全缓解（依临床和乙状结肠镜的标准）。重症病例多联用其他药物，原则上并不单用 SASP 治疗。

2）维持治疗：1965 年 Misiewicc 等对 34 例溃疡性结肠炎患者进行了前瞻、随机、对照性观察，追踪 12 个月后发现：每天服 SASP 2g 维持治疗者的复发率是28％，而对照组复发率达 72％。其他几项研究表明：约 86％处于临床静止期患者每天服用 2g SASP 后仍然没有症状，而不足 20％的对照组患者则复发。这些研究充分证明了维持治疗的必要性。在一项 172 例的随机试验中，复发率与维持量的大小有关，每天服 1g、2g 和 4g SASP 患者的复发率分别是 33％、14％和 9％（随诊时间12 个月）。无论在初始治疗或维持治疗阶段，剂量越大疗效越高，但不良反应也越多。权衡起来，2g/日 SASP 当属耐受性最佳的维持剂量，也是复发率较低的维持剂量。如遇严重复发，此剂量可酌情增至 3～4g/日。维持治疗所需的时间还存有争议。多数学者认为：在主要症状缓解后，持续至少一年的维持治疗是适宜的。

3）药物间的相互作用：因为 SASP 的代谢取决于正常肠道菌群，如同时服用抗生素就会延缓此药的代谢。对人类的观察表明：由壅塞症、盲襻综合征或憩室病所致的菌群失衡可导致药物更快地代谢和吸收。如将硫酸亚铁与 SASP 同时服用可导致血中 SASP 含量的下降。这是由于 SASP 与铁离子螯合，从而干扰了铁的吸收。

此外，SASP 还可加强抗凝剂、口服降糖药和保太松类的作用。SASP 而非 SP

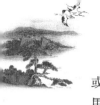

或 5—ASA 还可竞争性地抑制叶酸还原酶来抑制叶酸的吸收。考来烯胺与 SASP 联用会妨碍后者在肠道的吸收。同时服用 SASP 及地高辛，可使后者的生物利用度减少 25K。

4）SASP 的主要毒副反应及其处置：文献报道在治疗炎症性肠病过程中，SASP 不良反应的发生率在 20％～50％。

2. 肾上腺皮质激素　肾上腺皮质激素（简称激素）是治疗急性期、重型或暴发型溃疡性结肠炎的首选药物，而泼尼松则是最常应用的激素类型。其作用机制是激素有助于控制炎症、抑制自身免疫过程、减轻中毒症状。具体剂量、用药途径和疗程依病变部位、范围及严重程度而定。

（1）直肠炎：如炎症只局限于直肠且硬式乙状结肠镜可以界定其上限时，可局部应用激素治疗，亦常与口服 SASP 联用。栓剂或泡腾剂最为理想。但有的病例无效，其中有些严重病例需静脉滴注激素或做外科手术。

（2）轻型发作：轻型发作是指每天腹泻少于 4 次，伴有或不伴有血便，无全身症状而炎症范围超出直肠以外的病例。此类患者同时口服激素及激素保留灌肠。疗程至少需 3～4 周，如病情缓解，再用 3～4 周后可将泼尼松减量。如在疗程中或减量期中病情恶化，应按中型发作处理甚至住院静脉输液治疗。

（3）中型发作：中型发作的表现介于轻、重型发作之间。每天腹泻超过四次但一般状况好，无全身症状。这类患者也需在口服泼尼松（40mg/日）的同时给予激素灌肠治疗。第二周口服激素剂量减至 30mg/日、第三周减至 20mg/日维持 1 个月。此疗法可令大多数患者达到缓解。口服激素可以减少到 0。如患者未获缓解，则应住院、按重型发作治疗。

（4）重型发作：此型发作的表现为伴有全身症状的严重发作（伴发热、心动过速、贫血、低蛋白血症或血沉增快等）。重型患者均需住院治疗，可予以输液的同时加用激素（氢化可的松 400mg 或甲泼尼龙 64mg/日），并加用局部灌肠治疗（氢化可的松 100mg 加于 100ml 生理盐水中保留灌肠，2 次/日）。静脉输液期间除饮水外，禁用其他食物，但营养不良者需给静脉高营养。

尽管静脉滴注氢化可的松对严重发作是有效的，但仍有 1/4 患者需做紧急结肠切除术。与安慰剂相比，无论可的松（50mg/日×1 年）或泼尼松（15mg/日×6 个月）均未显示其维持缓解的作用。因此，肾上腺皮质激素无须用作维持治疗。

3. 免疫抑制剂　由于多数溃疡性结肠炎病例可用 SASP 和（或）肾上腺皮质激素治愈，外科手术对溃疡性结肠炎的疗效也很好，所以临床医师并不经常使用免疫抑制剂来治疗溃疡性结肠炎。但若遇到下列情况则可考虑使用免疫抑制剂：①疾病转为慢性且经激素和 SASP 治疗无效者；②出现激素的毒副反应如高血压、骨质疏松、糖尿病和精神病时；③激素剂量＞15mg/日，用药超过 6 个月而仍未获缓解者；④直肠—乙状结肠炎患者对常规口服和局部治疗［SASP、5—ASA 和（或）激素］无效者。

免疫抑制剂如硫唑嘌呤、氨甲蝶呤、环孢素等可使 70％的溃疡性结肠炎获得缓解，一旦达到缓解，这类药物须维持治疗 2～3 年。

（1）硫唑嘌呤

1）药理作用：在体内几乎全部转变成 6—巯基嘌呤而起作用。由于其转变过程

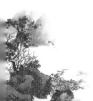

较慢，因而发挥作用缓慢。干扰细胞内嘌呤核苷酸的合成和代谢，影响细胞 DNA 和 RNA 的合成。

2）体内过程：本药肠吸收较 6-巯基嘌呤为佳，口服吸收良好，进入体内后很快被分解为 6-巯基嘌呤，然后再分解代谢而生成多种氧化的和甲基化的衍生物，随尿排出体外，24 小时尿中排泄量为 50％～60％，48 小时内大便排出 12％，血中浓度低，服药后 1 小时达最高浓度，3～4 小时血中浓度降低一半，用药后 2～4 天方有明显疗效。

3）适应证：①急慢性白血病。②后天性溶血性贫血、特发性血小板减少性紫癜、系统性红斑狼疮。③类风湿关节炎、慢性活动性肝炎与自体免疫有关的肝炎、原发性胆汁性肝硬化。④甲状腺功能亢进、重症肌无力。⑤慢性非特异性溃疡性结肠炎、节段性肠炎、多发性神经根炎、狼疮性肾炎，增生性肾炎，肉芽肿性多血管炎等。

4）用法用量：①口服，每日 1.5～4mg/kg，一日 1 次或分次口服。②异体移植，每日 2～5mg/kg，一日 1 次或分次口服；③白血病，每日 1.5～3mg/kg，一日 1 次或分次口服。

5）不良反应：较巯嘌呤相似，但毒性稍轻。可致骨髓抑制，肝功能损害畸胎，亦可发生皮疹，偶见肌萎缩。

6）禁忌证：对本药过敏者。

7）药物相互作用：①别嘌呤醇可抑制巯基嘌呤（后者是硫唑嘌呤的活性代谢物）代谢成无活性产物，结果使巯基嘌呤的毒性增加，当两者必须同时服用时，硫唑嘌呤的剂量应该大大地减低，硫唑嘌呤可降低 6-巯基嘌呤的灭活率，6-巯基嘌呤的灭活通过下列方式：酶的 S-甲基化，与酶无关的氧化或是被黄嘌呤氧化酶转变成硫尿酸盐等。②硫唑嘌呤能与巯基化合物如谷胱甘肽起反应，在组织中缓缓释出 6-巯基嘌呤而起到前体药物的作用。

8）注意事项：致肝功能损害，故肝功能差者忌用。亦可发生皮疹，偶致肌肉萎缩，用药期间严格检查血常规。

9）制剂与规格：片剂：50mg，100mg。

（2）环孢素

1）药理作用：本药是一种 T 淋巴细胞功能调节药。①特异性地抑制辅助性 T 淋巴细胞的活性，促进 T 淋巴细胞增生。②抑制 B 淋巴细胞的活性。③能选择性抑制 T 淋巴细胞所分泌的白介素-2、干扰素 γ，也能抑制单核巨噬细胞所分泌的白介素-1。④对体液免疫有抑制作用。⑤能抑制体内抗移植物抗体的产生，因而具有抗排斥反应的作用。

2）体内过程：本药口服吸收不规则、不完全且个体差异较大。口服后达峰时间约 3.5 小时。血浆蛋白的结合率为 90％。本药由肝脏代谢，主要随胆汁（94％）排入肠道，由粪便排出，仅有 6％经肾脏排泄。

3）适应证：①器官移植。②骨髓移植。③内源性葡萄膜炎。④活动性和难治性类风湿关节炎。⑤狼疮肾炎、难治性肾病综合征。⑥牛皮癣、严重异位性皮炎。

4）用法用量：①器官移植：用于移植手术前 12 小时开始用药，起始剂量一日 10～15mg/kg，分 2 次口服。服用 1～2 周后，根据血药浓度逐渐减量，每 2 周可减少 0.5～1mg/kg，维持量为一日 2～6mg/kg。②骨髓移植：应于移植前一日开始用

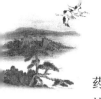

药。推荐用量为一日 12.5~15mg/kg，分 2 次服用。维持剂量为一日 12.5mg/kg，持续治疗 3~6 个月，然后逐渐减量，直至移植 1 年后停药。③内源性葡萄膜炎：起始剂量一日 5mg/kg，分 2 次服用，直至炎症缓解和视力改善。疗效不佳者，短期剂量可增至一日 7mg/kg。如单用不能有效地控制病情者，可配合糖皮质激素全身给药，若病情在 3 个月内仍无改善，则停药。维持疗效时，应逐步减量至最小有效量。在缓解期内，剂量不应超过一日 5mg/kg。④活动性和难治性类风湿关节炎：初始剂量一日 3mg/kg，分 2 次口服，使用 6 周，若疗效不佳，可逐渐增加至最大剂量（5mg/kg），调整剂量后 3 个月内疗效仍不佳者，应停药。⑤狼疮肾炎、难治性肾病综合征：初始剂量一日 4~5mg/kg，分 2~3 次口服，出现明显疗效后缓慢减量至一日 2~3mg/kg，疗程 3~6 个月以上。⑥牛皮癣、严重异位性皮炎：起始剂量一日 2.5mg/kg，分 2 次服用。服药 4 周病情无改善，可逐渐增加剂量，每月增加 0.2~1mg/kg，但不应超过 5mg/kg。使用一日 5mg/kg 剂量 4 周后仍不能缓解症状者，应停用。

5）不良反应：①心血管系统：高血压、雷诺综合征。②代谢/内分泌系统：高脂血症、高尿酸血症、高钾血症、低镁血症。偶见水肿、肥胖、高血糖、男性乳腺发育、月经失调、痛经或闭经。③肌肉骨骼系统：肌痛性痉挛、肌痛、肌无力、肌病。④泌尿生殖系统：较常见与剂量相关的肾功能损害，长期大剂量应用可出现不可逆的肾小管萎缩、纤维化及微动脉损伤。肾毒性多出现在疗程的最初 4 个月。尤其是在原有潜在性肾损害的患者，罕见血尿。⑤神经系统：较常见震颤、头痛、常见感觉异常。偶见脑病征兆（如激动、失眠、惊厥、昏迷、精神错乱、定向障碍、视觉障碍、轻瘫、小脑性共济失调）。少见运动多发性神经病、视神经盘水肿。⑥肝脏：常见肝功能障碍（转氨酶升高、黄疸）。⑦胃肠道：常见食欲减退、厌食、恶心、呕吐、腹痛、腹泻、齿龈增生（一般在停药 6 个月后消失）、胃肠炎、消化性溃疡。少见胰腺炎。⑧血液：少见贫血、血小板减少、少见微血管溶血性贫血、溶血性尿毒症综合征。⑨皮肤：常见多毛症、痤疮、皮疹，不常见过敏性皮疹。⑩其他：常见疲劳、感染，少见发热，罕见过敏反应。可增加淋巴瘤和其他恶性肿瘤、特别是皮肤癌的风险，风险与免疫抑制的程度和持续时间有关。

6）禁忌证：①对本药过敏者。②病毒感染者（如水痘、带状疱疹等）。③恶性肿瘤患者。④免疫缺陷者。⑤严重心肺疾病患者。⑥嗜睡者。⑦未控制的高血压患者。⑧严重肾功能不全者（成人 Cr＞200μmol/L，儿童 Cr＞140μmol/L）。⑨妊娠期及哺乳期妇女。⑩1 岁以下儿童。

7）药物相互作用：①大环内酯类抗生素、多西环素、酮康唑、氟康唑、伊曲康唑、尼卡地平、维拉帕米、胺碘酮、甲氧氯普胺、柳氮唑酮、口服避孕药、雌激素、雄激素、别嘌醇、胆酸和其衍生物、蛋白酶抑制剂、伊马替尼、氯喹、普罗帕酮可增加本药的血药浓度，应避免合用，必须合用时应监测本药浓度并调整剂量。②本药使依维莫司、西罗莫司血药浓度显著增加。③本药减少地高辛、秋水仙碱的清除。④本药减少他汀类降脂药的清除，可引起肌毒性。⑤与糖皮质激素、环磷酰胺、硫唑嘌呤合用可增加感染，近 3 个月内接受过环磷酰胺治疗的患者禁用。⑥与保钾药（潴钾利尿药、血管紧张素转换酶抑制药、血管紧张素Ⅱ受体拮抗药）和含钾药物合用，使血钾升高，合用需谨慎。⑦抗结核药、安乃近、巴比妥盐、卡马西平可降低

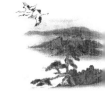

本药血药浓度。

8）注意事项：①用药期间应监测本药的血药浓度。②用药前必须监测肾功能及血肌酐，长期用药应定期监测肝肾功能、血常规、电解质。血脂。③用药前检测血压。用药后每日监测血压变化。④对非典型皮损的银屑病患者，治疗前应作活检排除癌变或癌前病变。

9）制剂与规格：①胶囊：25mg，50mg，100mg。②软胶囊：10mg，25mg，50mg，100mg。③注射液：5ml：250mg。④口服液：50ml：5g。⑤滴眼液：3ml：30mg。

4. 生物制剂

（1）英夫利西单抗（IFX）　是抗肿瘤坏死因子－α（TNF－α）的常用制剂。

1）适应证

①轻中度溃疡性结肠炎，尤其是初发型轻中度溃疡性结肠炎，宜首选5－氨基水杨酸制剂（5－ASA）口服和局部联合治疗，通常应答良好。如果轻中度溃疡性结肠炎对5－氨基水杨酸制剂治疗应答不佳、不耐受或有禁忌，宜改用IFX或者糖皮质激素治疗。

②中重度活动性溃疡性结肠炎，既往主张首选5－氨基水杨酸制剂或糖皮质激素为一线治疗，如果对5－氨基水杨酸制剂或糖皮质激素治疗应答不佳、不耐受或有禁忌时，再二线改用IFX治疗。目前主张可首选IFX作为一线治疗。

③活动性溃疡性结肠炎伴肠外表现者（如关节炎、坏疽性脓皮病、结节性红斑、眼部病变等），宜以IFX一线诱导缓解治疗。

④急性重度溃疡性结肠炎，既往主张首选糖皮质激素治疗，经3～5天足量糖皮质激素静脉治疗后仍然无应答或应答较差时，宜立即改用IFX或者环孢素进行拯救性的诱导缓解治疗。目前主张可首选IFX治疗急性重度溃疡性结肠炎，尤其是有糖皮质激素治疗禁忌证时，宜以IFX作为急性重度溃疡性结肠炎的一线治疗。

⑤起病时年龄小、病情重、进展快、预后差的中重度溃疡性结肠炎，宜在确诊后首选IFX作为一线治疗，通常起效快、效果好、不良反应少。

溃疡性结肠炎为系统性疾病，其治疗应该是包括IFX在内的综合性治疗，而且应该根据患者的具体病情和对治疗的应答及时优化治疗方案。糖皮质激素对溃疡性结肠炎是有效的，但是糖皮质激素的不良反应同样明显，其主要不良反应包括：影响儿童及青少年生长发育；诱发或加重高血压、糖尿病骨质疏松；诱发或加重高凝状态；诱发或加重感染；增加溃疡性结肠炎手术风险和术后并发症。因此，如果有其他选择，不宜首选糖皮质激素治疗溃疡性结肠炎。

2）使用方法

①常规用法：炎症性肠病的IFX治疗分为诱导缓解治疗和维持缓解治疗。活动期炎症性肠病诱导缓解治疗为分别于第0、第2、第6周按5mg/kg起始剂量予IFX静脉滴注，缓解期炎症性肠病维持缓解治疗为每隔8周1次相同剂量IFX静脉输注。如果患者应答良好，通常在第1次IFX治疗后1周内即有明显临床效果，第4次IFX治疗时可以达到内镜下缓解。如果IFX治疗后1～2周内患者病情仍然无明显改善，多提示患者对IFX治疗应答较差或者原发性失应答，此时应该基于系统性病情评估优化或者转换治疗方案。

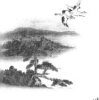

②联合治疗：宜在开始使用 IFX 治疗炎症性肠病时即联合使用免疫抑制剂（最常使用硫唑嘌呤），也可使用氨甲蝶呤。近年有学者主张，如果病情需要，可联合使用不同作用机制的生物制剂。但长期联合治疗可能增加机会性感染和淋巴瘤发生的风险，对于老年及年轻男性（＜25 岁）患者尤其要谨慎，并适时监测和评估病情。由于炎症性肠病患者尤其是 CD 患者常合并营养不良和营养风险，联合营养治疗尤其是肠内营养治疗能够使 IFX 治疗起效更快、疗效更好和不良反应更少。

（2）维得利珠单抗（VDZ）

1）适应证：适用于对传统治疗或抗肿瘤坏死因子－α（TNF－α）治疗应答不充分、失应答或不耐受的中重度活动性成年溃疡性结肠炎患者的诱导治疗。也可一线使用 VDZ 治疗中重度活动性溃疡性结肠炎，尤其是起病时年轻、病情重、进展快和预后差的中重度活动性溃疡性结肠炎。使用 VDZ 成功诱导缓解的溃疡性结肠炎患者，可继续使用 VDZ 维持缓解治疗。VDZ 也可用于环孢素或糖皮质激素成功诱导缓解的急性重度溃疡性结肠炎（ASUC）患者的维持缓解治疗。

2）使用方法

①常规用法：每次 300mg，在第 1、第 2 和第 6 周静脉输注 1 次，作为诱导缓解治疗，随后每 8 周静脉输注 1 次，作为维持缓解治疗。

②强化治疗：对于难治性克罗恩病患者，可考虑予以强化诱导治疗以提高疗效，具体方法如下：在诱导缓解治疗的第 10 周评估患者对 VDZ 的临床应答，如果应答不充分，可在第 10 周增加 1 次给药以提高疗效，即采用第 0、第 2、第 6、第 10、第 14 周分别静脉输注 1 次 VDZ 方案来诱导缓解治疗，其后以每 8 周 1 次给药维持缓解治疗。有研究表明，维持缓解治疗期间，缩短间隔至每 4～6 周 1 次可能提高疗效。

③联合用药：溃疡性结肠炎患者在使用 VDZ 治疗时不建议联用免疫抑制剂。对于克罗恩病患者，建议之前已经使用免疫抑制剂的患者，若不存在相关禁忌证，开始 VDZ 治疗时可以继续使用免疫抑制剂，待病情缓解后停用免疫抑制剂。

不建议与其他生物制剂合用。既往使用过 Natalizumab 的患者应至少等待 12 周后再应用 VDZ。既往使用其他生物制剂需间隔多长时间再使用 VDZ 目前无参考数据。

（3）乌司奴单抗（UST）　可用于中重度溃疡性结肠炎的诱导和维持治疗。

1）常规应用：首次 UST 治疗根据体重计算 UST 剂量：体重≤55kg，剂量为 260mg；体重为 55～85kg，剂量为 390mg；体重＞85kg 者，剂量为 520mg。均为静脉输注。首次 VDZ 治疗为诱导缓解治疗。无论患者体重如何，首次给药后第 8 周均以 90mg UST 皮下注射作为诱导缓解方案。以后每 12 周 90mg UST 皮下注射 1 次作为维持治疗方案。

2）优化治疗：每次 UST 治疗前应检查血常规、C 反应蛋白水平、红细胞沉降率、粪钙卫蛋白水平、肝肾功能等指标，结合临床症状和体征，评估疾病活动度。营养风险筛查和营养不良评估也是必要的。

目前还没有基于 UST 血药浓度监测的治疗方案。多数情况下，如果患者对 UST 应答良好，通常在 UST 治疗后 1～2 周左右病情就会有明显的改善，部分患者可在首次 UST 治疗后 2～4 周甚至 8 周后才显示出明显疗效。如果第 2 次 UST 治疗时患者病情以及血常规和炎症指标无明显改善，则提示患者对 UST 应答差甚至原发性失应答，继续以 UST 治疗也不会有良好的应答。如果患者对 UST 治疗有应答，但是疗效不理想，或者间隔期的最后 2 周症状再现，则可将 12 周间隔期缩短至 8～10 周。目前无证据显示联用免疫抑制剂能增加 UST 血药浓度及增强疗效。判断 UST 原发性失去应答的具体时间尚无一致意见。一般认为，应在第 2 次 UST 治疗前进行系统性评估，最迟在第 3 次 UST 治疗前进行系统性评估。系统性评估内容除上述指标外，还应该包括消化内镜、MRE 或 CTE 检查，UST 浓度及其抗体水平检测也是必要的。如果炎症性肠病患者对 UST 治疗无应答，应该及时调整治疗方案。如果有应答，但是没有达到黏膜愈合，则应该通过调整 UST 剂量或间隔期优化治疗方案。如果应答良好，内镜检查见肠道黏膜愈合，则可继续以原治疗方案予 UST 维持治疗。UST 维持治疗期间，应每 6～12 个月系统性评估 1 次。无论是活动期还是缓解期，UST 治疗期间都应该监测感染（包括机会性感染和潜伏感染被激活），病程较长或中老年患者还应该监测肠道癌变和肠外癌变。

（二）病证结合治疗

根据病证结合的原则，在溃疡性结肠炎治疗过程中，分期治疗，增加疗效。

1. 活动期治疗　目标是尽快控制炎症，缓解症状。

（1）轻度溃疡性结肠炎：可以选用柳氮磺吡啶（SASP），每日 3～4g，分次口服；或用相当剂量的 5－氨基水杨酸（5－ASA）。病变分布于远端结肠者可用 SASP 或 5－ASA 栓剂 0.5～1g，每日 2 次；5－ASA 灌肠液 1～2g 或氢化可的松琥珀酸钠盐灌肠液 100～200mg，每晚 1 次保留灌肠；有条件者可用布地奈德 2mg 保留灌肠，每晚 1 次；亦可用中药保留灌肠。

（2）中度溃疡性结肠炎：可用上述剂量水杨酸类制剂治疗，反应不佳者适当加量或改服糖皮质激素，常用泼尼松每日 30～40mg，口服。

（3）重度溃疡性结肠炎：重度一般病变范围较广，病情发展变化较快，须及时处理，足量给药。①如患者未曾使用过口服糖皮质激素，可每日口服泼尼松或泼尼松龙 40～60mg，观察 7～10 天，亦可直接静脉给药；已使用糖皮质激素者，应静脉滴注氢化可的松每日 300mg 或甲泼尼龙每日 48mg。②肠外应用广谱抗生素控制肠道继发感染，如硝基咪唑、喹诺酮类药、氨苄西林或头孢类抗生素等。③患者应卧床休息，适当输液、补充电解质。④便血量大、Hb<90g/L 和持续出血不止者应考虑输血。营养不良、病情较重者可用要素饮食，病情严重者应予肠外营养。静脉糖皮质激素使用 7～10 天后无效者可考虑环孢素 2～4mg/（kg·d）静脉滴注 7～10 天；由于药物的免疫抑制作用、肾毒性作用及其他不良反应，应严格监测血药浓度。因此，基于对医院监测条件的综合考虑，主张该方法在少数医学中心使用；顽固性溃疡性结肠炎亦可考虑其他免疫抑制药，如硫唑嘌呤（AZA）、6－巯基嘌呤（6－MP）等，剂量和用法参考药典和教科书。⑦上述治疗无效者在条件允许单位可采用白细胞洗脱疗法。⑧如上述药物疗效不佳，应及时内、外科会诊，确定结肠切除手术的时机和方式。⑨慎用解痉药及止泻药，以避免诱发中毒性巨结肠。密切监测患者生命体征和腹部体征变化，尽早发现和处理并发症。

2. 缓解期治疗　除初发病例、轻症远端结肠炎患者症状完全缓解后可停药观察

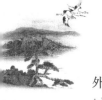

外，所有患者完全缓解后均应继续维持治疗。维持治疗的时间尚无定论，诱导缓解后 6 个月内复发者应维持治疗。业已公认糖皮质激素无维持治疗效果，在症状缓解后应逐渐减量，过渡至用 5－ASA 维持治疗。SASP 的维持治疗剂量一般为控制发作之半，多用每日 2～3g，并同时口服叶酸。亦可用与诱导缓解相同剂量的 5－ASA 类药物。6－MP 或 AZA 等用于上述药物不能维持或对糖皮质激素依赖者。

3. 其他治疗　5－ASA 与免疫抑制药均无效者，应考虑新型生物治疗剂，如抗肿瘤坏死因子－α（TNF－α）单克隆抗体。亦可用益生菌维持治疗。

三、手术治疗

切除病变的结肠或直肠可治愈大多数的溃疡性结肠炎，为此患者需经受一定的手术风险。十余年前几乎没有术式选择的余地，多主张行"短路"手术，认为这种手术操作简单，副作用小，效果同样可靠。但经长期随诊观察发现这类"短路"手术不仅会引起"盲袢综合征"，而且多数在术后复发。如今，已有多种术式开展成功，临床上可根据病变性质、范围、病情及患者全身情况加以选择。

（一）手术指征

1. 肠穿孔或濒临穿孔。
2. 大量或反复严重出血。
3. 肠狭窄并发肠梗阻。
4. 癌变或多发性息肉。
5. 急性结肠扩张内科治疗 3～5 天无效。
6. 结肠周围脓肿或瘘管形成。
7. 活检显示有增生不良。
8. 长期内科治疗无效，影响儿童发育。

（二）术前准备

全面斟酌在过去的数十年中，外科治疗溃疡性结肠炎的方式比较恒定，患者多需接受并非情愿的回肠造口术。至今，直肠结肠切除术与末端回肠造口术仍是溃疡性结肠炎外科治疗中最常应用的方法。

医师在与患者谈论手术问题时，首先要取得患者的信任，向患者详细介绍回肠造口术的相关资料，以求最大限度地增强患者对这一造口术的心理承受能力。一般来讲，术前病情越紧急病体越虚弱者，其心理承受力越强。如有可能，向患者提供图解资料并安排患者与性别相同、年龄相近、康复较好的回肠造口病友会面。尽管做了这些努力，仍有些患者不愿或拒绝外科手术。此时有两种选择：①节制性回肠造口术；②盆腔内贮藏的回肠－肛门吻合术。明智的做法是在外科会诊前将这两种选择余地告知患者。患者可能对手术提出问题，并问及可能出现哪些并发症等。医师所做的答复可能因人而异，Victo 的意见是应当告诉患者，术后伤口愈合不良、阳痿及某些回肠造口术的并发症出现的可能性。

全身准备：有贫血时可输全血或红细胞来纠正。电解质紊乱也需纠正。结肠炎急性发作时可发生严重的低钾血症。低清蛋白血症则反映了慢性营养不良状态或继发于急性暴发型结肠炎所致的大量蛋白的渗出。术前输注清蛋白可恢复正常水平，也可考虑给予全胃肠道外高营养（TPN）。TFN 适用于严重营养不良的患者渡过急性发作的险关并于术前改善患者的一般情况，凝血障碍可用维生素 K 纠正。

如果患者已用皮质类固醇半年以上，术前或术后仍需使用。抗生素可注射和口服同时应用。术前日，于下午 1 点、2 点和晚上 10 点钟各服红霉素及新霉素 1g。对需氧或厌氧的革兰氏阴性杆菌敏感的抗生素，应于术前即刻静脉滴注并维持到 24 小时之后，如发生手术污染，抗生素应延长到 5 天以上。实践证实，联用妥布霉素与克林霉素或甲硝唑特别有效。

判断结肠炎的活动性可用导泻法。在某些病例中，小剂量（100ml）枸橼酸镁或 10％甘露醇常能较好耐受。术前安排 2～3 天的要素或半要素饮食也有一定的价值。

造口处的标记：对将做回肠造口术者，应于术前做好腹壁造口处的标记。定位是否得当关系到患者恢复能否长期，因此可视为决定手术是否成功的关键。Frank 主张切口位置次定于左正中线旁为宜，此切口便于放置结肠造口袋。如切口过低或太靠外侧，会给回肠造口的照顾和功能带来严重问题。造口处应位于腹部脂肪皱襞的顶峰，并避开瘢痕和皮肤的皱褶。

（三）手术方法

如果选择应根据患者年龄、病程、病变范围及患者意愿予以综合考虑。具体可供选择的术式有以下几种。

1. 回肠造口术　不做结肠切除或结肠—直肠切除术的单纯回肠造口术目前已很少施行，因病变结肠仍在，大出血、穿孔、癌变和内瘘等并发症仍可发生。但在下列特殊情况下仍可采用：①患者营养不良而不可能实施全身或胃肠道高营养者，通过单纯回肠造口术可使结肠得到休整，为二期手术做准备；②作为中毒性巨结肠治疗程序中的一个步骤；③结肠炎性质未定，有逆转可能性者。但所有这些理由都存有争议。

2. 全直肠—结肠切除术及回肠造口术　这是目前治疗溃疡性结肠炎患者的标准术式之一。术后可消除所有的结肠症状、复发的威胁和癌变的危险并恢复健康，手术可选择最佳时机进行紧急手术却有较高的死亡率，尤其是在那些极少见过这种严重病例的医院，死亡率达 7％～15％。当患者情况允许时，可先行一期手术。对急腹症患者、极度虚弱患者或已做了次全结肠切除及回肠造口术的患者，可于数月后再做二期的直肠切除术。某些有经验的外科医师认为，即使在急症情况下，也能安全完成全直肠—结肠切除术；保留直肠所招致的不良影响更甚于疾病自身（存在着癌变的危险）。虽尚无外科手术方法能有效地逆转肝胆或脊柱关节的并发症，但大多数病例，经直肠—结肠切除术后溃疡性结肠炎的肠外表现可以缓解。

全结肠切除术后回肠造口术的要点是切除病变肠管，远端闭合，取回肠末端于腹壁造瘘，形成永久性人工肛门。造口肠段的长度也很关键，应拉出皮肤表面 13.2cm 长，这样当肠段顶端本身反折时在皮肤表面还留有 6.6cm。这样反折可防止

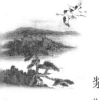

浆膜发炎，并保证回肠"乳头"有较多的组织突出腹壁，从而使回肠内容物排入回肠造口袋时不致污染皮肤。回肠造口袋用来收集肠内容物。此简易装置不仅可防止术后皮肤发炎，还便于患者适应新的生活。

3. Kock 氏内囊袋手术　切除病变结肠，游离出一段带系膜的末端回肠，长约45cm，将近侧 30cm 长肠管折叠，并在系膜对侧行浆肌层侧侧缝合。距缝合线0.5cm 纵行切开肠壁，然后行全层缝合，做成一单腔肠袋，再将远端 15cm 长肠管向近端套叠，成一人工活瓣，使长约 5cm，于其周围缝合固定瓣口，将内囊袋固定于壁腹膜上，其末端行腹壁造瘘。

这种术式的并发症主要与活瓣的机械结构有关。套叠而成的活瓣沿着肠系膜方向有滑动或脱出的倾向。由此可造成插管困难、失禁和梗阻。

并非所有内科治疗无效的溃疡性结肠炎均可接受这一手术。凡有精神病倾向者均不宜行此手术。次全结肠切除术、祥回－肛肠内囊袋吻合术者也不宜做此手术，因为内囊袋周围的粘连会给继后的直肠切除术造成很大的困难。

4. 直肠黏膜剥脱、回－肛肠吻合术　切除全部结肠及上 2/3 直肠，保留 5～8cm 一段直肠。在直肠黏膜与肌层之间，从上向下或自齿线向上将黏膜剥去，留下肌性管道，将游离的回肠（注意保留良好血运）在没有张力情况下自扩张的肛门拉出，与直肠肛管交界处的直肠黏膜残缘进行吻合。吻合旁放置引流管自会阴部戳创引出，然后进行腹壁回肠造瘘。术后 2～4 天拔去会阴部引流，术后 10 天行肛门扩张，并开始做肛门括约肌练习，每周一次，3～6 个月后，回－肛肠吻合完全愈合，再关闭腹壁回肠造瘘口。

之所以将直肠黏膜剥脱，意在消除暴发型炎症和癌变的危险，这两种情况均可发生于回－肛肠吻合术后。而且与保存肛管手术相比较，此术式可相应减轻某些持续存在的未完全消除的肠外表现。此种术式的并发症有盆腔脓肿、出血、瘘管及括约肌障碍。

5. 直肠黏膜剥脱、回－肛肠内囊袋式吻合术　Parks 等认为如将回肠、直肠缝合成内囊袋形，会有比回－结肠切除兼回－肛吻合术更理想的功能改善。具体方法是：全结肠切除、直肠黏膜剥脱后，游离回肠，将其末端折叠成 S 形，再将系膜对侧的三排折叠肠祥剪开，行侧侧吻合，形成"S"形内囊袋，长约 6cm，容量大约100ml，游离端与肛管吻合。术后 4～6 周内囊袋扩张，平均容量约 245ml。

（四）术后护理

任何重要的肠管手术之后都有相似的护理常规。在肠功能恢复之前应予静脉输液并记录 24 小时出入量。肠蠕动恢复前应行胃肠减压术。回肠功能的恢复一般需2～4 天，但仍须随时密切观察肠功能的状况。当有稀薄而淡蓝色流出物伴白色物质出现时，常提示着回肠或高位小肠梗阻。胃肠减压术应继续维持。术后抗生素治疗应维持 24 小时，如有术后感染，应延长应用抗生素 5～7 天。回－肛吻合术后的早期阶段可有腹泻，一般无须服药，但若腹泻持续 2～3 天，则应想到反跳的因素，由此还可引起肠梗阻。

如术中包括直肠切除，则须保留尿管一周，提前拔管会引起尿潴留。拔除尿管的同时应做尿液细菌培养。对连续用类固醇激素的患者要安排一个减量方案，减药

溃疡性结肠炎中西医结合诊疗

剂量和速度需参照术前用药情况。

做过 Kock 氏内囊袋手术者需特别护理。囊袋中须留置一导管，以利于术后 48 小时内每隔 2 小时用少量盐水冲洗囊腔。导管周围的固定缝线于术后第三天剪除，另附一护板将导管随体位固定，使患者更觉舒适。出院前教会患者如何做囊袋内插管，如何佩戴腿袋，以保证患者在行走中能得到满意的连续引流.

腹部造口处应安放一种 Karaya 橡胶垫并与一种清洁塑料袋相联结。安息香酊因可刺激皮肤而不宜使用。塑料造口袋应用简便、效果佳。术后第 6～7 天开始学习造口的护理，经过 3～4 天学习，熟练掌握了造口护理的专门技术后始可出院回家，出院前最好能把造口医师的电话号码告诉患者，以便及时咨询。

四、营养治疗

住院炎症性肠病患者营养不良的发生率为 20%～85%。通常认为，营养不良多见于克罗恩病患者，溃疡性结肠炎患者较少见，因为溃疡性结肠炎病变部位主要位于大肠，克罗恩病变部位多位于小肠，有时甚至可累及整个消化道，而小肠是吸收营养物质的主要部位，故克罗恩病患者出现营养不良较为常见。然而，对于不论处于活动期还是缓解期的溃疡性结肠炎或克罗恩病患者，均可以出现营养不良状况。

（一）营养不良的原因

溃疡性结肠炎患者营养不良的原因如下。

1. 由于进食导致患者出现腹痛、腹泻、梗阻、消化道出血等胃肠道症状，患者出现畏惧进食，长期摄食不足，最终导致营养物质摄入减少。

2. 炎症的存在导致食欲及消化和吸收功能下降。

3. 溃疡性结肠炎患者脓血便造成血液和蛋白质大量丢失，导致低蛋白血症、贫血和水电解质代谢平衡失调。

4. 活动期或合并感染时，溃疡性结肠炎患者处于高分解代谢状态，能量消耗增加。

5. 用于治疗的药物（如 GCS 等）会促进分解代谢，造成负氮平衡。

（二）营养不良的后果

1. 使患者抵抗力降低，削弱患者抗感染能力。

2. 术前的营养不良常导致术后感染和吻合口瘘等并发症发生率的增加，并且影响手术切口和肠吻合口的愈合，使患者住院时间延长。

3. 使患者生活质量下降。

4. 营养不良状态显著影响了治疗疗效的发挥。

5. 营养不良也是造成溃疡性结肠炎儿童和青少年生长发育延缓、停滞的主要原因。

6. 由于营养不良的存在，且多有长期使用 GCS 和免疫抑制剂的病史，外科手术并发症的发生率和死亡率均明显提高。

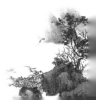

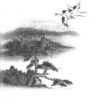

（三）营养治疗的目的

溃疡性结肠炎营养治疗不但能够增加患者免疫力，改善患者营养状况，提高生活质量，同时也能减少手术并发症，增强溃疡性结肠炎患者对其他治疗的应答，改善自然病程。

对于溃疡性结肠炎患者，营养支持能够改善营养状况，但不能诱导和维持溃疡性结肠炎缓解，因而营养支持用于溃疡性结肠炎的治疗目的主要是纠正营养不良，提高手术安全性。

（四）营养不良的主要表现

1. 宏量营养素缺乏　宏量营养是指糖类、脂肪和蛋白质。溃疡性结肠炎患者的营养不良多属于蛋白质－能量营养不良，主要表现为消瘦和体重下降，同时伴有大量的营养物质缺乏，如蛋白质、微量元素、维生素等。对于住院的 IBD 患者，低白蛋白血症在克罗恩病和溃疡性结肠炎患者中的发生率分别为 $25\% \sim 80\%$ 和 $25\% \sim 50\%$。疾病处于活动期时，由于炎症因子（包括促炎因子，如 TNF－α 等）的作用，导致营养物质吸收障碍，并可引起厌食症和恶病质。此外，消化和吸收不良、能量消耗增加、胃肠道蛋白质丢失也会引起能量和蛋白质的相对缺乏。溃疡性结肠炎患儿表现为生长发育迟缓或停滞，而成年溃疡性结肠炎患者则会出现明显的营养不良。尽管蛋白质－能量型营养不良发生率在逐年降低，但仍应该高度关注，并对有营养不良及有营养不良风险的溃疡性结肠炎患者及时实施营养治疗。

2. 微量营养素缺乏　微量营养素的缺乏在溃疡性结肠炎患者中并不少见，这取决于病程的进展和疾病活动程度。处于活动期和缓解期的患者均可发生，尤以病程较长患者较为突出。由于大多数营养物质都在小肠特定的部位消化和吸收，所以疾病活动程度与患病部位的不同，会导致特定的微量营养素缺乏，例如，维生素 B_{12} 缺乏的患者病变部位通常位于回肠末端，而钙和铁的缺乏则提示病变部位位于近端小肠。对于有肠切除史的患者，由于切除范围和部位的不同，也会出现不同维生素和微量元素吸收障碍。末端回肠切除会导致维生素 B_{12} 缺乏，而钙和铁的吸收是在回肠进行，这两种元素的缺乏通常发生在近端小肠切除的患者中。机体缺乏微量元素也可以被描述为营养不良，医嘱限制缓解期 IBD 患者食用牛奶、乳制品和高纤维素含量的食物，或者由于患者自身原因导致营养素摄入量不足，这对疾病没有任何好处，只会导致钙和叶酸的缺乏。所以健康均衡的饮食配方对缓解期炎症性肠病患者是十分重要的。同时由于治疗药物的相互作用等因素，也会造成维生素 B_{12} 和叶酸缺乏。长期腹泻的患者还会造成不同程度电解质（钾、镁、钙、磷）丢失。

（1）铁缺乏：成年炎症性肠病患者中 $36\% \sim 90\%$ 会出现铁的缺乏，这是炎症性肠病患者贫血的主要原因。确诊的炎症性肠病患者中 56% 会发生贫血。铁缺乏对患者的生活有较大的负面影响，并且会导致儿童、青少年发育迟缓和认知不足。尽管铁蛋白水平较低是提示缺铁的最佳指标，但由于炎症的存在，血清铁蛋白水平通常正常甚至高于正常，所以不能很好地反映缺铁的情况。

（2）叶酸缺乏：炎症性肠病患者中 $20\% \sim 60\%$ 会出现叶酸缺乏。低渣饮食会导致膳食纤维摄入不足，从而导致口服叶酸的量变少。另外，应用 SASP 治疗疾病

（但不与其他氨基水杨酸制剂合用，如美沙拉嗪）会使叶酸缺乏加剧，因为它会与叶酸竞争在肠道吸收的靶点，使叶酸无法正常吸收。同样，应用 MTX 也会导致叶酸缺乏。所以，这些原因导致的叶酸缺乏会加重炎症性肠病患者的贫血状态。另外，叶酸是同型半胱氨酸－甲硫氨酸代谢途径中的一个重要辅助因子，故叶酸缺乏会导致高同型半胱氨酸血症，这或许可以解释克罗恩病和溃疡性结肠炎患者血栓栓塞发生率高于正常人的原因。

（3）维生素 B_{12} 缺乏：维生素 B_{12} 的缺乏会加重炎症性肠病患者的贫血状态。成人和儿童溃疡性结肠炎患者维生素 B_{12} 缺乏的发生率均为 20％。对于回肠末端病变或切除的患者，维生素 B_{12} 缺乏的发生率会增至 48％。而对于小肠切除超过 100cm 的患者，几乎 100％都会伴有维生素 B_{12} 缺乏。人体需要完整的回肠来吸收 VB_{12}－IF 复合体，因此，维生素 B_{12} 缺乏的相关因素包括病变部位、回肠末端切除和细菌过度繁殖。同时，维生素 B_{12} 是同型半胱氨酸－甲硫氨酸代谢途径中的一个重要辅助因子，所以，血清维生素 B_{12} 低水平是发生高同型半胱氨酸血症的一个独立危险因素。

（4）钙和维生素 D 缺乏：大约 13％的克罗恩病患者和 10％的溃疡性结肠炎患者都存在钙的缺乏。这可能因为：①回肠切除使得肠道吸收面积减少，钙被肠腔内未被吸收的脂肪酸结合形成脂肪酸钙；②维生素 D 的缺乏，进一步导致钙吸收障碍；③牛奶等乳制品的摄入受限，使得食物来源的钙减少。钙缺乏会导致骨质疏松，骨质疏松是炎症性肠病患者常见的营养相关性并发症。对于接受 GCS 治疗的患者，骨量减少和骨质疏松的发生率分别为 51％～77％和 17％～28％。溃疡性结肠炎患者中相关骨疾病的发生可能与维生素 D 不足有关，也可能与使用 GCS 有关。

（5）脂溶性维生素缺乏　消瘦体质和不断地体重下降，导致机体脂肪分布减少，同时由于末端回肠选择性吸收胆汁酸，故病变位于回肠末端或有回肠切除史的患者，会出现胆汁酸和脂肪酸吸收不良，进而导致脂溶性维生素 A、维生素 D、维生素 E、维生素 K 吸收不良，造成血 25（OH）VD 浓度降低，加剧钙的丢失，出现骨质减少或骨软化。如果使用激素，骨质减少和骨质疏松的发病率会进一步提高。另外，使用特定的药物（如消胆胺）会结合胆汁酸，会使脂溶性维生素缺乏更加严重。维生素 K 是多种蛋白质（包括血液凝固因子和降钙素等）进行羧化反应的重要辅助因子。尽管受饮食受限和吸收障碍等方面因素影响，但炎症性肠病患者很少发生维生素 K 缺乏，只有病史较长的炎症性肠病患者才会出现血清或骨的维生素 K 水平较低。炎症性肠病患者中维生素 A 缺乏（血清维生素 A 水平＜20mg/L）和维生素 E 缺乏（血清维生素 E 水平＜5mg/L）的发生率约为 16％，并且与疾病活动程度密切相关。

（6）其他营养物质缺乏　研究表明，炎症性肠病患者存在抗氧化剂（包括维生素 C，β胡萝卜素、维生素 E）的缺乏。然而，这些元素的缺乏临床上没有准确的定义，故不能为补充做指导。其他微量元素（包括锌、硒等）的缺乏也可导致营养不良。儿童期溃疡性结肠炎患者较常出现锌缺乏。锌在促进伤口愈合中起着关键作用，所以锌缺乏可能是瘘管形成一个相关因素。另外，锌是超氧化物歧化酶发挥作用的辅助因子，因此锌可以抗氧化保护细胞免受损伤。硒元素可影响与 p53 相关的不同蛋白凋亡基因的表达，核转录因子（NF－κB）与压力信号通路在炎症的发生机制和癌症进展的早期阶段发挥了重要作用。

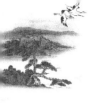

（五）营养治疗的方法

1. 营养供给量　应采用间接能量测定仪测定患者的静息能量消耗（resting energy expenditure，REE）。根据患者活动量，每日总能量消耗为 REE 的 1.2～1.5 倍。无能量测定仪时，缓解期成年溃疡性结肠炎患者的每日总能量需求与普通人群类似，可按照 25～30kcal/（kg·d）给予。但活动期炎症性肠病患者的能量需求增加，高出缓解期 8%～10%，并受许多因素影响：体温每升高 1℃，REE 增加 10%～15%，合并脓毒血症时 REE 约增加 20%。儿童和青少年患者处于生长发育期，摄入的营养除满足正常代谢需要外，还有追赶同龄人身高体重的需求，故每日提供的能量应为正常儿童所需的 110%～120%。溃疡性结肠炎患者蛋白质供给量应达到 1.0～1.5g/（kg·d）。

2. 营养治疗效果评价　如营养治疗的目的（纠正溃疡性结肠炎患者营养不良）已经达到，可逐渐停用；营养治疗不能奏效时，应及时查明原因。

3. 营养途径　肠内营养（EN）可减少肠外营养（PN）相关的严重并发症，并可降低成本。同时，EN 能减少普通食物及其代谢产物对肠道的不良刺激，有利于病变黏膜的愈合。此外，EN 还可以防止肠道菌群异位，保护胃肠道功能。

EN 可诱导和维持克罗恩病缓解。但 EN 对于溃疡性结肠炎的作用主要是纠正合并的营养不良状态，并不能诱导和维持溃疡性结肠炎缓解，所以 EN 对于溃疡性结肠炎患者的作用比较局限。同时，溃疡性结肠炎患者主要表现为腹泻和脓血便，如果使用 EN，腹泻症状可能加剧，因此，对于溃疡性结肠炎急性期患者，虽然从纠正营养不良的效果来看 EN 优于 PN，但为减轻腹泻，提高患者对营养支持的耐受性，PN 仍是主要手段。

（1）肠内营养（EN）

1）适应证和禁忌证：任何有营养不良及有营养不良风险的溃疡性结肠炎患者都应给予营养治疗，并首选 EN。

适应证：3～6 个月体重丢失≥5%；重度营养不良，或中度营养不良预计营养摄入不足＞5 日，或正常营养状况但预计摄入量不足＞10 日；BMI 低于 18.5kg/m²，或尽管药物治疗有效，但患者体重仍持续下降。虽然肠内营养治疗的适应证较为广泛，但由于口味不佳，患者很难耐受长期的禁食和全肠内营养（total enteral nutrition，TEN），因此，EN 的撤药率高达 39%。

相对禁忌证：消化道大出血，肠穿孔，短肠综合征，急性重症溃疡性结肠炎，中毒性巨结肠。

2）EN 方法：根据摄入量占营养需求总量的比例，EN 分为全肠内营养（exclusive enteral nutrition，EEN）和部分肠内营养（partial enteral nutrition，PEN）。EEN 指营养完全由 EN 提供，不摄入普通饮食；PEN 指在进食的同时补充 EN。以纠正营养不良为目的时，可用 EEN，也可用 PEN。PEN 作为一般饮食的辅助治疗，目的是改善营养状态和维持缓解。PEN 添加量根据患者营养不良状况和耐受情况来决定，治疗终点为营养状况恢复正常。围术期营养治疗时间不应少于 10～14 日。

3）EN 途径：EN 途径包括口服、管饲、消化道造口等。口服补充对胃肠道功能要求较高，患者耐受量有限，依从性也较差。当口服补充 EN 量超过 600kcal/日时建议管饲。管饲方法包括鼻胃管、鼻肠管、经皮胃镜下胃造口（percutaneous endoscopic gastrostomy，PEG）和手术胃造口等。部分患者由于肠道运动、消化和吸收等方面的限制，必须将 EN 治疗的途径改为管饲，以泵缓慢匀速持续输注营养，并且添加一些辅助性的消化酶或胃肠动力药等。鼻胃管是最常见的管饲途径，其操作简单，适用于绝大多数患者。盲法放置的鼻胃管应通过 X 线影像学检查证实导管在位方可使用。为避免反流，管饲时卧床患者应处于头高脚低位（30°～40°）。喂养从较低速度开始（25ml/h），并根据患者耐受程度在 48～72 小时逐渐增加至目标量。建议采取持续泵注的方法进行管饲。与间接输注相比，持续泵注能够提高胃肠道耐受性，改善吸收，增加输注量，减少 EN 并发症。管饲期间应监测胃排空情况，避免呕吐和误吸。有胃排空障碍、幽门或十二指肠狭窄等误吸风险的患者，应采用鼻空肠管进行幽门后喂养。胃镜引导下放置鼻空肠管是最常用的方法之一。预计管饲时间在 4 周内时，应使用鼻饲管喂养；如超过 4 周或患者不耐受，推荐选择 PEG。溃疡性结肠炎患者使用 PEG 并不增加胃瘘和其他并发症的风险。除非十分必要，溃疡性结肠炎患者才需要做手术空肠插管造口。由于 EN 涉及胃、空肠管鼻饲及口味、腹泻等问题，EN 在成年溃疡性结肠炎患者中的接受程度和依从性逊于儿童患者。

4）EN 制剂的种类与选择：目前临床常用的肠内营养制剂有安素、瑞代、能全力和百普力。根据临床经验，安素因具有营养全面均衡、肠道耐受性好和价廉物美等特点，在临床表现出更好的疗效，因而应用更加广泛。根据氮源的不同，EN 可分为整蛋白配方、低聚（短肽）配方或氨基酸单体（要素膳）配方。总的来说，应用这 3 种配方进行营养治疗时疗效并无明显差异，但不同个体、不同情况对不同配方的耐受性可能不同。抗原性低的氨基酸型和抗原性高的整蛋白型 EN，以及高脂肪含量和低脂肪含量 EN 对于诱导缓解的作用无明显差异。整蛋白型 EN 制剂更有利于儿童溃疡性结肠炎患者体重增长，但肠功能不全患者建议使用要素膳或低聚配方，炎症性肠病活动期时应减少膳食纤维的摄入。低脂制剂能够提高 EN 的治疗效果，但长期限制脂肪摄入可能导致必需脂肪酸缺乏。鱼油［ω－3 多不饱和脂肪酸（PUFA）］能够改善活动期溃疡性结肠炎的炎症指标水平，但未能改变溃疡性结肠炎的临床结局。没有足够证据证实鱼油能够维持溃疡性结肠炎缓解。谷氨酰胺有利于减轻肠道损伤，防止肠黏膜萎缩，但未发现高含量谷氨酰胺更有利于病情缓解的证据，也不改善溃疡性结肠炎临床结局。联合应用益生菌和益生元可能对溃疡性结肠炎有益。

5）EN 治疗的并发症及防治：EN 的并发症应重在预防，操作过程中必须遵循相关规范。EN 较 PN 安全，但使用不当也可能发生严重并发症，包括胃肠道并发症（腹泻、恶心、呕吐、腹胀）、代谢并发症（脱水、电解质异常、高血糖症）、感染并发症（吸入性肺炎、腹膜炎、鼻窦炎）及导管相关并发症（鼻咽部黏膜损伤、经皮内镜下胃造口术后造口旁瘘、喂养管堵塞或异位、导管错误连接等）。采用管饲、缓慢增加输注量、适当加温、防污染等措施能够减少并发症的发生。

无论是何种 EN 制剂，大多数溃疡性结肠炎患者在 EN 时都会发生胃肠道并发症。处理方法首先是通过调节 EN 制剂的种类、数量、时机等方法改善溃疡性结肠炎患者症状，其次口服或与 EN 制剂一同管饲调节胃肠道功能、促进消化的药物，通常能明显改善溃疡性结肠炎患者对 EN 制剂的不耐受。常用的药物包括斯巴敏（奥替溴铵）片、得舒特片（匹维溴铵）、双歧杆菌四联活菌、复方阿嗪米特肠溶片。重度营养不良者在 EN 初期应特别警惕再喂养综合征。

（2）肠外营养（PN）　溃疡性结肠炎患者进行 PN 的目的主要是纠正营养不良。溃疡性结肠炎患者静脉血栓风险本身高于正常人，使用 PN 后，风险进一步增高。此外，接受 PN 的患者更易出现导管相关脓毒症、胃肠功能减退后肠黏膜屏障功能破坏、代谢并发症及肝功能紊乱等。因为 EN 已经被证实与 PN 同样有效，但是成本更低，不良反应也更少。故 PN 只局限于一部分应用 EN 无法达到目标量（<总能量需求的 60%）、重症溃疡性结肠炎无法耐受 EN 或有 EN 禁忌证的患者。

1）PN 适应证：①重症溃疡性结肠炎伴顽固性腹泻。②不耐受 EN 或无法建立 EN 途径。

2）PN 途径的选择与建立：应通过周围静脉插入的中心静脉导管或中心静脉穿刺置管输注 PN。经周围静脉向中心静脉置管并发症少，应为首选。只有在预计使用 PN 时间较短（10～14 日）和 PN 的渗透压≤850mOsm/L 时，方可采用周围静脉输注，并应警惕血栓性静脉炎。

通常采用单腔静脉导管输注 PN，因为导管管腔越多，接口越多，污染的可能性越大。通常选择右侧锁骨下途径进行中心静脉置管。股静脉置管极易污染，容易形成静脉血栓，因而为相对禁忌。高位颈内静脉置管难以护理，容易污染，故不采用。应在 B 超引导下放置中心静脉导管。置管成功后必须进行影像学检查，确定导管尖端部位合适并排除并发症后方可使用。

3）制定 PN 配方：溃疡性结肠炎患者能量需求应按非蛋白热卡计算：氮量＝（100～150）kcal∶1g 的比例提供氮量。总能量构成中，脂肪应占非蛋白热卡的 30%～50%。不推荐使用 ω−6 PUFA 作为唯一的脂肪来源，可选择中长链脂肪乳剂或含有 ω−9 PUFA 的脂肪乳剂。尚无证据支持在 PN 中添加谷氨酰胺二肽或鱼油对溃疡性结肠炎患者有益。

4）PN 的并发症及防治：实施 PN 应严格遵循相关规范。PN 并发症包括导管相关并发症（穿刺损伤、空气栓塞、导管异位、血栓形成、导管堵塞或折断等）、感染并发症（导管相关感染、营养液污染）、代谢并发症（高血糖、电解质紊乱、微量元素和维生素缺乏、脂代谢异常及高氮血症等）、脏器功能损害（PN 相关性肝损害）等。

（3）维生素及微量元素的补充

1）铁剂的补充：静脉补铁与口服补铁对于缺铁性质的贫血都能有效地提高血红蛋白含量，暂没有研究表明静脉补铁效果优于口服补铁。口服补铁可以提高生活质量，不会对疾病本身造成负面影响。静脉补铁需在特定的情况下选择：①严重贫血（Hb<100g/L）；②需要快速恢复贫血状态的中度贫血；③口服补铁不耐受或者无效的患者。口服补铁常见的不良反应（恶心、腹痛或腹泻等）主要与相对高剂量（>120mg/日）的补充有关。研究表明，低剂量（60mg/L）的铁剂补充与高剂量一样有效，并且能够避免高剂量补铁的不良反应。没有证据支持口服补铁会引发或加剧溃疡性结肠炎相关的临床症状，所以低剂量口服补铁（例如：每日 1 片硫酸亚铁）

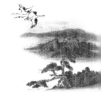

能够纠正溃疡性结肠炎患者的铁缺乏情况。

2）叶酸和维生素 B_{12} 的补充：补充叶酸制剂或增加食物膳食纤维的摄入，可以有效降低叶酸缺乏的发生率。所以处于缓解期的溃疡性结肠炎患者应适当增加膳食纤维的摄入。另外，如果血清叶酸值偏低，或正在接受 MTX 和 SASP 药物治疗患者应常规补充叶酸。对于有回肠切除史的溃疡性结肠炎患者，应常规监测血清维生素 B_{12} 水平。同时对于已监测到存在维生素 B_{12} 缺乏的患者，应通过肠外途径（如肌内注射）来补充。

3）钙和维生素 D 的补充：建议所有的溃疡性结肠炎患者每日摄入 1.5g 的膳食钙，膳食钙摄入不足的患者也可以每日口服补充 500～1000mg 钙剂。溃疡性结肠炎患者普遍存在维生素 D 缺乏，且与疾病活动度相关。维生素 D 可以增加骨矿物质密度，同时能够辅助治疗。因此，补充维生素 D 有助于控制溃疡性结肠炎病情。

4）脂溶性维生素的补充：溃疡性结肠炎患者应增加日常饮食中蔬菜水果类和豆类食品的摄入来促进骨骼健康，同时能够补充大量天然维生素，避免维生素缺乏。因为溃疡性结肠炎患者肠道存在病变，使维生素等营养物质吸收障碍，当已监测到体内维生素缺乏时，很难再补充至正常状态。因此，在对溃疡性结肠炎患者营养支持过程中，应常规补充维生素制剂。

五、肠外症状治疗

溃疡性结肠炎常合并各种肠外表现。肠外表现多见于皮肤、关节、眼部及胆道系统等。

（一）阿弗他口炎

阿弗他口炎常常早于或伴随溃疡性结肠炎急性发作时发生，其治疗分为局部和全身治疗。局部治疗可使用表面 GCS 喷洒或口腔冲洗，包括戊酸倍他米松、曲安西龙口腔冲洗，或布地奈德、倍氯米松局部喷洒。镇痛可使用利多卡因、硫糖铝混悬剂等。对于复发频繁且病情较重或长期不愈的溃疡可考虑全身治疗，常用药物有 GCS、免疫抑制剂等。此外，沙利度胺及 IFX 对阿弗他口炎有效。最近有学者报道，FK506 对口腔溃疡和会阴溃疡有良好疗效，但其长期疗效有待进一步研究。

（二）骨、关节表现

溃疡性结肠炎相关的关节炎可分为外周型和中央型。近来根据与溃疡性结肠炎炎症相关性，又将外周型关节病分为以下 2 型：Ⅰ型周围型关节病，与溃疡性结肠炎活动有关；Ⅱ型周围型关节病，与溃疡性结肠炎活动无关，仅反映其慢性病程。中央型关节炎指强直性脊柱炎和骶尾关节炎。补充充足的维生素 D（400～800U/日）和钙（1000～1500mg/日）、日光浴、磷酸盐、甲状旁腺素等对溃疡性结肠炎患者骨关节病变能起到一定的疗效。NSAIDs 可缓解关节疼痛，但往往加重溃疡性结肠炎患者的症状。亦可选择对乙酰氨基酚，但镇痛效果不如 NSAIDs 药物。近年有临床研究报道，COX－2 抑制剂可有效缓解关节疼痛，且不增加肠道不良反应。

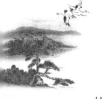

SASP 的有效成分磺胺吡啶有抗炎作用，对使用 5－ASA 类制剂维持缓解治疗的溃疡性结肠炎关节炎患者可改用 SASP 4g/日。使用全身 GCS 治疗可迅速缓解 I 型周围型关节病的关节炎症状，对未接受 GCS 治疗的患者，如 SASP 或镇痛药治疗无效，则可应用关节腔内注射 GCS（如甲泼尼龙）或利多卡因局部麻醉。缓解期应使用 SASP 维持缓解治疗。目前无随机对照研究观察 AZA、6－MP 及 MTX 对 II 型周围型关节病的疗效，大多数临床医师使用每周 MTX 25mg 缓解关节疼痛。近年报道与 TNF－α 相关的生物制剂，如 IFX 等对强直性脊柱炎有明确疗效，目前国内外已广泛应用于强直性脊柱炎的治疗。

（三）皮肤表现

1. 结节性红斑　GCS 和 CsA 等免疫调节剂对皮肤病变有效，通常治疗 3 个月后皮肤病变可消退，不遗留瘢痕。对疼痛明显者可予对症处理，可选用对乙酰氨基酚及阿片制剂，NSAIDs 应慎用。大多数患者结节性红斑（EN）可治愈，30％患者反复发作，顽固者症状可持续数月，碘化钾可取得一定的疗效。对 GCS、免疫抑制剂无效者可试用生物制剂 IFX。

2. 坏疽性脓皮病　坏疽性脓皮病（PG）的治疗方法很多，包括局部处理和全身系统治疗。已明确有效的治疗药物有 GCS、CsA、环磷酰胺、苯丙酸氮芥、SASP 和氨苯砜等，近来 FK506、霉酚酸酯和 IFX 也应用于 PG 的治疗。其他的辅助治疗包括静脉应用人血丙种球蛋白、高压氧等。对顽固病例可考虑行全结肠直肠切除术，但术后仍可复发。

（四）眼部表现

原发病的治疗非常重要，当肠道炎症控制后巩膜外层炎表现常明显缓解。若患者感觉疼痛，可用局部 GCS 滴眼液（0.5％可的松眼液、0.1％地塞米松眼液或地凯得龙等）。巩膜炎患者治疗同巩膜外层炎，但因巩膜炎有损伤视神经的可能，应由眼科医师治疗。

及时治疗可减少葡萄膜炎所致失明的危险，散瞳药、GCS、免疫调节剂及对症治疗都有一定的作用，但长期 GCS 治疗可增加白内障和高眼压的危险性。

（五）PSC

目前尚无明显有效的治疗方法。内镜下扩张明显狭窄的胆管可减少胆管炎的发生，但未见提高生存率和降低需要肝移植的比率。

近年有不少文献报道，熊去氧胆酸（UDCA）对 PSC 治疗有效，Pardi 等研究发现 UDCA 显著降低了溃疡性结肠炎合并 PSC 患者患结直肠癌的危险性。德国学者对 15 例溃疡性结肠炎伴 PSC 患者应用 GCS、AZA 联合 UDCA 治疗，随访 41 个月，发现患者肝功能改善。

FK506 仅对转氨酶学有改善，CsA 无效。出现明显瘙痒可使用考来烯胺、盐酸考来替泊，亦可选择利福平、苯巴比妥、抗组胺药物、纳洛酮等二线药物对症处理。终末期 PSC 患者可行肝移植术。

（六）VTE

VTE 的治疗应强调预防。对重度溃疡性结肠炎患者，ECCO 共识建议给予低分子肝素预防 VTE 形成。一旦 VTE 发生，及时的抗凝治疗可预防或减少 PE 的发生，必要时行介入或外科治疗清除已形成的血栓。

（七）血液系统表现

血液系统表现包括贫血、血小板减少性紫癜（ITP）、白细胞增多、血小板增多症等。贫血以缺铁性贫血最常见，巨幼细胞性贫血、自身免疫溶血性贫血也常见。

短期的 GCS 治疗对 ITP 有效，对于 GCS 耐受的患者，可考虑大剂量 GCS 治疗及脾切除术。如果 ITP 病情较重，溃疡性结肠炎相对较轻，脾切除可优先考虑；反之，可考虑肠切除术或肠切除联合脾切除术。

六、并发症治疗

（一）中毒性巨结肠

1. 概述　中毒性巨结肠是一种严重的并发症，见于急性暴发型溃疡性结肠炎及急性重症型患者。常在服用可待因、地芬诺酯以及阿托品等抗胆碱能药物或服用泻剂如蓖麻油后诱发，也可在对急性期或腹泻严重患者行钡剂灌肠检查时诱发。临床表现为病情急剧恶化，毒血症明显，通常有发作性腹痛，严重的腹泻，每天大便次数多达 10 次以上。随后发生腹胀，常有腹部明显触痛。一旦出现巨结肠和中毒症状，可出现发热、白细胞升高、心动过速、脸色苍白、嗜睡、脱水与电解质平衡紊乱及血压下降，甚至出现休克。重要的是，患者上述表现，通常可以因长期使用皮质类固醇激素，以及因全身营养情况较差而掩盖。查体腹部可迅速膨胀，出现鼓肠、腹部压痛、反跳痛、肠鸣音消失。

2. 治疗

（1）一般处理：立即禁食，持续胃肠减压，或肛管排气。Prseton 报道，变换患者体位，使结肠内的气体重新分布并集中，然后用一长肛管将气体吸出，能起到较好的减压作用。避免使用任何诱发或加重中毒性巨结肠的药物，如阿片类制剂、抗胆碱能药、止泻药等。

（2）静脉输液

1）纠正水、电解质及酸碱平衡紊乱，尤其适量补钾、补钙、补镁至为重要。

2）抗感染：中毒性巨结肠常有细菌感染及肠穿孔的危险，因此，抗生素治疗甚属必要。可静脉滴注头孢第三代、第四代 8 小时（20mg/kg）。有肾衰竭者可选用羧苄西林（20g/日）分次静脉滴注。Bolton 报道 2 例伴有梭状芽孢杆菌感染者，合用甲硝唑、喹诺酮后改善了结肠扩张症状。

3）肾上腺皮质激素：肾上腺皮质激素能改善中毒症状，应早期、大量地应用，泼尼松龙 100～120mg、地塞米松 40～80mg/日。分次静脉滴注，也可静脉给予

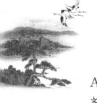

ACTH 25～50U/日，有学者认为经纤镜抽气减压及肠道插管给药效果较好，激素剂量可加大，同时能使肠道休息，促使正氮平衡。直肠给予地塞米松 40mg，每日 2次；或氢化可的松琥珀酸钠 200mg，每日 2 次。

4）营养支持：给予白蛋白制剂纠正低蛋白血症，亦可输新鲜全血。有条件单位可选用高价静脉管营养疗法，可改善患者基础状况，为外科手术创造条件。

（3）点滴灌肠：采用点滴灌肠法治疗中毒性巨结肠取得明显效果。患者取仰卧，垫高臀部，输液管端接导尿管，插入肛门，点滴速度以患者没有便意感为宜，很好地解决患者严重的里急后重，便后即滴，连续给药。此法对控制症状远较其他方法为快。灌肠剂的配伍以 5－氨基水杨钠、激素、甲硝唑、利多卡因、654－2 等为主。症状控制后再调整方剂。

（4）外科治疗：内科处理 2～3 日病情无改善，或发生肠穿孔，大出血、结肠进行性扩张，应立即手术治疗。掌握时机手术和及时手术，能显著地降低死亡率。早期外科干预的目的是降低结肠穿孔的发生率。综合国外四家报道 94 例手术患者从做出诊断至手术时间平均为 1.9 日，死亡 4 例，术后死亡率为 4.8％，实施全结肠直肠切除术还是保留直肠的次全结肠切除术，仍有争议。实施保留直肠的次全结肠切除术的理由：危重患者应尽量缩短手术时间；可以实施回肠贮袋－直肠吻合术；很少累及直肠。

由于本病原因不明，并发症多，癌变机会多，死亡率高。目前没有特殊的药物，所以在治疗上存在的难点较多。常不轻易根治，而处于时好时坏，时轻时重反复发作状态。但经过及时积极地治疗，90％以上的患者，病情是能够得到控制的。在治疗上注重保持稳定的情绪、充分的休息和均衡的饮食，往往比吃药注射更为重要。

（二）结肠穿孔

1. 概述 结肠穿孔是指肠管破裂，肠内容物溢入腹膜腔的过程。结肠穿孔多在中毒性巨结肠扩张基础上发生，穿孔后导致弥漫性腹膜炎或局限性脓肿，穿孔部位多在乙状结肠或结肠脾曲处。根据其临床表现可分为急性、亚急性和慢性 3 种。穿孔的类型主要取决于溃疡的部位，其次决定于溃疡发展的进程与周围组织器官。患者多出现高热及感染中毒症状，腹胀、左侧腹部广泛肌紧张。X 线透视或平片检查膈下常有游离气体。

2. 临床表现

（1）原发疾病的相关表现。

（2）腹痛、腹胀：腹痛常突然发生，呈持续性刀割样疼痛，并在深呼吸与咳嗽时加重。疼痛范围与腹膜炎扩散的程度有关。

（3）全身感染中毒症状：发热、寒战，心率加快，血压下降等中毒性休克表现。

（4）腹部检查：腹式呼吸减弱或消失，全腹有明显的压痛反跳痛，肌紧张板样强直，叩诊肝浊音阶消失，可有移动性浊音，肠鸣音减弱或消失。

3. 肠穿孔分期

（1）初期：肠穿孔发生的初期，往往出现戏剧性的变化。突然猛烈地刺激，引起神经循环系统的立即反射，可产生神经性或原发性休克。患者面色苍白，四肢发凉，出冷汗，脉搏快而弱，血压下降，体温不升，呼吸短促。一般历时不长即自行好转。

溃疡性结肠炎中西医结合诊疗

（2）反应期：在肠穿孔反应期，1～4 小时后，腹痛减轻，患者主观感觉良好，自认为危机已过，如此时来到急诊常常容易误诊。患者感觉四肢温暖，面色恢复常态，脉搏有力，血压回升，体温可略高于正常。此时患者能起立行动，思饮，但呼吸仍困难，拒绝牵涉腹肌的动作。如不来就诊常延误诊断。

（3）腹膜炎期：在肠穿孔腹膜炎期一般穿孔 12 小时以后，多转变成细菌性腹膜炎，临床表现与任何原因引起的细菌性腹膜炎相似。全身软弱，口干、恶心、呕吐，由于刺激横膈而引起呃逆、体温升高、心悸气短、尿量减少，血压开始下降，病情不断恶化，以致发展到真正休克。体征呈焦虑不安状、唇干、舌干有苔，眼球内陷。因腹式呼吸受抑制，故呼吸急促并有青紫。全腹肌紧张如板状，压痛显著，拒按，全腹可引出反跳痛。有的压痛与反跳痛在右下腹比较明显，亦为误诊为阑尾炎的原因。腹胀，晚期多能叩出移动性浊音。一般病程进入细菌性腹膜炎的阶段，腹腔常有 1000～2000ml 的液体。

（4）辅助检查：X 线检查可发现膈下有游离气体。

4. 治疗方法

（1）原发疾病的基础治疗。

（2）明确诊断肠穿孔诊断的同时，要明确肠穿孔的部位和病因。

（3）因穿孔引起急性弥漫性腹膜炎、感染中毒性休克甚至死亡，所以一经诊断，积极手术治疗。

（4）手术方式要根据肠穿孔的病因及穿孔部位、穿孔时间、腹腔污染程度、患者的一般状态等进行选择。可行穿孔修补、肠部分切除或肠造口术。手术时要对整个肠段和系膜进行系统细致的探查，处理系膜损伤应十分细致，既要妥善止血，又要避免缝扎尚未受累的血管，系膜大血管损伤，动脉能修补者尽量修补，少数需吻合重建，避免广泛切除小肠造成短肠综合征。静脉的侧支循环比较丰富，结扎后发生缺血坏死的机会减少，但也应审慎施行。系膜上的裂孔应予修补，防止发生内疝。系膜缘血肿即使不大，也应打开检查以免遗漏小的穿孔。边缘整齐的裂伤，可用丝线做横向两层内翻缝合。边缘组织有碾锉及血运障碍者（如高速弹片伤）应进行清创，证实创缘有良好血运后再缝合。手术中要彻底清除漏出的肠内容物，并用大量生理盐水冲洗。盆腔置入引流管，防止脓肿形成。遇有下列情况应做肠切除术：①缺损过大或长的纵形裂伤，直接缝合预计会造成肠腔狭窄。②多处破裂集中在一小段肠管上。③肠管严重碾锉，血运障碍。④肠壁内或系膜缘有大血肿。⑤系膜严重挫伤或断裂，或系膜与肠管间撕脱导致血运障碍。

（三）肠道大出血

1. 概述　肠道出血是溃疡性结肠炎的常见并发症之一，治疗方法较多，其中内镜下止血术是一种安全、有效、微创的治疗措施，特别适合于高危、高龄和不适合急诊外科手术治疗的患者。

2. 药物治疗　溃疡性结肠炎血便主要是由肠黏膜炎症、糜烂、溃疡所致，而非凝血功能低下引起，如果炎症及时控制，便血症状就会缓解。因此，溃疡性结肠炎患者出现便血症状时不能过度使用止血药物，对于伴有高凝状态的患者，可以用肝素类抗凝药物治疗。局部治疗方面可使用凝血酶保留灌肠控制左半结肠出血，溃疡

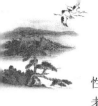

性结肠炎并发大出血时，可以给予激素、生长抑素等药物。在控制急性出血后，应考虑使用环孢素或英夫利昔单抗以缓解病情。

3. 内镜治疗

（1）药物喷洒法：主要适用于弥漫性出血为主的病变。

1）医用黏合剂：在组织表面形成膜状保护层而达到止血目的，尤其适用于多灶性弥漫性出血。喷洒前先注水清除血凝块，再用黏合剂直接喷洒至创面。

2）血管收缩剂：常用去甲肾上腺素溶液或肾上腺素生理盐水局部喷洒，对弥漫性渗血有效，如果出血量较大则只能起短暂止血或减少出血的作用。常用冷藏的预先配制的血管收缩剂喷洒，止血效果可明显提高。

3）收敛剂：是一种强有力的收敛剂，可使血液凝固。对准出血点喷洒，适用于局灶性出血，用量少，效果好，但常出现肠痉挛，引起较剧烈的腹部绞痛。使用稀释溶液进行喷洒，适用于弥漫性渗血、腹痛反应减少。

4）凝血酶：喷洒于出血病灶，使血中纤维蛋白原很快转变为纤维蛋白，形成牢固的纤维蛋白凝块而达到止血目的。对轻度出血最为有效，对喷射性动脉出血或静脉曲张出血无效。

（2）局部注射法：是用注射针刺入局部黏膜或黏膜下层，注入药物来达到止血目的。

1）硬化剂：利用硬化剂注入黏膜及黏膜下血管内或周围，使血管壁增厚、血栓形成或使周围组织纤维增生压迫血管而达到止血目的。用于局灶性出血，尤其是结肠静脉曲张和血管畸形。常用硬化剂是聚桂醇。

2）血管收缩剂：常用肾上腺素生理盐水在血管周围分处注射，使血管收缩，血流量减少，达到止血目的。但对较大病变出血，仅起短暂止血作用。

3）无水酒精：适于搏动性血管性出血，在出血病灶周围注射。无水酒精局部注射对组织侵袭性比其他药物局部注射强，对溃疡显露性血管性出血的止血效果极好，但容易引起二次溃疡伴再出血或穿孔等并发症的发生，因此注射时应注意注射深度，并避免注入血管内。

（3）凝固止血法：是利用热效应使蛋白质凝固达到止血的目的。

1）电凝术：利用高频电流在局部组织产生热效应，使蛋白质凝固达到止血目的的方法。除了结肠静脉曲张引起的出血之外，其他局灶性出血都适用，成功率达90%，是目前使用较广泛的止血方法。有报道称电凝术对小动脉出血也有一定止血效果。应避免电极对肠壁压力过大及连续性通电时间过长，使组织烧伤面积过大且深而造成肠壁穿孔。

2）氩离子凝固术：是一种非接触性凝固技术，利用特殊装置将氩气离子化，将能量传递于组织起到凝固作用。非接触性治疗不会发生热探头和电凝极的组织粘连现象，故对黏膜有止血凝固作用。治疗范围广，治疗深度较浅，安全有效，可以在均匀的深度内进行烧灼。

（4）金属夹止血法：金属夹由一种特殊的金属制成，金属夹止血法是一种机械止血法。由于金属夹不引起局部黏膜凝固、变性和坏死，故可避免治疗后再出血或穿孔等并发症的发生。金属夹止血法适合下消化道血管性出血病变，如溃疡性结肠炎、息肉切除后出血和部分血管性病变等，无论哪一类出血，金属夹子的止血效果

溃疡性结肠炎中西医结合诊疗

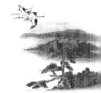

明显优于其他止血方法。

4. 介入治疗　在选择性血管造影显示出血部位后，可经导管行止血治疗。

（1）动脉内灌注加压素：动脉插管造影发现出血部位后，经局部血管注入加压素 0.2～0.4U/min，灌注 20 分钟后，造影复查，确定出血是否停止。若出血停止，继续按原剂量维持 12～24 小时，逐渐减量至停用。大约 80％的病例可达到止血目的，虽其中约有 50％的病例在住院期间会再次发生出血，但期间改善了患者的全身情况，为择期手术治疗创造了良好条件。

（2）动脉栓塞：对溃疡性结肠炎导致肠道溃疡所致的出血，采用可吸收性栓塞材料（如吸收性明胶海绵、自身血凝块等）进行止血。

5. 手术治疗　一般 24～48 小时输血 1200～1600ml，而患者仍有持续活动性出血时，应该考虑外科手术止血。

（四）异型增生和癌变

癌变发生率为 0.7％～8％，甚至可高达 13％，比一般人口高 5～20 倍。病程在 10 年以上、全结肠有广泛病变以及青少年、儿童期发病者，其癌肿发病率明显增高。癌肿可发生在全结肠的任何部位，5％～42％为多中心癌，且分化程度较低，多为低分化黏液癌，呈皮革状浸润肠壁生长，所以预后差。应定期行肠镜检查，对整个结肠作多处活检，以期尽早发现。

重度或结肠炎患者，尤其病程 10 年以上、内镜多次随访活检证实不典型增生时，应行预防性结肠切除术治疗。这一方法似乎是根治的方法，也适用于病变较为广泛的年轻患者。因为这种患者如不进行手术治疗的话，则将进行长期内镜监测。但是，患者往往不愿意接受这种手术治疗，尤其是对结肠炎症状较轻或药物治疗不良反应较小者来说，更是这样。有学者认为，重度不典型增生者，1/3～2/3 病例已有侵袭性癌，应及时做全结肠切除，轻度不典型增生者约 10％，也可做结肠切除；可疑不典型增生者，则不到 3％有癌，应每 3～6 个月复查肠镜并做多部活检，不伴有不典型增生的慢性溃疡性结肠患者每年也应复查肠镜 1 次。如临床怀疑癌症，肠镜反复活检阴性，仍应立即进行结肠切除术。

行直肠结肠切除术，有回肠造口术和目前更为常用的回肠袋－肛门吻合术两种术式供选择。提倡自控性回肠造口术，维持自控功能最简单的手术是肛门吻合术，外科医师发展了各种凹陷贮袋手术解决了大便次数过多的问题，为患者提供了较好的生活质量。术后仍可有吻合口狭窄、吻合口窦道、盆腔败血症、小肠梗阻、贮袋炎症等并发症。值得强调的是，即使手术后，在做回肠造口瘘处，或在回肠袋处也仍可发生腺癌，尽管发病的危险性较少。目前这些手术方式对患者生活质量的影响以及长期的后遗症仍需进一步预测和评价。

（五）肠梗阻

肠梗阻的治疗包括非手术治疗和手术治疗，治疗方法的选择根据梗阻的性质、部位及全身情况和病情严重程度而定。不论采用何种治疗均首先纠正梗阻带来的水、电解质与酸碱紊乱，改善患者的全身情况。

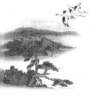

1. 治疗原则

（1）纠正水、电解质、酸碱平衡失调。

（2）补充循环血量。

（3）降低肠内张力。

（4）使用抗生素，防止感染。

（5）解除梗阻原因，恢复肠道通畅。

（6）手术处理肠绞窄。

2. 非手术治疗

（1）胃肠减压治疗：胃肠减压抽出积聚在梗阻上端的气体和液体，降低肠内张力，有利于改善肠壁血循环，减轻全身中毒症状，改善呼吸、循环功能。有效地胃肠减压对单纯性肠梗阻和麻痹性肠梗阻可达到解除梗阻的目的，对于需要手术者也是一种良好的术前准备。

（2）液体治疗：重点在纠正水、电解质、酸碱平衡失调，肠绞窄时因丢失大量血浆和血液，故在适当补液后应输全血或血浆。

（3）营养支持治疗：肠梗阻时手术或非手术治疗都有相当一段时间不能进食，所以营养支持很重要。一般的外周静脉输液通常达不到营养支持的要求，可采用全胃肠外营养，也就是通过静脉途径输注身体所必需的营养液。肠梗阻时采用全胃肠外营养，既可作为术前的准备，也可作为非手术治疗或术后不能及早进食的支持治疗。若肠梗阻解除和肠功能恢复，最好尽早口服。不能正常饮食的患者，可进要素膳食。

（4）抗生素治疗：肠梗阻时，在梗阻上端肠腔内细菌可迅速繁殖。肠梗阻患者应使用针对需氧和厌氧的抗生素。

3. 手术治疗　对绞窄性肠梗阻经短期术前准备，补足血容量，应尽早手术。但若伴有休克，则需待休克纠正或好转后手术比较安全。有时估计已有肠坏死存在，而休克又一时难以纠正，则一边抗休克，一边手术，将坏死肠段切除，休克才会缓解。

第二节　溃疡性结肠炎的中医治疗

一、辨治思路

溃疡性结肠炎诊疗时，需强调辨病与辨证的结合（分型与辨证、分期与辨证、分级与辨证、病位与辨证）；辨证与辨症的结合（辨脓血便、黏液便、辨血便、辨腹痛）；扶正（气血阴阳）和祛邪（湿、热、瘀、毒）的结合；脏腑功能的调整和气血同治的结合，注意调肺、健脾、疏肝、补肾和治气治血的综合应用；针药同施和健康指导的结合，形成病、证、症、法、方、药六部一体化的溃疡性结肠炎特色诊疗思路。

（一）重视辨病与辨证的结合

1. 分型和辨证　根据最新指南共识，溃疡性结肠炎临床类型分为初发型、慢性复发型。初发型患者多因饮食、情志或感受外邪而致肠络受损，大肠传导失司，清浊不分，夹杂而下发病，慢性复发型患者多在脾虚湿蕴基础上因饮食、情志、感染等诱因加重肠道的气血交阻而再次发作。治疗时，初发型、慢性复发型可予以中药单独治疗或中西医结合治疗。

2. 病期与辨证　针对活动期和缓解期呈现的不同中医证候学特征，在活动期多有湿热内蕴肠腑，气滞血瘀，肉腐血败之病理变化，缓解期多有脾肾两虚，肺气失调，大肠不固，湿热留恋之候。正如"法随证出，方随证走"，根据这一病理特点，西医病情分期和中医辨证相结合，即活动期从肠道湿热证辨治，治疗清肠化湿，调气和血，敛疡生肌；缓解期从正虚邪恋证辨治，治疗以健脾扶正为主，佐以清肠化湿，并注意补肾调肺，综合治疗。

3. 病情与辨证　掌握病情的轻重缓急对制订治疗方案和判断预后十分重要，大便次数日行 4 次以下，腹痛、腹胀不甚，病情较缓，属于轻症；如便下脓血，或纯下鲜血，大便日行 6 次或以上，腹痛、腹胀较剧，或伴发热，属急症、重症。溃疡性结肠炎重症易出现中毒性巨结肠、肠穿孔、大出血、脓毒血症等并发症，究其病机系湿热内盛，热极化火成毒损伤肠络而致穿孔、出血，热毒内盛入血分而致中毒性巨结肠、脓毒血症。轻、中度溃疡性结肠炎可予以中药治疗，重度溃疡性结肠炎予中西医结合治疗。

4. 病位与辨证　病变范围局限于直肠或左半结肠，可单用中药灌肠或配合中药口服治疗，如病变范围在广泛结肠，可采用中药口服治疗或配合中药灌肠治疗。可根据病变部位，选择体位，病位在直肠、乙状结肠和左半结肠（脾曲以远），取左侧卧位，广泛结肠取左侧卧位 30 分钟→平卧位 30 分钟→右侧卧位 30 分钟。可使药液在肠道内保留较长时间。

（二）重视辨证与辨症的结合

1. 辨脓血便、黏液便　脓血便是溃疡性结肠炎的典型症状，多因外感湿热、饮食不节、嗜食肥甘、情志失调等导致脾胃损伤，湿热内蕴肠腑，壅阻气血，气血相搏，脂膜血络受损，血败肉腐为疡，腐败化为脓血，可伴有里急后重，身热，肛门灼热，口苦口臭，小便短赤，舌红，苔黄腻，脉数或滑数等。

就黏液便而言，一般认为，脓白如陈属寒、脓色黄稠属热；黏液清稀属虚、属寒，色黄黏稠属郁热。治疗时白多赤少，重在治湿、治气；赤多白少，重在治热、治血；对黏液便除治湿、治痰外，还应重视调肺和运脾。

2. 辨血便　血便是溃疡性结肠炎的主症之一，其辨证应结合病势、病程等综合考虑，辨色之清浊。血色鲜红多属热，若久病气亏、气不摄血，多血色淡稀；血黯多属瘀，然血瘀的病机亦可有虚实之异：急性期湿热酿毒可入络成瘀，多血色紫黯凝块腥臭；久病脾肾阳虚，运血无力可气虚为瘀或寒凝为瘀，多血色淡黯。

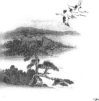

3. 辨腹痛　《血证论》曰："木之性主于疏泄之，而水谷乃化。"生理上，肝主疏泄，有助脾的运化功能；病理情况下，如因情志所伤，肝气横逆，克伐脾土，导致肝脾不和，气机不畅，不通则痛，则可出现腹痛。便前腹痛、便后则缓，肠鸣腹胀，多属脾虚肝旺，病在气分；痛处固定，缠绵反复，多为瘀血入络，病在血分；病久而腹痛隐隐，多属气虚血瘀。治疗时，要注意行气与活血、柔养与温通的区别应用。

（三）重视湿、热、瘀、毒与病情活动的关系

1. 湿性黏滞与病情缠绵　脾喜燥而恶湿，湿邪困脾，脾失健运，水谷混杂而下，故发本病。湿邪既可外感所得，又可自内而生。饮食不节，过食肥甘厚味，嗜酒伤中，酿生湿热，过食生冷，损伤脾阳，皆可使脾胃传导失职，升降失调，以致水湿内停，气血凝滞，与肠中腐浊之气相搏，发生泻痢。湿性黏滞，导致病情缠绵，和临床上慢性复发型居多相一致。

2. 瘀热阻滞与肠络损伤　久病必瘀，气虚、气滞、寒凝、热灼、阴伤、湿阻等均可导致气血凝滞，郁而化热，瘀热阻滞，壅滞肠中，血败肉腐，内溃成疡，迫血妄行，便血下溢。而溃疡形成后，更加阻滞气血，痛处固定不移，舌质紫暗，或有瘀斑、瘀点等症。瘀热又可致水湿停滞，湿瘀不尽，伏于肠间，互为因果，经久而愈衍愈重。瘀血不去，新血不生，瘀血愈甚，气血愈虚，病程迁延，缠绵难愈。

3. 湿热壅盛与化毒伤络　在本病发生发展过程中，湿热内蕴肠腑，腑气不通，络脉受邪，酿成热毒；或热毒迫血妄行，便下鲜血；或湿热日久，久病入络，血瘀内助，便下血块。临证可见发热，腹痛，脓血便，或鲜血便，或夹杂暗红血块，里急后重，肛门灼热，舌红或舌质紫黯，有瘀斑、瘀点等。热毒重者，当清热解毒，凉血化瘀。临床常用清热燥湿解毒的药物包括白头翁、黄连、秦皮、苦参、地榆等。

（四）重视正虚与病情复发的关系

1. 脾虚　传统中医理论认为，泻痢之证与脾虚不运、湿邪内蕴关系最为密切。溃疡性结肠炎缓解期症状缓和，但易复发，如何有效地维持缓解、预防复发是溃疡性结肠炎缓解期治疗的重要方面。此期邪气不盛，患者多有神疲乏力、便溏或易腹泻、腹胀肠鸣、食减纳呆、舌淡、苔白、脉弱等脾虚表现，病机以脾虚失健为主。脾虚亦是溃疡性结肠炎复发的主要因素，治以健脾益气，治病求本，切中病机，对维持缓解、预防复发至关重要，且可进一步改善病情。

2. 肾虚　溃疡性结肠炎是呈反复发作的慢性疾病，病程缠绵，迁延不愈，日久及肾，肾虚进一步加重腹泻反复发作，恶性循环。《景岳全书》曰："五脏所伤，穷必及肾。"冯兆张在《方脉泄泻合参》曰："而泻属脾胃，人固知之。然门户束要者，肝之气也；司守下者，肾之气也，若肝肾气实则能束而不泻，虚则失职，而无禁锢之权矣。"现代医学认为，遗传基因的缺陷、肠黏膜屏障的破坏、免疫反应的放大导致了溃疡性结肠炎的发生。肾藏精，主生殖，先天禀赋差异主要归于肾，卫气抵御外邪的功能可理解为机体免疫功能根于肾，免疫失调及遗传体质与中医肾的关系密切，因此补肾温肾亦是防止病情复发的重要治法之一。

（五）重视寒热错杂的复杂病机

本病腹痛腹泻，夹有脓血，反复发作，迁延日久，往往既有积湿蒸热，又有湿蕴伤阳，寒热错杂。《景岳全书》说："脾肾虚弱之辈，但犯生冷极易作痢。"临床表现为便下脓血，血色暗红，肛门灼热，里急后重，四肢畏寒怕冷，舌淡红，苔腻，脉细数，治宜温中补虚、清热燥湿、寒热并用，以乌梅丸为代表方，集补泻温清于一方之中。庶克奏效。

（六）重视脏腑相关的整体观念

1. 补肺、宣肺　肺与大肠相表里，《黄帝内经》中说："逆之则伤肺，冬为飧泄。"本病与肺的密切关系还体现在痰这一病理因素上，古代医籍早有"痰泄"之名。在治疗上，除健脾化湿外，也要重视宣通肺气。临床上常以健脾补肺的黄芪、党参等配合白术健脾和中，桔梗开宣肺气，佐以二陈化痰除湿。亦可参照朱丹溪法，用二陈汤加黛蛤散治疗。临证常用宣肺化痰的药物有桔梗、紫菀、半夏、陈皮、茯苓、黄芩、浙贝母、薏苡仁、白芷等，配合健脾化湿、清肠化湿等法同用，可以提高临床疗效。

2. 补脾、运脾　健脾益气为溃疡性结肠炎有效治法，治疗时，需注意补脾与治疗时，需注意补脾与运脾的合理应用。一则不宜过于温补，以防耗伤阴液，出现阴血亏虚之象；二则不宜壅补，以防阻碍气机，使病邪留恋；三则不可骤补，宜徐徐缓图，冀正气恢复，病可渐愈。临床以健脾益气之剂结合运脾化湿、升清疏利之品，使脾胃之气调和，升清降浊，肠络清疏，传化如常，方可达到补而不滞、脾健余邪清的治疗效果。常用药物有党参、白术、炙甘草、山药、黄芪、扁豆、砂仁、茯苓、薏苡仁、陈皮、柴胡、升麻、葛根、防风、荷叶等。方剂常选用异功散、香砂六君子汤、参苓白术散、补中益气汤、补气运脾汤等加减。

3. 疏肝、柔肝　溃疡性结肠炎患者常伴有心情抑郁、情绪不宁等情志障碍，可引起肝气疏泄失职，影响脾胃健运，而缓解期脾气虚衰，肝木极易乘侮，兼见少腹胀痛、大便或干或溏、肠鸣矢气、脉弦等表现时，更应恢复肝胆的疏泄功能。临证治当在健脾的同时，需从肝治疗，注重疏肝和柔肝。除用陈皮、枳壳、木香等理气外，还应佐以疏肝或柔肝，才能恢复肝胆疏泄功能及脾胃运化功能：肝气疏泄不及者，配合柴胡、香附、佛手、青皮、郁金等疏肝之品，既有利于肝气疏泄与条达，又可助脾之运化与升清，四逆散、逍遥散、痛泻要方是常用方剂。湿郁经久生热，热为阳邪，阳盛每易伤阴，当此之时，肝阴宜养，法在柔润，取药宜甘，常用药物如生地黄、当归、白芍、旱莲草、女贞子、木瓜等。

4. 补肾、固肾　久病及肾，临床兼见泻下不止，腰膝酸冷，畏寒怕冷，喜热饮，舌淡胖，脉沉细等，治宜温补脾肾，酌加熟附子、干姜、肉桂、吴茱萸、补骨脂、益智仁、菟丝子等；肾阳虚弱，不能助脾运化水谷，腹泻难止，配以固肾止泻之药，药如芡实、金樱子、补骨脂、肉豆蔻等。

（七）重视多维度辨治

1. 辨因论治　辨因论治主要是通过详细询问疾病的发生、经过以及相关情况来

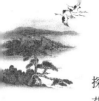

探求疾病病因，或以主要临床表现为依据综合分析进而归纳其病因，然后再辨因施药的一个过程。如《素问·痹论》言："饮食自倍，肠胃乃伤。"说明饮食不节、暴饮暴食伤及脾胃，水湿不化而湿热内生，流于肠道，可发为泻痢之证，因此溃疡性结肠炎的防治均当兼顾饮食的量和种类。又如《素问·举痛论》中记载："余知百病生于气也，怒则气上，喜则气缓……思则气结。"可见情志异常与气机失常密切相关。溃疡性结肠炎患者常伴焦虑和/或抑郁状态等，因情志不遂或负面生活事件加重或诱发的疾病发生发展的病例屡见不鲜。有学者认为溃疡性结肠炎发病基础乃先天禀赋异常，忧、思、郁、怒等不良情志刺激常作为诱因而相兼为病，因此在溃疡性结肠炎的防治中均应该把情志因素考虑在内，进行对因防治。溃疡性结肠炎属中医泻痢之证，亦有学者认为泻痢皆本于脾虚，肝亢犯脾，则脾愈虚；伤于外风或情志，肠络受损，清浊不分，脓血俱下。由此，饮食、情志、先天禀赋不足等在溃疡性结肠炎的发病中起着重要作用。在发病期辨因论治，及时祛除致病邪气可奏釜底抽薪之效；在未病之时，饮食有节、情志调畅可彰显未病先防之功，从而达到治标护本、防病治病的双重目的。

2. 辨机论治　病机是疾病发生、发展、变化及其结局的机制，是对正邪相争过程和结局的动态的和整体的概括，涉及阴阳、气血、脏腑、经络等的变化规律。《神农本草经》说"凡欲疗病，先察其源，先候病机"，可见详察病机、切合病机的重要性，而方机对应，药因机异，是辨机论治的核心。《医宗必读·痢疾》载"痢之为证，多本脾肾，脾司仓廪，土为万物之母，肾主蛰藏，水为万物之元……"，强调泻痢之证的病机关键在于肾。泻痢之患乃湿邪作祟，脾肾两脏阳虚，湿不得正化，滞留于肠腑，久可化湿毒、损脂膜、伤血络而见下利赤白。因此，对于缓解期溃疡性结肠炎或病情反复发作者，当紧扣脾肾阳虚之病机，法以"补先天、壮后天"，使"正气内存，邪不可干"。《素问玄机原病式》云"诸泻痢皆属于湿，湿热甚于肠胃之内，而肠胃怫郁，以致气液不得宣通而成"，说明在溃疡性结肠炎活动期或急性发作期，当审湿热内蕴大肠之病机，治宜清热利湿、涩肠止泻。此外，溃疡性结肠炎的病程往往较长，疾病迁延，病机复杂，故在治疗中，应当根据患者兼夹病机的不同而辨机施治，如夹瘀者应加活血化瘀之药；气血失调腹痛明显者，当气血兼顾，酌加调气和血止痛之品。

3. 辨性论治　病性是指某一种疾病病理变化的本质属性，它建立在对邪正关系综合认识基础之上，是对疾病一定阶段整体反映状态的本质概括，能反映疾病的整体动态，更是对某一种疾病总特质的判断。辨性，即辨别病性，临床对疾病病性的辨别与判定结果直接影响到治疗、转归、康复、预防等策略的确定和落实，每一病性均有相对应的治法方药，如"虚者补之、实者泻之"之正治；"热因寒用、寒因热用"之反治等。辨性论治，即对疾病临床资料进行分析，寻找病性相关证据，针对病性，立法处方，这是中医诊疗疾病的重要手段。中医所论及的病性包括阴阳、虚实、寒热等，溃疡性结肠炎初发时病性当偏阳、偏热、偏实，治疗当以清、化为主；久病迁延或久经反复者病性当偏阴、偏寒、偏虚，治宜温、补为先。

4. 辨位论治　辨位论治，顾名思义就是根据疾病的病变部位不同而选择不同治法或给药方法。溃疡性结肠炎的病变部位可累及结肠或直肠，对于病变部位在直肠远端的患者可给予美沙拉嗪栓剂纳肛或美沙拉嗪灌肠液；病变部位在直肠近端或乙状结肠的患者可采用中药保留灌肠使药物直达病所；降结肠或全结肠病变者，可在内镜技术支持下行全肠道置管，进行定点定位滴注给药。辨位论治溃疡性结肠炎是传统中医药外治法结合现代科学技术产生的一种特色疗法，在降低口服药物带来肝脏首过效应的同时，拓展了中医外治法的使用部位和作用范围。

5. 辨期论治　　分期治疗是针对溃疡性结肠炎的病理演变特点进行的分层辨治策略。溃疡性结肠炎分为活动期和缓解期，活动期的治疗目标以快速控制炎症和诱导缓解为主，而缓解期的治疗目标则重在维持缓解和预防复发。有学者将本病分为活动期、恢复期和缓解期，活动期主要为"邪实"，以湿热内蕴为主，治以"清热化湿、消积导滞"之法；正虚邪恋是恢复期的病机特点，治疗上侧重于"扶正祛邪、健脾益气"；缓解期则以"脾气亏虚、瘀血阻滞"为主，治疗上常以健脾益气、活血化瘀为法，紧扣病机，分期论治。亦有学者认为溃疡性结肠炎活动期以湿热之邪为主，治当以攻邪为要；恢复期则强调"脾虚毒胜"的重要性，治以健脾解毒之法；而"脾肾两虚，瘀血阻络"乃缓解期的病机特点，治疗上强调"健脾补肾以治其本，活血通络以疗其标"。

6. 辨病论治　　辨病论治以病为纲，据病立法，通过辨病确立诊断，可规定其基本的治法和方药。《医书全集》言："欲治病者，必先识病之名……而后求其病之所由生。"辨病治疗是针对疾病的主要矛盾进行治疗的一种方法，尤其在无症可辨时辨病显得尤为重要。在具体实践中当结合疾病的特点，选择针对疾病病理特点或疾病特异指标的药物，实现疾病的靶向性治疗。除传统的辨证论治外，亦可以结合现代医学之疾病，这可使许多特殊类型的疾病，如：缺乏主诉的亚临床型或者临床隐匿性的疾病能够得到及时的、准确的治疗策略。

7. 辨证论治　　辨证论治是中医药治病的特色和核心。《素问·玉版论要》云"余闻揆度奇恒，所指不同，用之奈何""揆度者，度病之浅深也"，《伤寒杂病论》曰"观其脉证，知犯何逆，随证治之"。继张仲景六经辨证之后，古代医家结合临床实践不断对"证"进行深入研究，演化出了八纲辨证、三焦辨证、脏腑辨证、卫气营血辨证等。辨证论治，即根据患者的四诊信息，如症状、舌脉、病情、治疗等，结合体质、地域等情况，四诊合参、综合分析，并对患者总体情况进行结论性概括，进而提出相应的治疗原则和处方用药。中国溃疡性结肠炎中医诊疗共识意见将其分为大肠湿热证、热毒炽盛证、脾虚湿蕴证、寒热错杂证、脾肾阳虚证等7个主要证型。大肠湿热证予芍药汤加减以清热化湿，调气行血；热毒炽盛证予白头翁汤加减以清热祛湿、凉血解毒；脾虚湿蕴证予参苓白术散加减以健脾益气，化湿助运；寒热错杂证予乌梅丸加减以温中补虚，清热化湿；脾肾阳虚证予理中汤合四神丸加减以健脾补肾，温阳化湿等。辨证论治是中医治病的核心要素，唯有在正确辨证论治的基础上，才能准确抓住疾病在不同阶段的病机变化，从而不断完善治疗过程中的理法方药，实现人—病—证的有机结合。

8. 辨体论治　　辨体根据体质状态及特性，整体把握健康与疾病的关系，确立防治原则，进而选择相应的治疗、预防、康复、养生等方法，即采取"因人制宜"的干预措施。《灵枢经·寿夭刚柔》载"人之生也，有刚有柔，有弱有强，有短有长，有阴有阳"，可见早在先秦时期，人们就已注重体质的辨识。《灵枢经·阴阳二十五人》曰"先立五形金木水火土，别其五色，异其五形之人，而二十五人具矣"，根据五形五色将人分为 25 种，虽然数目待考证，但今日仍有借鉴意义。

二、治则治法

（一）治则

本病治疗以标本兼顾，扶正祛邪为基本原则，注意分清标本缓急，寒热虚实，在气在血，权衡施治。活动期多为湿热蕴结，气滞血瘀，肠络受损，治以清热燥湿，调气和血为主；缓解期多为脾肾不足，肝脾不调，肺脾两虚，兼夹湿热，瘀血之邪，正虚邪恋，治疗上以补益肺脾，培补脾肾为主，兼消痰湿，瘀血，湿热积滞之邪，标本兼顾。同时还应结合中医对疮疡和肠痈的治疗方法，结合药物灌肠，直达病位，内外结合，才能收到理想的临床疗效。

（二）治疗方法

1. 清肠化湿法　多取苦寒燥湿之品，方用白头翁汤、芍药汤等治疗，药如黄连、黄芩、黄柏、秦皮、苦参、白头翁、椿根皮、败酱草、地锦草、马齿苋等苦寒之品以清肠化湿，此类药物多集清热燥湿于一体，祛黏滞之湿热，故为临证首选。值得注意的是，过用苦寒不仅有碍脾胃健运，且有凉伏热毒及化燥伤阴之弊，因此临证常与芳香化湿药（如藿香、苍术、砂仁等）、温运脾阳药（如干姜、肉桂、炒白术等）配伍应用，不仅可加强祛湿效果，使湿热清除，还可避免伤正之弊。

2. 调气和血法　刘河间指出"调气则后重自除，行血则便脓自愈"。故本病初起，脓血便，兼有腹痛，里急后重，舌苔黄腻，脉弦滑者，治宜清热化湿，兼以调气行血导滞。临床上常用清热化湿与调气和血法合用治疗，如芍药汤，使湿热去、气血通、腑气畅、痛泻止。调气常选理气通降之品，如木香、槟榔、枳壳、大腹皮等，行血多取和血之品，如当归、白芍等，若里急后重、脘腹胀满等气滞症状明显者，可增加理气药药味和（或）用量。

3. 健脾化湿法　健脾化湿法是指运用补益脾气、化湿运脾作用的药物治疗脾虚湿蕴证的治疗大法。溃疡性结肠炎缓解期，往往脓血便、腹痛、里急后重症状消失，仅偶有腹泻、便秘、少量黏液便等症状，故久泻不愈，腹痛隐隐，腹胀肠鸣，食减纳呆，舌淡苔白，脉沉细等症时，表现特点以正虚为主，治以健脾助运化湿为主。代表方如参苓白术散、补气运脾汤等，药用黄芪、党参、炒白术、炒薏苡仁、淮山药、茯苓、藿香和苍术等。

4. 调肝健脾法　用于溃疡性结肠炎伴有肝郁脾虚表现，临床常见腹痛，痛则欲便，便后痛减，伴肠鸣，脉弦等，故临床治疗应从肝入手，疏肝气，健脾运，使肝之疏泄功能强健，脾之运化能力旺盛，而达到正本清源的目的。代表方痛泻要方（《景岳全书》引刘草窗方）合四逆散（《伤寒论》）加减，药用陈皮、炒白术、炒白芍、防风、炒柴胡、炒枳实、党参、茯苓、炙甘草。

5. 温补脾肾法　适用脾肾阳虚证，症见久泻不止，夹有白冻，甚则完谷不化，滑脱不禁，形寒肢冷等，代表方用理中汤（《伤寒论》）合四神丸（《证治准绳》）加减，药用党参、炮姜、炒白术、炙甘草、补骨脂、肉豆蔻、吴茱萸、五味子、生姜、大枣和益智仁等。

6. 凉血宁络法　若以血便或黏液脓血便为主要症状，应注意参合清热解毒、凉血宁络的方法，药用银花、连翘、马齿苋、地榆、槐花、侧柏叶、仙鹤草、赤芍、牡丹皮、紫草等。

7. 调肺化痰法　肺与大肠表里相应，治疗用药应注意佐以宣肺化痰、消积导滞，如桔梗、白芷、陈皮、半夏、浙贝母及山楂、神曲等，配合健脾化湿法同用，可以提高临床疗效。

8. 敛疡生肌法　本病由于有脂络受损、血败肉腐成疡的病理变化，用药宜吸取外科治疗痈疡的经验，采用祛腐生肌敛疡的治疗方法，提高溃疡愈合率，局部和整体治疗相配合，采用灌肠、口服相结合可提高疗效。灌肠所选药物，一般以清热解毒、护膜生肌药为主，如锡类散、黄柏、苦参、地榆、青黛、白及等，至于排脓生肌敛疡之品，多取黄芪、白及、白芷。

(三) 治则治法应用规范

1. 清肠化湿，贯穿始终　不论活动期还是缓解期，湿热始终贯穿于溃疡性结肠炎的整个发病过程，其差别仅在于邪势盛衰不同。活动期邪势壅盛，当以清肠化湿为主；待邪势稍减，正虚显露，初则脾虚与湿热共存，久则脾肾阳虚、寒热错杂，此时应根据正邪盛衰把握好扶正与祛邪的主次，做到补中有消、消中有补，不可见有虚证而妄用补涩，以致助邪留寇，反使病势迁延。值得注意的是，过用苦寒不仅有碍脾胃健运，且有凉伏热毒及化燥伤阴之弊，因此临证常与芳香化湿药（如藿香、苍术、砂仁）、甘淡利湿药（如茯苓、薏苡仁、车前子）配伍应用，以达到运脾化湿的效果。

2. 凉血止血，祛风宁络　溃疡性结肠炎以血便或黏液脓血便为主要症状特点，病机总属湿热伤络，络损血溢，正如《黄帝内经》所谓："阴络伤则血内溢，血内溢则后血。"治疗当清热凉血、宁络止血，方选地榆散、槐角丸加减，常用药物有地榆、槐花、白头翁、赤芍、侧柏叶、茜草、紫草、黄连、黄芩、栀子等。如兼有阴伤络损血溢者，则合用银花、石斛、生地等药对；如纯为便血者，则可按肠风的治疗经验用药，加用炒当归、荆芥或荆芥穗、防风等养血祛风，和络止血；如治疗无效者，可参考《周慎斋遗书·肠风》治肠风下血不止方（白芷、乌梅）或《济生方》乌梅丸（乌梅、僵蚕），散收结合，风平火息，肠络自宁，血自归经。总之，运用清热凉血之法，不仅可急则治其标，使热清血止，还能修复肠络，防止复发，维持远期的疗效。

3. 调气和血，慎用收涩　临床需注意从气血调治的重要性，同时，溃疡性结肠炎患者常伴有肝郁脾虚或土虚木旺等肝脾不和的证候特点，因此调和气血多从肝论治，因此，理气除木香、枳壳、槟榔、陈皮等行气导滞外，常配以柴胡、香附、青皮、佛手等疏肝理气；和血除当归、白芍、丹参等养血和血外，多用赤芍、郁金、延胡索、莪术、三七等化瘀止痛。柴胡疏肝散、逍遥散、痛泻要方是常用方剂。本病虽常表现为便次增多，久泻难愈，但其病机以湿热留滞、虚实夹杂为特点，有别于单纯的脾虚证或脾肾阳虚证，因此，在治疗上应注意在扶正的同时配合疏泄导滞、

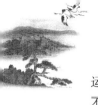

运化祛湿，而慎用涩肠止泻之品，以防闭门留寇，加重病情。对于久病体虚，滑脱不禁的患者，在前法的基础上适当加用诃子、乌梅、石榴皮等药可增加疗效。需要指出的是，罂粟壳既可止泻又有止痛之功，但药理证实其具有抑制结肠蠕动作用，溃疡性结肠炎患者用之易产生腹胀，甚则导致肠麻痹，诱发中毒性巨结肠等严重并发症，故临床使用当谨而慎之。

4. 敛疮生肌，护膜为要　溃疡性结肠炎肠黏膜隐窝脓肿及糜烂溃疡之病理变化符合中医学"内痈""内疡"的特征，参用清热解毒、凉血消痈、托疮排脓、敛疮生肌之法予中药局部灌肠外治，可加快黏膜修复。常用清热解毒药有黄连、黄柏、苦参、青黛等，凉血消痈药有地榆、败酱草、鱼腥草、白蔹等，托疮排脓药有黄芪、白芷、桔梗等，敛疮生肌药有白及、儿茶、枯矾等。另外，还有化瘀止血药，如三七、茜草，以及涩肠止泻药，如乌梅、诃子、石榴皮、赤石脂等。常用成药有锡类散。

5. 健脾益气，调和诸脏　健脾益气是本病巩固疗效、防止复发的根本大法。溃疡性结肠炎活动期邪正交争以实证为主，而至缓解期每每呈正虚邪恋之势，此时，健脾益气、扶正固本是治疗的主要原则。然而，余邪留滞若一味壅补则恐徒增邪势，在健脾益气的基础上辅以清化湿热、调气活血之品方能补而不滞、补中有消。

以脾虚为基础，溃疡性结肠炎还涉及肝、肾、肺诸脏，每见肝脾不和、脾肾两虚、肺气失调、痰湿蕴肠等多个脏腑功能紊乱的复合证型。健脾而不忘调和诸脏方能事半功倍。脾肾阳虚者常佐补骨脂、益智仁、菟丝子、肉豆蔻等，木旺克土者常加白芍、赤芍、柴胡、郁金、合欢皮等，宣肺化痰常用桔梗、白芷、陈皮、半夏、黄芩、浙贝母、薏苡仁等。

（四）基于浊毒理论的治则

国医大师李佃贵教授治疗溃疡性结肠炎时，提出浊毒内蕴是致病关键，应以化浊解毒法贯穿始终，同时应注重顾护胃气，因为脾胃虚弱是发病之本，肠道之痈疡只是局部病理表现。在治疗方面，应先辨明疾病所处时期，再辨证型，终查兼证，最后病证统一，标本兼治，疾病乃愈。

李佃贵教授提出两种祛邪方法，首先清理浊毒之源头，第一，芳香泻浊解毒法：其机制为以芳香之性散郁结，化浊邪，除泥垢，主要药物为砂仁、苍术、半夏、佩兰、藿香等。第二，健脾祛湿解毒法：其机制为顾护脾胃后天之本，使脾胃得健，则湿浊毒邪不得以生，故以健脾祛湿为化浊解毒的治本之法。主要药物有白术、茯苓、山药、乌药等。第三，清热化浊解毒法：主要药物有黄芩、栀子、龙胆草、黄连、黄柏等苦寒药物，该法需注意若大量运用苦寒药物，易凉遏瘀滞、损伤脾胃，临证宜加用香附、乌药、桂枝、木香等温通理气之品，以佐制药物寒凉之性，从而达到运脾化湿、祛邪不伤正的目的。第四，化痰涤浊解毒法：主要药物有黄连、瓜蒌、半夏、陈皮、秦皮、白头翁、栀子等。第五，攻毒散浊解毒法：主要药物有全蝎、蜈蚣、半边莲、半枝莲、白花蛇舌草等。第二种祛邪方法即给浊毒之邪以出路，第一，通腑泄浊解毒法，主要机制为运用通降之中药，使腑气得通，浊毒随大便排出体外，临床常用方剂为小承气汤加减。第二，渗湿化浊解毒法，主要机制为令浊毒之邪从下焦排出，使得浊毒从小便而去，临床中多用六一散加减，常用药物为茯苓、猪苓、泽泻、滑石、薏苡仁、甘草等。

三、常用中药

（一）清热类

1. 黄连　本品首载于《神农本草经》。

（1）性味归经：苦，寒。归心、脾、胃、肝、胆、大肠经。

（2）功能主治：清热燥湿，泻火解毒。

（3）性能特点：本品苦寒，"能泄降一切有余之湿火"（《本草正义》），广泛用于湿热诸证。因其主入中焦，对中焦湿热病证多用，尤为治湿热泻痢之要药。清热泻火力强，可用于各脏腑的火热病证，尤以清心、胃之火见长，故多用于心火亢盛及胃火炽盛诸证。对于火毒炽盛，迫血妄行所致的吐血、衄血也较常用。本品泻火解毒，善疗痈肿疔疮，外用可治湿疹、湿疮、耳道流脓。

（4）临床应用

1）湿热证：治湿热泻痢，可单用，如黄连胶囊（《中国药典》）。或与木香为伍，如香连丸（《太平惠民和剂局方》）。若治湿热蕴结中焦、胸脘痞闷、呕吐泄泻者，可与厚朴、石菖蒲、栀子等同用，如连朴饮（《霍乱论》）。

2）心、胃火炽盛证：治心火上炎之口舌生疮，可与栀子、竹叶等同用。治心火亢盛之心烦不寐、心悸不宁，可与朱砂、甘草为伍，如黄连安神丸（《仁斋直指方》）。治热入心包、热盛动风之高热烦躁、神昏谵语及小儿高热惊厥者，常与牛黄、栀子、黄芩等同用，如万氏牛黄清心丸（《中国药典》）。治胃热呕吐，可与竹茹、半夏等同用。治胃火牙痛，常与生地黄、升麻、牡丹皮等同用，如清胃散（《脾胃论》）。治胃火炽盛、消谷善饥、烦渴多饮，可与麦冬、石膏等同用。若治肝火犯胃之呕吐吞酸，每以本品为主药，佐以吴茱萸，如左金丸（《丹溪心法》）。治火毒炽盛，迫血妄行所致的吐血、衄血等出血常与大黄、黄芩同用，如泻心汤（《金匮要略》）。

3）疮痈肿毒：治疮痈疔肿、热毒炽盛而见红肿热痛者，可与黄芩、黄柏、栀子同用，如黄连解毒汤（《外台秘要》）。

4）湿疹、湿疮、耳道流脓：治皮肤湿疹、湿疮，可单用外敷。治耳道流脓，可单用取之浸汁涂患处，或配伍冰片、青黛研末吹敷。

5）用法用量：煎服，2～5g；外用适量。生用清热力较强，炒用能降低其苦寒性。酒黄连善清上焦火热，用于目赤、口疮；姜黄连清胃和胃止呕，用于寒热互结、湿热中阻、痞满呕吐；萸黄连舒肝和胃止呕，用于肝胃不和、呕吐吞酸。

2. 黄芩　本品首载于《神农本草经》。

（1）性味归经：苦，寒。归肺、胆、脾、大肠、小肠经。

（2）功能主治：清热燥湿，泻火解毒，止血，安胎。

（3）性能特点：本品苦寒，清热燥湿力强，"通治一切湿热"（《本草正义》）。又善泻火解毒，可用于多种火热及热毒证。主入肺经，善清肺热，适用于邪热壅肺之

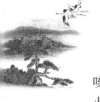

咳嗽。能泻亢盛之火热，"止上炎之失血"（《本草正义》），有凉血止血之功，适用于火毒炽盛、迫血妄行之出血。能清胞宫之火，"去胎前之热"（《本草从新》），适用于妊娠"胎中有火热不安"（《滇南本草》）。

（4）临床应用

1）湿热证：治湿温、暑温，胸闷呕恶，湿热痞满，常与滑石、豆蔻、通草等同用，如黄芩滑石汤（《温病条辨》）。治湿热泻痢，常与葛根、黄连等同用。治湿热黄疸，常与茵陈、栀子等同用。

2）肺热咳嗽：治邪热壅肺之咳嗽，可单用。治痰热壅肺之咳嗽痰黄稠黏者，常与知母、浙贝母、桔梗等同用，如清肺抑火丸（《中国药典》）。

3）疮痈肿毒：可与黄连、连翘、甘草等同用，如芩连片（《中国药典》）。

4）血热出血：治火毒炽盛，迫血妄行所致的吐血、衄血等出血，可单用黄芩炭，或与大黄、黄连同用，如泻心汤（《金匮要略》）。

5）胎动不安：治妊娠胎中有火热不安者，可与知母、白芍、白术等同用，如孕妇清火丸（《部颁标准》）。

（5）用法用量：煎服，3～10g。清热多生用，安胎多炒用，清上焦热可酒炙用，止血可炒炭用。子芩偏泻大肠火，清下焦湿热；枯芩偏泻肺火，清上焦热。

3. 黄柏　本品首载于《神农本草经》。

（1）性味归经：苦，寒。归肾、膀胱经。

（2）功能主治：清热燥湿，泻火除蒸，解毒疗疮。

（3）性能特点：本品苦寒，"清热之中，而兼燥湿之效"（《神农本草经读》），可用于多种湿热病证。因其性沉降，故尤善治下焦湿热诸证。不仅能清实热，用于多种火热病证，更善泻肾火、退虚热，"专治阴虚生内热诸证"（《本草经疏》）。并能解毒疗疮，用于疮疡肿毒、湿疹瘙痒，内服外用均可取效。

（4）临床应用

1）湿热证：治湿热泻痢，可与白头翁、黄连、秦皮等同用，如白头翁汤（《伤寒论》）。治湿热黄疸，可与栀子、甘草同用，如栀子柏皮汤（《伤寒论》）。治湿热带下，可与山药、芡实、车前子等同用，如易黄汤（《傅青主女科》）。治湿热下注膀胱之小便浑浊、尿有余沥者，可与草薢、茯苓、车前子等同用，如草薢分清饮（《医学心悟》）。治下焦湿热之痿痹、脚气、带下、湿疮等，每与苍术为伍，如二妙散（《丹溪心法》）。

2）阴虚火旺证：治阴虚火旺、骨蒸潮热、盗汗遗精等，常与知母、地黄、山药等同用，如知柏地黄丸（《医宗金鉴》）。

3）疮痈肿毒，湿疹瘙痒：治热毒疮疡、红肿热痛者，可与大黄同用为散，醋调外搽；或与大黄、白芷、天花粉等同用，如如意金黄散（《外科正宗》）。治湿疹瘙痒，可与地肤子、白鲜皮、苦参等同用。

（5）用法用量：煎服，3～12g。外用适量。

（6）注意事项：本品苦寒伤胃，脾胃虚寒者忌用。

4. 白头翁　本品首载于《神农本草经》。

（1）性味归经：苦，寒。归胃、大肠经。

（2）功能主治：清热解毒，凉血止痢。

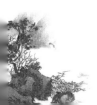

（3）性能特点：本品苦寒泄降，走胃肠，入血分，能清热解毒、凉血止痢。"通治实热毒火之带下赤白，日数十次者，颇见奇效"（《本草正义》）。为治痢要药，尤以"热毒下痢紫血鲜血者宜之"（《本草经疏》）。此外，本品煎汤内服，外洗，"治因热之带证甚效"（《医学衷中参西录》），可用于湿热带下阴痒。

（4）临床应用

1）热毒血痢：可单用，或与黄连、黄柏、秦皮等同用，如白头翁汤（《伤寒论》）。

2）阴痒带下：常与苦参、白鲜皮等煎汤外洗。

（5）用法用量：煎服，9～15g。

（6）注意事项：本品苦寒，虚寒泻痢者慎用。

5. 败酱草　本品首载于《神农本草经》。

（1）性味归经：辛、苦，微寒。归胃、大肠、肝经。

（2）功能主治：清热解毒，消痈排脓，祛瘀止痛。

（3）性能特点：本品辛苦微寒，能"泻热解毒，破血排脓，为外科专药"（《药性切用》）。凡内外痈肿皆宜，尤以治内痈为佳。因其主入大肠经，故"为治肠痈之上药"（《本草分经》）。其辛散行滞，"能破凝血，疗产后诸病"（《本草从新》），尤多用于产后瘀阻腹痛。

（4）临床应用

1）肠痈肺痈，痈肿疮毒：治肠痈腹痛，常与薏苡仁、附子同用，如薏苡附子败酱散（《金匮要略》）。治肺痈咳吐脓血，常与鱼腥草、桔梗等同用。治疮痈肿毒，常与金银花、连翘等同用。

2）产后瘀阻腹痛：可单用煎服，或与当归、红花、川芎等同用。

（5）用法用量：煎服，6～15g。外用适量。

6. 白蔹　本品首载于《神农本草经》。

（1）性味归经：苦，微寒。归心、胃经。

（2）功能主治：清热解毒，消痈散结，敛疮生肌。

（3）性能特点：本品味苦能泄，"寒能除热，杀火毒，散结气，生肌止痛"（《本草从新》）。"为疗肿痈疽家要药"（《本草经疏》）。大凡疮疡瘰疬，"未脓可消，已脓可拔，脓尽可敛"（《本草汇言》），故无论肿疡、溃疡皆宜，内服外用均可。取其解毒，敛疮生肌之功，也可用于烧烫伤及手足皲裂。

（4）临床应用

1）痈肿疮毒，瘰疬痰核：治痈肿初起、红肿热痛者，可单用为末外敷，或与皂角、当归、赤芍等同用，如消痈提毒膏（《部颁标准》）。治溃疡不敛，可与白及、络石藤同用，如白蔹散（《鸡峰普济方》）。治瘰疬痰核，可与玄参、大黄、木香等同用。

2）烧烫伤，手足皲裂：治水火烫伤，可单用研末外敷，或与地榆、槐米、黄连等同用，如京万红膏（《部颁标准》）。治手足皲裂，可与紫草、当归、冰片等同用，如紫归治裂膏（《部颁标准》）。

（5）用法用量：5～10g。外用适量，煎汤洗或研成极细粉敷患处。

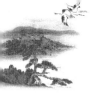

7. 苦参　本品首载于《神农本草经》。

(1) 性味归经：苦，寒。归心、肝、胃、大肠、膀胱经。

(2) 功能主治：清热燥湿，杀虫，利尿。

(3) 性能特点：本品苦寒，能清热燥湿，与黄芩、黄连相近，但苦愈甚，燥尤烈。可用于多种湿热病证。又"能杀湿热所生之虫"（《本草正义》），为治瘙痒性皮肤病之要药。入膀胱经，能"清湿热而通淋涩"（《长沙药解》），常用于湿热蕴结之小便不利、灼热涩痛。入心经，"专治心经之火"（《神农本草经百种录》），有清心宁心之功，适用于心火亢盛之心悸不宁。

(4) 临床应用

1) 湿热证：治湿热泻痢，可单用，或与白芍、木香同用，如痢必灵片（《部颁标准》）。治湿热黄疸，可与龙胆、牛胆汁等同用。治大肠湿热所致的痔疮肿痛、便血，常与黄柏、冰片等同，如化痔栓（《中国药典》）。

2) 带下阴痒，湿疹疥癣：治湿热下注所致的带下量多、阴部瘙痒，常与黄柏、土茯苓等同用，如妇炎康片（《中国药典》）。治湿疮、湿疹，可单用，或与黄柏、蛇床子煎水外洗。治疥癣、皮肤瘙痒，可与荆芥为伍，如苦参丸（《太平惠民和剂局方》）。

3) 小便不利，灼热涩痛：治湿热蕴结之小便不利、灼热涩痛，可单用，或与石韦、车前子、栀子等同用。

(5) 用法用量：煎服，5～10g，脾胃虚寒者忌服。

8. 土茯苓　本品首载于《本草纲目》。

(1) 性味归经：甘、淡，平。归肝、胃经。

(2) 功能主治：解毒，除湿，通利关节。

(3) 性能特点：本品甘淡性平，长于"清湿热，利关节，止拘挛，除骨痛"（《本经逢原》），专解梅毒和汞毒，适用于梅毒或因梅毒服汞剂中毒而致肢体拘挛、筋骨疼痛者。此外，"利湿去热，能入络，搜剔湿热之蕴毒"（《本草正义》），可用于湿热下注所致的淋浊带下、湿疹疥癣、瘰疬疮痈等。

(4) 临床应用

1) 梅毒及汞中毒：治梅毒或因梅毒服汞剂中毒而致肢体拘挛，筋骨疼痛，可单用大剂量水煎频服，或与白鲜皮、金银花、薏苡仁等同用，如搜风解毒汤（《本草纲目》。

2) 湿淋带下，湿疹疥癣：治湿热淋证，常与车前子、滑石、木通等同用。治湿热带下，常与黄柏、苦参等同用，如妇炎康片（《中国药典》）。治湿疹、疥癣瘙痒，常与白鲜皮、苦参等同用。

3) 瘰疬疮痈：治瘰疬、疮痈红肿溃烂，可单用，或与黄柏、苦参、苍术等同用。

(5) 用法用量：煎服，15～60g。

9. 马齿苋　本品首载于《本草经集注》。

(1) 性味归经：酸，寒。归肝、大肠经。

(2) 功能主治：清热解毒，凉血止血，止痢。

(3) 性能特点：本品性寒滑利，入大肠经。能清大肠热毒，滑肠中垢积，并能

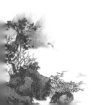

"凉血散热"（《本草经疏》），善"止诸痢赤白"（《本草易读》）。主治热毒血痢，亦可用于崩漏、便血、痔血等下部血热出血。又"善解痈肿热毒"（《本草正义》），既可内服，亦可外治，更"长于外治，故以之敷痈散肿，为尤贵耳"（《本草便读》），适用于热毒疮疡。

（4）临床应用

1）热毒血痢：治热毒痢疾、下痢脓血、里急后重，可单用，或与三颗针为伍，如清热治痢丸（《部颁标准》）。

2）血热出血：治便血、痔血，可单用，或配地榆、槐花等同用。治崩漏下血，可用鲜品捣汁服，或与苎麻根、茜草炭等同用。

3）疮痈肿毒：可鲜品捣汁外敷，或煎汤内服外洗；也可与重楼、蒲公英等同用。

（5）用法用量：9～15g。外用适量，捣敷患处。

（6）注意事项：脾胃虚寒，肠滑作泄者慎用。

10. 金银花　本品首载于《名医别录》。

（1）性味归经：甘，寒。归肺、心、胃经。

（2）功能主治：清热解毒，疏散风热。

（3）性能特点：本品性寒，善解热毒，疗诸疮，为"外科治毒通行要剂"（《本草求真》）。适用于热毒疮疡，无论内痈或外痈皆宜，尤以治外痈为佳。甘寒质轻，长于疏散肺经之风热，为治风热表证及温病初起之良药。又能透热转气，使初入营分之热邪从气分转出而解，适用于邪热初入营分、身热夜甚、心烦少寐等。入血分，能凉血止痢，用于热毒血痢。

（4）临床应用

1）疮痈肿毒：治疮痈初起，红肿热痛者，可单用，如金银花合剂（《部颁标准》）。治疗疮肿毒，坚硬根深者，常与蒲公英、紫花地丁、野菊花等同用，如五味消毒饮（《医宗金鉴》）。治肺痈咳吐脓血者，常与桔梗、白及、薏苡仁等同用，如加味桔梗汤（《医学心悟》）。治肠痈腹痛，常与当归、黄芪、连翘等配伍，如排脓散（《外科发挥》）。

2）风热感冒，温病发热：治外感风热，或温病初起，发热，微恶风寒，咽痛口渴者，常与连翘相须同用，如银翘散（《温病条辨》）。治热入营分，身热夜甚，神烦少寐者，常与生地黄、玄参、黄连等同用，如清营汤（《温病条辨》）。

3）热毒血痢：可单用本品浓煎频服，或与黄连、白头翁、秦皮等同用。

（5）用法用量：煎服，6～15g。疏散风热、清泄里热用生品，炒炭多用于热毒血痢，露剂多用于暑热烦渴。

11. 青黛　本品首载于《药性论》。

（1）性味归经：咸，寒。归肝经。

（2）功能主治：清热解毒，凉血消斑，泻火定惊。

（3）性能特点：本品咸寒入血，能"除热解毒，兼能凉血"（《要药分剂》），善"治血分之郁火"（《本草便读》）而凉血消斑，适用于温毒发斑、血热吐衄及痄腮喉痹等。入肝经，"大泻肝经实火及散肝经火郁"（《本草求真》），有泻火定惊之效，适用于肝热生风之惊痫抽搐，及肝火犯肺之咳嗽胸痛、痰中带血等。

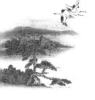

（4）临床应用

1）温毒发斑，血热出血：治温毒发斑，常与生地黄、栀子、生石膏等同用，如青黛石膏汤（《通俗伤寒论》）。治血热妄行之吐血、衄血等，常与白茅根、侧柏叶、生地黄等同用。

2）痄腮喉痹，口疮痈肿：治咽喉红肿，口舌肿痛，风火牙疳，常与黄连、硼砂、山豆根等同用，如口疳吹药（《部颁标准》）。治喉痹乳蛾，疔疮肿毒以及口舌生疮，常与牛黄、冰片、山豆根等同用，如喉痛解毒丸（《部颁标准》）。

3）小儿惊痫，胸痛咯血：治肝热生风之高热急惊，烦躁不安，惊痫抽搐，手足抽搐等，常与全蝎、钩藤、琥珀等同用，如清热镇惊散（《部颁标准》）。治肝火犯肺之咳嗽胸痛、痰中带血，可单用水调服，或与海蛤粉同用，如黛蛤散（《卫生鸿宝》）。

（5）用法用量：内服 1～3g，宜入丸散用。外用适量。

（6）注意事项：本品苦寒，胃寒者慎用。

（二）理气类

1．木香　本品首载于《神农本草经》。

（1）性味归经：辛、苦，温。归脾、胃、大肠、三焦、胆经。

（2）功能主治：行气止痛，健脾消食。

（3）性能特点：本品辛散温行，气味芳香。能"散滞气于肺上膈，破结气于中下焦"（《本草蒙筌》），为"调诸气之要药"（《本草发明》）。"专治气滞诸痛，于寒冷结气尤其所宜"（《本草正义》）。因其"和胃气如神，行肝气最捷"（《本草蒙筌》），故对于胸胁、脘腹胀痛者最为常用。又善行大肠滞气，为治泻痢后重之良药。与补益药同用，可使之补而不滞。

（4）临床应用

1）脾胃气滞证：治脾胃气滞，脘腹胀痛者，每与砂仁为伍，如木香调气散（《张氏医通》）。治脾虚气滞，脘腹胀痛、食少呕吐者，常与党参、白术、陈皮等同用，如香砂六君子汤（《古今名医方论》）。

2）肝郁气滞证：治湿热郁蒸，气机阻滞之脘腹胀痛、胁痛黄疸者，常与茵陈、郁金、大黄等同用。治寒疝腹痛及睾丸偏坠疼痛者，常与川楝子、小茴香等同用。

3）大肠气滞，泻痢后重：治湿热泻痢，里急后重者，可与黄连同用，如香连丸（《太平惠民和剂局方》）。治饮食积滞之脘腹胀痛、大便秘结或泻而不爽者，常与槟榔、青皮、大黄等同用，如木香槟榔丸（《儒门事亲》）。

（5）用法用量：煎服，3～6g。

2．枳实　本品首载于《神农本草经》。

（1）性味归经：辛、苦、酸，微寒。归脾、胃经。

（2）功能主治：破气消积，化痰散痞。

（3）性能特点：本品辛行苦降，气雄性猛。长于破胃肠之气结以消积，化日久之稠痰以除痞。"破积有雷厉风行之势，泻痰有推墙倒壁之威"（《本草害利》）。凡食积、湿热、热结等胃肠积结气滞之脘腹痞满胀痛，泻痢后重，大便不通，及痰浊痹阻，气结在胸之胸痹、结胸皆宜。此外，本品与补气、升阳药同用，也可用于脏器下垂。

（4）临床应用

1）胃肠气滞证：治饮食积滞，湿热蕴结之脘腹胀满、泻痢或便秘者，可与神曲、大黄、白术等同用，如枳实导滞丸（《内外伤辨惑论》）。治热结便秘，腹满胀痛者，则与大黄、芒硝、厚朴同用，如大承气汤（《伤寒论》）。

2）胸痹结胸：治痰浊痹阻，气结在胸之胸痹，胸满而痛者，常与桂枝、薤白、瓜蒌等配伍，如枳实薤白桂枝汤（《金匮要略》）。治痰热结胸，胸脘痞满者，每与黄连、瓜蒌、半夏配伍，如小陷胸加枳实汤（《温病条辨》）。

（5）用法用量：煎服，3～10g。

（6）注意事项：孕妇及脾胃虚弱者慎用。

3.陈皮　本品首载于《神农本草经》。

（1）性味归经：苦、辛，温。归脾、肺经。

（2）功能主治：理气健脾，燥湿化痰。

（3）性能特点：本品辛温气香，主入中焦。长于理气健脾，且性温而不峻烈，故可用于各种原因所致的脾胃气滞证。因其味苦，"能燥脾家之湿"（《本草经疏》），故对于寒湿阻滞中焦者最为适宜。"以其能燥湿理气，亦治痰之本"（《本草便读》），可用于各种痰证，尤以治湿痰、寒痰为宜。此外，与补益药同用，可使之补而不滞。

（4）临床应用

1）脾胃气滞证：治寒湿中阻，脾胃气滞，脘腹胀痛，呕吐泄泻者，常与苍术、厚朴、甘草同用，如平胃散（《太平惠民和剂局方》）。治食积气滞，脘腹胀者，可与山楂、神曲、麦芽等合用，如保和丸（《丹溪心法》）。治脾虚气滞，腹痛喜按，消化不良者，可与人参、白术、茯苓等同用，如异功散（《小儿药证直诀》）。治中焦气滞、胃失和降之恶心呕吐者，常与生姜同用，如橘皮汤（《金匮要略》）。

2）咳嗽痰多：治湿痰咳嗽者，常与半夏为伍，如二陈汤（《太平惠民和剂局方》）；治寒痰咳嗽者，常与干姜、细辛、五味子等同用。

（5）用法用量：煎服，3～10g。

4.乌药　本品首载于《本草拾遗》。

（1）性味归经：辛，温。归肺、脾、肾、膀胱经。

（2）功能主治：行气止痛，温肾散寒。

（3）性能特点：本品味辛行散，性温祛寒。"诸冷能除，凡气堪顺"（《本草蒙筌》），"凡病之属气而涉寒者皆可治"（《本草思辨录》），尤为治寒凝气滞、胸腹诸痛之要药。下达肾与膀胱，能温下元，散冷气，缩尿止遗，适用于肾阳不足，膀胱虚冷之小便频数、遗尿不止。

（4）临床应用

1）寒凝气滞证：治胸腹胁肋闷痛者，常与香附、甘草等同用。治脘腹胀痛者，常与木香、青皮、莪术等同用。治寒疝腹痛者，常与小茴香、青皮、高良姜等同用，如天台乌药散（《医学发明》）。治疗经寒腹痛者，常与香附、木香、当归等配伍，如乌药汤（《济阴纲目》）。

2）尿频，遗尿：治肾阳不足，膀胱虚冷之小便频数、小儿遗尿者，常与益智、山药同用，如缩泉丸（《魏氏家藏方》）。

（5）用法用量：煎服，6～10g。

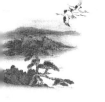

（二）补益类

1. 黄芪　本品首载于《神农本草经》。

（1）性味归经：甘，微温。归脾、肺经。

（2）功能主治：补气升阳，固表止汗，利水消肿，生津养血，行滞通痹，托毒排脓，敛疮生肌。

（3）性能特点：本品甘温，以补气见长。主入脾经，为补中益气之要药，又能升举阳气。凡"中阳不振，脾土虚弱，清气下陷者最宜"（《本草正义》）。入肺经，能补益肺气，固护肌表，适用于肺气虚，及卫虚不固之自汗。通过补气兼能养血、利水、生津、行滞，可用于血虚萎黄，气虚水肿，气津不足之消渴，气虚血滞之半身不遂、痹痛麻木等。又能"内托阴证之疮疡"（《本草约言》），适用于气血亏虚、疮疡难溃或溃久不敛者。

（4）临床应用

1）脾虚气陷证：治脾气虚弱，倦怠乏力、食少便溏者，可单用，或与人参相须为用，如参芪片（《中国药典》）。治脾虚中气下陷之久泻脱肛、内脏下垂者，每与人参、升麻、柴胡等同用，如补中益气汤（《脾胃论》）。

2）肺气虚证，表虚自汗：治肺气虚弱，咳嗽无力、气短喘促、咳痰清稀、声低懒言者，常配人参、紫菀、五味子等，如补肺汤（《千金要方》）。治卫虚不固，表虚自汗者，常与白术、防风为伍，如玉屏风散（《丹溪心法》）。

3）气虚水肿：治气虚不运，水湿停聚之浮肿尿少者，常与防己、白术、茯苓等同用，如防己黄芪汤（《金匮要略》）。

4）血虚萎黄，消渴：治血虚及气血两虚所致的面色萎黄、神倦脉虚者，每与当归为伍，即当归补血汤（《兰室秘藏》）。治气津不足之消渴者，常与天花粉、葛根等同用，如玉液汤（《医学衷中参西录》）。

5）半身不遂，痹痛麻木：治中风后遗症半身不遂属气虚血瘀者，常与当归、川芎、地龙等同用，如补阳还五汤（《医林改错》）。治风寒湿痹、气虚血滞之肢体麻木、疼痛者，常与川乌、独活、川芎等同用，如蠲痹汤（《百一选方》）。

6）疮疡难溃或溃久不敛：治痈疽气血亏损，脓成难溃者，常与人参、穿山甲、白芷等同用，如托里透脓散（《医宗金鉴》）。治气血不足，疮疡溃后，脓水清稀，疮口难敛者，常与人参、当归、肉桂等同用，如十全大补汤（《太平惠民和剂局方》）。

（5）用法用量：煎服，10～30g。补气升阳宜炙用，其余多生用。

2. 党参　本品首载于《本草从新》。

（1）性味归经：甘，平。归脾、肺经。

（2）功能主治：补脾益肺，养血生津。

（3）性能特点：本品甘补而平，不燥不腻。入脾、肺经。"用以培补脾肺元气颇佳"（《本草便读》），通过补气，使元气充沛，而收养血、生津之功，可用于气津两伤，或气血亏虚诸证。功似人参而力缓，"止可调理常病，若遇重症断难恃以为治"（《本草分经》）。故凡气虚之轻证需用人参者，可以党参替代之。"若虚盛而危急者。亦非所宜"（《本草便读》），则仍以人参为佳。

溃疡性结肠炎中西医结合诊疗

（4）临床应用

1）脾肺气虚证：治脾气虚之体虚倦怠，食少便溏者，常与白术、茯苓等同用。治肺气虚之气短，语声低弱、咳嗽虚喘者，可与黄芪、五味子等同用。

2）气血亏虚及气津两伤证：治气血不足之面色萎黄，头晕心悸，肢倦乏力者，常与黄芪、当归、熟地黄等同用。治气津两伤之口渴及内热消渴者，常与麦冬、五味子等同用。

（5）用法用量：煎服，9～30g。

3. 白术　本品首载于《神农本草经》。

（1）性味归经：甘、苦，温。归脾、胃经。

（2）功能主治：健脾益气，燥湿利水，止汗，安胎。

（3）性能特点：本品甘温补气，苦温燥湿，专入脾胃经。"以补土胜湿见长"《本草正义》。尤为"脾脏补气健脾第一要药"《本草求真》。通过补气能固表止汗、安胎，适用于气虚自汗、脾虚胎动不安。因其健脾燥湿，则痰水易化，故"凡水湿诸邪，靡不因其脾健而自除"《本草求真》，可用于脾虚不运、水湿内停诸证。

（4）临床应用

1）脾气虚证：脾胃气虚，食少便溏，肢软神疲者，每与人参、茯苓、甘草同用，如四君子汤《太平惠民和剂局方》。治脾虚气滞，脘腹胀满，不思饮食者，常与枳实为伍，如枳术丸《中国药典》。

2）痰饮眩悸，水肿尿少：治中阳不振，脾失健运，痰饮内停之头眩心悸者，与桂枝、茯苓等同用，如苓桂术甘汤《伤寒论》。治脾虚不运，水湿内停之水肿、小便不利者，可与黄芪、茯苓、猪苓等同用。

3）气虚自汗：每与黄芪、防风同用，如玉屏风散《丹溪心法》。

4）胎动不安：治脾气虚弱之妊娠恶阻、胎动不安者，可与人参、甘草、丁香等同用，如白术散《妇人良方》。治脾虚失运，湿浊中阻之妊娠恶阻，呕恶不食，四肢沉重者，可与人参、茯苓、陈皮等同用。

（5）用法用量：煎服，6～12g。

（6）注意事项：本品温燥，阴虚有热及燥热伤津者慎用。

4. 山药　本品首载于《神农本草经》。

（1）性味归经：甘，平。归脾、肺、肾经。

（2）功能主治：补脾养胃，生津益肺，补肾涩精。

（3）性能特点：本品甘平，归肺、脾、肾经。既能补气，又能益阴，作用平和，补而不滞，为平补三焦之剂，且略兼涩性。"凡脾虚泄泻，肺虚咳嗽，肾虚遗滑等证皆可用之"《本草便读》。因其性缓力微，对慢性久病或病后虚弱羸瘦者，可作为营养调补品长期服用。"生捣最多津液而稠黏"《神农本草经读》，有生津止渴之效，适用于阴虚内热、口渴多饮、小便频数之消渴。

（4）临床应用

1）肺、脾、肾诸虚证：治脾胃虚弱，食少便溏，肢倦乏力者，可单用研末服，或与人参、茯苓、莲子等同用，如参苓白术散《太平惠民和剂局方》。治脾虚，湿浊下注之带下者，可与人参、白术、苍术等同用，如完带汤《傅青主女科》。治肺气阴两虚之咳喘，短气自汗者，可与党参、南沙参等同用。治肺肾两虚气喘者，可

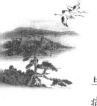

与熟地黄、山茱萸、紫苏子等同用，如薯蓣纳气汤（《医学衷中参西录》）。治肾虚腰痛，滑精梦遗者，常与熟地黄、山茱萸等同用，如六味地黄丸（《小儿药证直诀》）。治下元虚寒，尿频，遗尿者，常与益智仁、乌药等同用，如缩泉丸（《魏氏家藏方》）。

2）消渴：治气阴两虚所致的消渴病，症见多饮、多尿、多食、消瘦、体倦无力者，常与黄芪、天花粉、葛根等同用，如消渴丸（《中国药典》）。

（5）用法用量：煎服，15～30g。麸炒可增强补脾止泻作用。

5. 当归　本品首载于《神农本草经》。

（1）性味归经：甘、辛，温。归肝、心、脾经。

（2）功能主治：补血活血，调经止痛，润肠通便。

（3）性能特点：本品"味甘而重，故专能补血；其气轻而辛，故又能行血，补中有动，行中有补"（《本草正》），为"活血补血之要药"（《本草经疏》）。可广泛用于血虚不荣，或血滞不通诸证。尤善调经止痛，为妇科之要药。大凡月经不调，经闭痛经等，无论寒热虚实皆可运用，以治血虚、血滞所致者最宜。因其性动质润，"极善滑肠"（《本草从新》），适用于血虚津枯之肠燥便秘。

（4）临床应用

1）血虚证：治心肝血虚之头晕心悸、面色无华者，每与熟地黄、白芍、川芎配伍，即四物汤（《太平惠民和剂局方》）。若治气血两虚之证，每与黄芪同用，即当归补血汤（《兰室秘藏》）。

2）月经不调，经闭痛经：治血虚兼血瘀之月经不调，经闭痛经者，常与桃仁、红花、熟地黄等同用，如桃红四物汤（《医宗金鉴》）。治血虚寒滞之月经不调、小腹冷痛者，每与人参、吴茱萸、桂枝等同用，如温经汤（《金匮要略》）。治产后血虚寒凝、瘀血内阻之恶露不净，小腹冷痛者，常与川芎、桃仁、炮姜等同用，如生化汤（《傅青主女科》）。

3）各种痛证：治虚寒腹痛者，常与生姜、羊肉同用，如当归生姜羊肉汤（《金匮要略》）。治跌打伤痛者，常与乳香、没药、丹参同用，如活络效灵丹（《医学衷中参西录》）。治疮疡初起，肿胀疼痛者，常与金银花、赤芍、天花粉等同用，如仙方活命饮（《校注妇人良方》）。治风寒湿痹，肢体关节疼痛者，常与羌活、独活、桂枝等同用，如蠲痹汤（《医学心悟》）。

4）肠燥便秘：可与肉苁蓉、火麻仁、地黄等同用。

（5）用法用量：煎服，6～12g。

（6）注意事项：本品甘润滑肠，湿盛中满、大便泄泻者忌服。

6. 白芍　本品首载于《神农本草经》。

（1）性味归经：苦、酸，微寒。归肝、脾经。

（2）功能主治：养血调经，敛阴止汗，柔肝止痛，平抑肝阳。

（3）性能特点：本品主入肝经，"大滋其肝中之血"（《本草新编》），尤善调经，适用于血虚萎黄、月经不调。味酸能敛阴止汗，用于体虚多汗。养血敛阴，可使肝体得养，则能缓柔拘急之疼痛；使肝阴得敛，则能平抑亢奋之肝阳，适用于阴血不足、肝气不和、筋脉失养所致之胁痛、腹痛、四肢挛痛，以及阴虚阳亢之头痛眩晕。

（4）临床应用

1）血虚证：每与熟地黄、当归等同用，如四物汤（《太平惠民和剂局方》）。

2）自汗盗汗：治气虚自汗，常与白术、黄芪等同用。治阴虚盗汗，常与牡蛎、浮小麦等同用。若治营卫不和，表虚自汗，每与桂枝配伍，如桂枝汤（《伤寒论》）。

3）胁腹、四肢挛急疼痛：每与甘草为伍，即芍药甘草汤（《伤寒论》）。

4）肝阳上亢证：常与生地黄、牛膝、代赭石等同用，如建瓴汤（《医学衷中参西录》）。

（5）用法用量：煎服，6～15g；大剂量15～30g。

7．肉桂　本品首载于《神农本草经》。

（1）性味归经：辛、甘，大热。归肾、脾、心、肝经。

（2）功能主治：补火助阳，引火归元，散寒止痛，温经通脉。

（3）性能特点：本品辛甘大热，入肾经。能"益火消阴，大补阳气，下焦火不足者宜之"（《本经逢原》），为治命门火衰之要药。能温通血脉，去痼沉寒冷，凡诸病"因寒因滞而得者，用此治无不效"（《本草求真》）。又能引下元虚衰所致上浮无根之火回归于肾中，用治虚阳上浮诸证。此外，与补气补血药同用，"有鼓舞血气之能"（《本草求真》）。

（4）临床应用

1）肾阳虚证：治肾阳不足，命门火衰之腰膝冷痛、阳痿宫冷、夜尿频多、滑精遗尿等，常与附子、熟地黄、山茱萸等同用，如肾气丸（《金匮要略》）。

2）虚阳上浮诸证：治元阳亏虚，虚阳上浮之眩晕、面赤、虚喘、脉微弱等，可与山茱萸、五味子、人参等同用。

3）寒凝诸痛：治胸阳不振，寒邪内侵之胸痹心痛者，常与附子、干姜、川椒等同用。治胃寒脘腹冷痛，可单用，或与干姜、高良姜、荜茇等同用。治寒疝腹痛者，常与小茴香、沉香、乌药等同用，如暖肝煎（《景岳全书》）。治寒凝血瘀之月经不调、痛经、闭经者，常与川芎、当归、赤芍等同用，如少腹逐瘀汤（《医林改错》）。治寒湿痹痛者，常与独活、桑寄生等同用，如独活寄生汤（《千金要方》）。

此外，对于久病体虚，气血不足者，在补益气血方中少量加入本品，能鼓舞气血生长，增强或提高补益药的效果，如十全大补汤（《太平惠民和剂局方》）中肉桂之用，即此义。

（5）用法用量：煎服，1～5g。

8．干姜　本品首载于《神农本草经》。

（1）性味归经：辛，热。归脾、胃、肾、心、肺经。

（2）功能主治：温中散寒，回阳通脉，温肺化饮。

（3）性能特点：本品辛热燥烈，主入中焦，"专散里寒"（《药品化义》），为温中散寒之要药。凡中焦寒证，无论寒实或虚寒证皆宜。又入心肾经，能回阳通脉，适用于心肾阳虚、阴寒内盛之亡阳厥逆、脉微欲绝。入肺经，能温肺化饮，为治寒饮咳喘之良药。

（4）临床应用

1）脾胃寒证：治脾胃虚寒，脘腹冷痛者，常与党参、白术、茯苓同用，如理中丸（《伤寒论》）。治寒邪直中，脘腹疼痛者，可单用，或与高良姜相须为用，如二姜

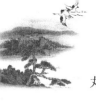

丸（《太平惠民和剂局方》）。

2）亡阳证：常与附子相须为用，如四逆汤（《伤寒论》）。

3）寒饮咳喘：治寒饮喘咳，形寒背冷，痰多清稀者，常与细辛、五味子等同用，如小青龙汤（《金匮要略》）。

（5）用法用量：煎服，3～10g。

（6）注意事项：本品辛热，阴虚内热、血热妄行者忌用。孕妇慎用。

9. 炮姜　本品首载于《珍珠囊》。

（1）性味归经：辛，热。归脾、胃、肾经。

（2）功能主治：温经止血，温中止痛。

（3）性能特点：本品性热，长于走中焦，能温经止血。凡脾阳虚失于统血之吐血、便血、崩漏等，"最为止血要药"（《本草正》）。又能暖中焦，振脾阳，散寒凝，凡中焦受寒，或脾胃虚寒所致的脘腹冷痛、呕吐泻痢等皆可运用。

（4）临床应用

1）虚寒出血：治吐血、衄血者，可与炙甘草、五味子同用，如甘草炮姜汤（《不知医必要》）。治冲任虚寒，崩漏下血者，可与乌梅、棕榈同用，如圣散（《证治准绳》）。

2）腹痛吐泻：治寒凝脘腹疼痛者，可与高良姜为伍，如二姜丸（《太平惠民和剂局方》）。治寒性腹泻者，可与山楂炭为伍，如寒泻片（《部颁标准》）。

（5）用法用量：煎服，3～9g。

10. 补骨脂　本品首载于《雷公炮炙论》。

（1）性味归经：辛，苦，温。归肾、脾经。

（2）功能主治：温肾助阳，纳气平喘，温脾止泻；外用消风祛斑。

（3）性能特点：本品性温兼涩，入肾、脾经。"能固下元，暖水脏"（《本草正》），适用于肾虚阳痿，腰膝冷痛，及肾气不固之遗精，遗尿尿频。"能纳气归肾"（《本草分经》），适用于肾不纳气之虚喘。能"温暖水土"（《玉楸药解》），为"壮火益土之要药"（《本草经疏》），适用于脾肾阳虚、久泻不止，或五更泄泻。此外，本品外用有消风祛斑之功，可用于白癜风、斑秃。

（4）临床应用

1）肾阳虚证：治肾虚阳痿者，常与胡桃肉、菟丝子、沉香等同用，如补骨脂丸（《太平惠民和剂局方》）。治肾气虚冷，遗精尿频者，可与小茴香为伍，如补骨脂散（《圣济总录》）。治肾虚腰膝疼痛无力者，可与杜仲、胡桃肉、牛膝等同用。

2）肾虚作喘：治肾阳虚衰，肾不纳气之虚喘者，常与附子、肉桂、熟地黄等同用，如固肾定喘丸（《中国药典》）。

3）五更泄泻：治脾肾阳虚，久泻不止，或五更泄泻者，常与吴茱萸、肉豆蔻、五味子配伍，如四神丸（《证治准绳》）。

（5）用法用量：煎服，6～10g。

（6）注意事项：本品温燥，能伤阴动火，故阴虚火旺及大便秘结者忌服。

11. 肉豆蔻　本品首载于《药性论》。

（1）性味归经：辛，温。归脾、胃、大肠经。

（2）功能主治：涩肠止泻，温中行气。

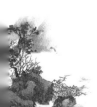

（3）性能特点：本品辛温气香，主入中焦。善能"暖脾胃，固大肠"（《本草纲目》），"为脾胃虚冷，泻痢不愈之要药"（《本草约言》）。又温行中焦之寒滞而止痛，芬芳入脾而开胃进食，适用于中焦寒凝气滞之脘腹胀痛、食少呕吐等。

（4）临床应用

1）虚寒泄泻：治脾虚泄泻者，常与茯苓、陈皮、木香等药同用，如小儿止泻安颗粒（《中国药典》）。治脾肾阳虚，五更泄泻者，常与补骨脂、五味子、吴茱萸同用，如四神丸（《证治准绳》）。

2）脘腹胀痛，食少呕吐：治中焦寒凝气滞之脘腹胀痛，食少呕吐者，常与木香、干姜、半夏等药同用。

（5）用法用量：煎服，3～10g。

12. 益智仁　本品首载于《本草拾遗》。

（1）性味归经：辛，温。归肾、脾经。

（2）功能主治：暖肾固精缩尿，温脾止泻摄唾。

（3）性能特点：本品性温入肾，能补肾助阳；性兼收涩，能固精缩尿，有标本兼顾之效。善"理小便之频数，调遗精之虚滑"（《本草易读》）。入脾经，长于"温胃逐冷"（《本草求真》），尤善"温脾胃而摄涎唾"（《药镜》），适用于脾阳不振、摄纳失职、水液上溢之口多涎唾或小儿流涎不禁。

（4）临床应用

1）肾气不固证：治肾气不固之遗精滑泄者，可与金樱子、芡实等同用。治下元虚冷，膀胱气化失司之小便频数、遗尿不止者，可与乌药、山药同用，如缩泉丸（《魏氏家藏方》）。

2）脾胃寒证：治脾胃虚寒所致的脘腹冷痛、呕吐泄泻者，常与干姜、白术等同用。治中气虚寒，食少，多涎唾者，可单用或与党参、白术、陈皮等同用。

（5）用法用量：煎服，3～10g。

（6）注意事项：阴虚火旺及大便秘结者忌服。

（四）止血类

1. 地榆　本品首载于《神农本草经》。

（1）性味归经：苦、酸、涩，微寒。归肝、大肠经。

（2）功能主治：凉血止血，解毒敛疮。

（3）性能特点：本品味苦沉降，微寒清热，酸涩收敛，主入血分。既能凉血热以治本，又能涩血行以治标，且"清不虑其过泻，涩亦不虑其或滞"（《本草求真》），为凉血止血之要药。因其"性沉寒，惟治下焦"（《本草约言》），故尤宜于便血、痔血、血痢、崩漏等下焦血热出血。又能解毒敛疮，用于水火烫伤、湿疹、痈肿疮毒，尤为治水火烫伤之要药。

（4）临床应用

1）血热出血：治便血，痔血者，常与槐花、槐角、防风等同用，如地榆槐角丸（《中国药典》）。治血痢不止者，每与甘草为伍，如地榆汤（《圣济总录》）。治崩漏下血者，可配生地黄、蒲黄、阿胶等，如地榆散（《圣济总录》）。

2）水火烫伤、湿疹、痈肿疮毒：治烧烫伤者，可与马尾连、紫草、冰片等制成

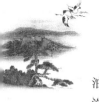

油状液体外用，如烫伤油（《中国药典》）。治湿疹及皮肤溃烂者，可以本品浓煎外洗，或与苦参、大黄同煎，用纱布蘸药汁湿敷。治痈肿疮毒初起未成脓者，可单用煎汁浸洗或湿敷患处；若已成脓者，可单味鲜品或与其他清热解毒药捣烂外敷。

（5）用法用量：煎服，9～15g；外用适量。止血多炒炭用，解毒敛疮多生用。

（6）注意事项：本品性寒酸涩，凡虚寒性便血、下痢、崩漏及出血有瘀者慎用。对于大面积烧伤患者，不宜使用地榆制剂外涂。

2. 槐花　本品首载于《日华子本草》。

（1）性味归经：苦，微寒。归肝、大肠经。

（2）功能主治：凉血止血，清肝泻火。

（3）性能特点：本品苦凉，善清泄血分之热而凉血止血，适用于血热诸出血。因其味厚而沉，偏走下焦，"凉血之功独在大肠"（《药品化义》），故对于痔血、便血尤为适宜。又能入肝泻火，"足厥阴诸热证尤长"（《本草经疏》）。可用于目赤肿痛，头痛眩晕等治肝火炎上诸疾。

（4）临床应用

1）血热出血：治痔血、便血者，常与地榆炭、荆芥穗、侧柏炭等同用，如止红肠澼丸（《中国药典》）。治吐血、衄血者，常与麝香为伍，如槐香散（《圣济总录》）。

2）肝热目赤，头痛眩晕：可单味煎汤代茶饮，或配伍夏枯草、菊花等同用。

（5）用法用量：煎服，5～10g。止血多炒炭用，清热泻火宜生用。

（6）注意事项：脾胃虚寒及阴虚发热而无实火者慎用。

3. 茜草　本品首载于《神农本草经》。

（1）性味归经：苦，寒。归肝经。

（2）功能主治：凉血，祛瘀，止血，通经。

（3）性能特点：本品寒凉苦泄，专入肝经血分，"一以清血分之热，一以通壅积之瘀"（《本草正义》）。凉血与行瘀并举，止血而无留瘀之患，行血而无妄行之忧。"凡诸血热血瘀，并建奇功"（《本草正》）。适用于体内外诸出血及多种瘀血证，对血热夹瘀者尤宜。因其善能祛瘀通经，故为妇科调经之要药。

（4）临床应用

1）出血：治血热所致的吐血、衄血、血崩及一切出血不止诸证，可与大蓟、小蓟、侧柏叶等同用，如十灰丸（《部颁标准》）。治外伤出血，可单用研末外掺。

2）瘀血证：治血滞经闭者，可单用酒煎服，或配桃仁、红花、当归等同用。治风湿痹痛，跌仆肿痛者，可单用，或与其他祛风湿药、活血疗伤药同用。

（5）用法用量：煎服，6～10g。止血炒炭用，活血通经生用或酒炒用。

4. 仙鹤草　本品首载于《神农本草经》。

（1）性味归经：苦、涩，平。归心、肝经。

（2）功能主治：收敛止血，截疟，止痢，解毒，补虚。

（3）性能特点：本品味涩收敛，入血分，长于收敛止血，广泛用于全身各部之出血。因其药性平和，大凡出血，无论寒热虚实，皆可配伍应用。兼能截疟、止痢、解毒、补虚，可用治疟疾寒热、久泻久痢、痈肿疮毒、阴痒带下、脱力劳伤等。

（4）临床应用

1）出血：治血热妄行之出血，可配生地黄、侧柏叶、牡丹皮等同用。治虚寒性出血，可与党参、熟地黄、炮姜等同用。

2）疟疾寒热，久泻久痢，痈肿疮毒，阴痒带下：治疟疾，可单用研末，于疟发前2小时吞服。治久泻久痢，可单用水煎服。治痈肿疮毒，可单用或配伍其他清热解毒药同用。治阴痒带下，可单用，或与苦参、白鲜皮、黄柏等煎汤外洗。

3）脱力劳伤：治劳力过度所致的脱力劳伤，症见神疲乏力、面色萎黄而纳食正常者，常与大枣同煮，食枣饮汁。

（5）用法用量：煎服，6～12g。外用适量。

5. 侧柏叶　本品首载于《名医别录》。

（1）性味归经：苦、涩，寒。归肺、肝、脾经。

（2）功能主治：凉血止血，化痰止咳，生发乌发。

（3）性能特点：本品苦涩性寒，入血分。能凉血止血，兼能收敛止血。凡吐血、衄血、崩漏、便血等诸出血因瘀血热妄行者皆宜。入肺经能清肺化痰止咳，适用于肺热咳嗽、痰黄黏稠难咯者。入肝经能凉血祛风而有生发乌发之效，适用于血热脱发或须发早白。

（4）临床应用

1）血热出血：治吐血、衄血，常与荷叶、地黄、艾叶同用，如四生丸（《校注妇人大全良方》）。治尿血、血淋，常配蒲黄、小蓟、白茅根等。治便血、痔血或血痢，常配槐花、地榆等。若配伍干姜、艾叶等，也可用于中焦虚寒之吐血，如柏叶汤（《金匮要略》）。

2）肺热咳嗽：可单用，或与黄芩、浙贝母、瓜蒌等同用。

3）脱发斑秃、须发早白：治肝肾不足，精血亏虚之脱发斑秃、须发早白，常与制何首乌、女贞子、旱莲草等同用，如生发丸（《部颁标准》）。

（5）用法用量：煎服，6～12g。外用适量。止血多炒炭用，化痰止咳宜生用。

6. 血竭　本品首载于《雷公炮炙论》。

（1）性味归经：甘、咸，平。归心、肝经。

（2）功能主治：活血定痛，化瘀止血，生肌敛疮。

（3）性能特点：本品气香能散，"入心肝血分，行瘀活血，是其所长"（《本草便读》），尤"散滞血诸痛"（《本草纲目》），为治跌打伤痛、心腹瘀痛之要药。外用能止血生肌敛疮，适用于外伤出血、疮疡久溃不敛等。

（4）临床应用

1）跌打损伤，心腹瘀痛：治跌打损伤，瘀肿疼痛，可与乳香、没药、红花等同用，如七厘胶囊（《中国药典》）。治心腹瘀痛，血滞经闭、痛经，产后瘀阻腹痛等，可与当归、莪术、三棱等同用。

2）外伤出血，溃疡不敛：可单用研末外敷。

（5）用法用量：研末，1～2g，或入丸剂。外用研末撒或入膏药用。

7. 生地黄　本品首载于《神农本草经》。

（1）性味归经：甘，寒。归心、肝、肾经。

（2）功能主治：清热凉血，养阴生津。

（3）性能特点：本品性寒入血，以"凉血为最"（《本草发明》）。既能清营、血分之热邪，又能止血热妄行之出血，为清热凉血之要药，适用于温热病热入营血及

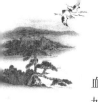

血热诸出血。甘寒质润，能清热养阴、生津润燥，大凡阴津亏损，"虚而有热者，宜加用之"（《本经逢原》）。因其"滋润寒凉，最滑大肠"（《长沙药解》），故对"老人津液枯绝，大肠燥结不润者，皆当用之"（《药鉴》）。

（4）临床应用

1）营血热证：治温热病热入营分、身热夜甚、心烦不寐、斑疹隐隐、舌绛脉数者，可与玄参、丹参、连翘等同用，如清营汤（《温病条辨》）。治热入血分、身热发斑、各种出血，甚或神昏谵语、舌深绛者，常与水牛角、赤芍、牡丹皮同用，如芍药地黄汤（《外台秘要》）。

2）血热出血：治血热妄行之吐血、衄血，血色鲜红，口干咽燥者，配生侧柏叶、生荷叶、生艾叶，如四生丸（《妇人大全良方》）。治肠热便血、肛门灼热、痔疮肿痛者，配黄连、槐角、地榆炭等，如脏连丸（《中国药典》）。

3）热病伤阴，口渴消渴，津伤便秘：治热病伤阴之口干咽燥、舌红少津、脉细数者，常与麦冬、沙参、玉竹等同用，如益胃汤（《温病条辨》）。治阴虚燥热之消渴者，常与葛根、天花粉、黄芪等同用，如玉泉丸（《杂病源流犀烛》）。治肠燥津亏之大便秘结者，常与玄参、麦冬同用，如增液汤（《温病条辨》）。

4）虚热证：治阴虚内热、潮热骨蒸者，常与知母、地骨皮、牡丹皮等同用，如地黄膏（《古今医统》）。治温病后期，邪伏阴分，夜热早凉、舌红脉数者，常与青蒿、鳖甲、知母等同用，如青蒿鳖甲汤（《温病条辨》）。

（5）用法用量：煎服，10～15g。

（6）注意事项：本品寒滑腻滞，故脾虚湿滞，腹满便溏者不宜使用。

8. 旱莲草　本品首载于《新修本草》。

（1）性味归经：甘、酸，寒。归肝、肾经。

（2）功能主治：滋补肝肾，凉血止血

（3）性能特点：本品酸甘化阴，入肝肾经，能"益肝肾，乌须发"（《玉楸药解》），适用于肝肾阴虚所致的头晕目眩、视物昏花、腰膝酸软、须发早白等。入血分，能清血分之热邪而止血，"为止血凉血要剂"（《本草求真》），适用于血热或阴虚血热所致的吐血、衄血、尿血、血痢、崩漏下血，及外伤出血等体内外多种出血。

（4）临床应用

1）肝肾阴虚证：治肝肾阴虚所致的须发早白、眩晕耳鸣、腰膝酸软等，可单用，或与女贞子相须为用，如二至丸（《医方集解》）。

2）血热出血：治血热或阴虚血热所致的吐血、衄血、尿血、血痢、崩漏下血等，可单用捣汁饮，或与其他止血药同用。治外伤出血，可用鲜品捣烂外敷。

（5）用法用量：煎服，6～12g。外用适量。

（五）化瘀类

1. 丹参　本品首载于《神农本草经》。

（1）性味归经：苦，微寒。归心、肝经。

（2）功能主治：活血祛瘀，通经止痛，清心除烦，凉血消痈。

（3）性能特点：本品苦凉，入心肝血分。功善活血祛瘀，药性平和，祛瘀而不伤正，"为调理血分之首药"（《本草便读》），可广泛用于瘀血阻滞之证。尤善通经止痛，"为调经产后要药"（《重庆堂随笔》）。因其性偏凉，对血热瘀滞之证最宜。尚能凉血清心、消痈，可用于热病心烦，热毒瘀阻所引起的疮痈肿毒。

（4）临床应用

1）血瘀证：治月经不调、痛经、经闭及产后瘀阻腹痛者，可单用研末酒调服，或与红花、桃仁、益母草等同用。治胸痹心痛者，可单用，或与三七、冰片合用，即复方丹参滴丸（《中国药典》）。治血瘀气滞之心胃疼痛者，常配檀香、砂仁，即丹参饮（《时方歌括》）。治癥瘕积聚者，常与三棱、莪术等同用。治跌打伤痛者，常配伍乳香、没药、川芎等。治风湿热痹，关节红肿疼痛者，常与秦艽、忍冬藤、桑枝等同用。

2）热病心烦：治温热病热入营分之心烦少寐者，常与水牛角、生地黄、玄参等药同用。

3）疮痈肿毒：常与金银花、连翘等同用。

（5）用法用量：煎服，10～15g。活血化瘀宜酒炙用。

2. 牡丹皮　本品首载于《神农本草经》。

（1）性味归经：苦、辛，微寒。归心、肝、肾经。

（2）功能主治：清热凉血，活血化瘀。

（3）性能特点：本品苦寒清热，入血分，"专清血分之热"（《脏腑药式补正》），"为凉血热之要药"（《本草经疏》），适用于温毒发斑、血热出血。辛行苦泄，"善行血中之滞也，故有瘀血留著作痛者宜之"（《本经逢原》），对血热瘀滞之证最为适宜。又"能退无汗之骨蒸，最泄诸血之火伏"（《本草易读》），适用于夜热早凉，无汗骨蒸等虚热证。

（4）临床应用

1）温毒发斑，血热出血：治温热病热入血分、斑色紫黑、身热舌绛者，常与水牛角、地黄、赤芍等同用。治血热妄行之吐血衄血者，常与大蓟、小蓟、侧柏叶等同用，如十灰散（《十药神书》）。

2）血瘀证：治血瘀经闭痛经者，可与桃仁、川芎、桂枝等同用，如桂枝茯苓丸（《金匮要略》）。治跌打伤痛者，可与血竭、当归、红花等同用，如正骨紫金丹（《医宗金鉴》）。治热毒壅滞之疮痈肿痛者，常与金银花、蒲公英等同用。治肠痈腹痛者，常与大黄、芒硝、桃仁等同用，如大黄牡丹汤（《金匮要略》）。

3）虚热证：治温病后期、邪伏阴分、夜热早凉、热退无汗者，常与青蒿、鳖甲、生地黄等同用，如青蒿鳖甲汤（《温病条辨》）。治阴虚发热、骨蒸潮热者，常与知母、黄柏、熟地黄等同用。

（5）用法用量：煎服，6～12g。清热凉血宜生用，活血祛瘀宜酒炙用。

3. 赤芍　本品首载于《神农本草经》。

（1）性味归经：苦，微寒。归肝经。

（2）功能主治：清热凉血，散瘀止痛。

（3）性能特点：本品味苦微寒，善走血分。既能凉血中之热，又能"行血中之滞"（《本经逢原》），故"一切血热血滞者，皆可用之"（《本草便读》），对血热瘀滞之证尤为适宜。专入肝经，"能泻肝家火"，凡"暴赤眼者，或洗或服，皆当用赤芍"（《本草约言》）。

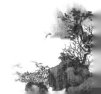

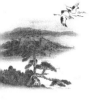

（4）临床应用

1）温毒发斑，血热出血：治温毒发斑、血热妄行之吐血衄血者，常与牡丹皮相须为用。

2）血瘀证：治肝郁血滞之胁痛者，可与柴胡、牡丹皮等同用。治血滞经闭痛经、癥瘕腹痛者，可与当归、川芎、延胡索等同用，如少腹逐瘀汤（《医林改错》）。治跌打损伤、瘀肿疼痛者，可与乳香、没药等同用。治热毒痈肿疮疡者，常配金银花、白芷、天花粉等，如仙方活命饮（《校注妇人良方》）。

3）目赤肿痛：治肝经热盛之目赤肿痛、羞明多眵，或目生翳障者，常与菊花、决明子等同用。

（5）用法用量：煎服，6～12g。

4．三七　本品首载于《本草纲目》。

（1）性味归经：甘、微苦，温。归肝、胃经。

（2）功能主治：散瘀止血，消肿定痛。

（3）性能特点：本品味甘微苦，温通入血。"最止诸血，外血可遏，内血可禁"（《本草新编》），具有止血而不留瘀，化瘀而不伤正的特点。凡体内外各种出血皆可运用，对出血兼夹瘀滞者最宜。又善化瘀，通利血脉，以止痛称著。可用于多种瘀血证，尤以治跌打伤痛、胸腹刺痛为佳，内服外敷，皆有捷效。

（4）临床应用

1）出血：治咯血，吐血，衄血，便血，崩漏，外伤出血，可单用本品，如三七片（《中国药典》）。治咯血、吐血、衄血及二便下血，可与花蕊石、血余炭合用，如化血丹（《医学衷中参西录》）。治外伤出血，可单用本品研末外掺。

2）瘀血证：治跌打损伤，瘀肿疼痛者，可单用为末，黄酒或白开水送服；或配当归、红花、土鳖虫等，如跌打丸（《中国药典》）。治胸痹刺痛者，常与丹参、川芎等同用。

此外，本品有补虚强壮之功，民间常用治虚损劳伤，常与猪肉炖服。

（5）用法用量：煎服，3～9g；研末吞服，1～3g。外用适量。

（六）化湿类

1．茯苓　本品首载于《神农本草经》。

（1）性味归经：甘、淡，平。归心、肺、脾、肾经。

（2）功能主治：利水渗湿，健脾，宁心。

（3）性能特点：本品甘淡渗湿，"最为利水除湿要药"（《本草求真》），且药性平和、无寒热之偏，利水而不伤阴，故凡水肿、小便不利，无论寒热虚实用之咸宜。又能健脾、宁心，"为补利兼优之品"（《要药分剂》），使脾虚得补、水湿得行、痰饮得化、心神得宁，对于脾虚湿盛、痰饮内停、心神不宁诸证均可相机为用。

（4）临床应用

1）水肿：治水湿内停之水肿、小便不利者，常与猪苓、泽泻、白术等同用，如五苓散（《伤寒论》）。治脾肾阳虚之水肿者，常与附子、白术等同用，如真武汤（《伤寒论》）。治水热互结，阴虚小便不利、水肿者，常与滑石、阿胶、泽泻等同用，如猪苓汤（《伤寒论》）。

2）脾虚泄泻：治脾虚湿盛之食少倦怠、便溏泄泻者，常与白术、山药、薏苡仁等同用，如参苓白术散（《太平惠民和剂局方》）。

3）痰饮证：治脾失健运，湿聚成痰所致的咳嗽痰多、色白易咯者，常与半夏、陈皮等同用，如二陈汤（《太平惠民和剂局方》）。若治中阳不足，饮停胸胁，症见胸胁胀满、目眩心悸、短气而咳者，常与桂枝、白术、甘草同用，如苓桂术甘汤（《金匮要略》）。

4）心悸失眠：治心脾两虚，气血不足之心悸怔忡、健忘失眠者，常与人参、当归、酸枣仁等同用，如归脾汤（《济生方》）。治心肾不交之神志不宁、惊悸健忘、失眠者，可与党参、远志、石菖蒲同用，如宁神定志丸（《部颁标准》）。

（5）用法用量：煎服，9～15g。

2. 薏苡仁　本品首载于《神农本草经》。

（1）性味归经：甘、淡，凉。归脾、胃、肺经。

（2）功能主治：利水渗湿，健脾止泻，除痹，排脓，解毒散结。

（3）性能特点：本品淡渗甘补，药性和缓，利水不伤正，补脾不滋腻，凡脾虚湿盛之水肿、泄泻皆宜。又能祛湿除痹，对于湿痹，"筋急拘挛，屈伸不便者最效"（《本草蒙筌》）。兼能排热毒之痈脓，"煎服之破毒肿"（《药性论》），尚可用于肺痈、肠痈及赘疣、癌肿等。

（4）临床应用

1）水肿，脚气浮肿：治脾虚湿盛之水肿者，常与黄芪、白术、茯苓等同用。治脚气浮肿者，可与防己、木瓜、苍术同用。

2）脾虚泄泻：常与人参、茯苓、白术等同用，如参苓白术散（《太平惠民和剂局方》）。

3）湿痹拘挛：治湿痹筋脉拘急者，常与独活、防风、桂枝等同用，如薏苡仁汤（《类证治裁》）。若治风湿热痹，关节红肿热痛、肌肉酸楚者，则须配防己、忍冬藤、石膏等同用，如风痛安胶囊（《中国药典》）。

4）肺痈，肠痈：治肺痈胸痛，咳吐腥臭脓痰者，常与苇茎、冬瓜仁、桃仁等同用。治肠痈腹痛者，常与附子、败酱草同用，如薏苡附子败酱散（《金匮要略》）。

（5）用法用量：煎服，9～30g。清利湿热宜生用，健脾止泻宜炒用。

3. 藿香　本品首载于《名医别录》。

（1）性味归经：辛，微温。归脾、胃、肺经。

（2）功能主治：芳香化浊，和中止呕，发表解暑。

（3）性能特点：本品"芳香而不嫌其猛烈，温煦而不偏于燥烈"（《本草正义》），为芳香化浊之要药。又能和中止呕，"治脾胃呕逆为最要之药"（《本草图经》），可用于多种呕吐，对湿浊中阻之呕吐最为适宜。辛温能外散风寒，芳香能内化湿浊，为暑湿时令要药。

（4）临床应用

1）湿阻中焦证：常与苍术、厚朴、半夏等同用，如不换金正气散（《太平惠民和剂局方》）。

2）呕吐：治湿浊中阻之呕吐者，单用有效，或与半夏为伍。至于其他呕吐，也可相机为用。若偏湿热者，配黄连、竹茹；脾胃虚弱者，配党参、白术、陈皮等；

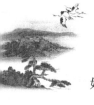

妊娠呕吐者，配砂仁、紫苏梗等。

3）暑湿表证，湿温初起：治暑月外感风寒，内伤湿浊所致之恶寒发热、头痛脘闷、呕恶吐泻、舌苔白腻者，常与紫苏、厚朴、半夏等同用，如藿香正气散《太平惠民和剂局方》。治湿温初起，湿热并重，症见身热肢酸、口渴尿赤、舌苔白腻或微黄者，多与黄芩、滑石、石菖蒲等同用，如甘露消毒丹《温热经纬》。

（5）用法用量：煎服，3～10g。鲜品加倍。

4．苍术　本品首载于《神农本草经》。

（1）性味归经：辛、苦，温。归脾、胃、肝经。

（2）功能主治：燥湿健脾，祛风散寒，明目。

（3）性能特点：本品辛香苦燥，气味浓厚，主入中焦。"逐邪除湿，其功最大"《本草发明》，"为湿家要剂"《本草汇》。凡湿阻中焦，或湿聚成饮者皆宜。辛温发散，"性专开腠，故能发汗而去风寒湿气"《本经逢原》。因其以祛湿见长，"发汗解表最验"《本草易读》。故治风寒湿痹以湿盛之着痹为宜，治表证以风寒夹湿者为佳。尚能明目，用于夜盲症及眼目昏涩。

（4）临床应用

1）湿阻中焦证：治湿阻中焦，脾失健运而致脘腹胀闷、呕恶食少、吐泻乏力、舌苔白腻者，常与厚朴、陈皮、甘草等配伍，如平胃散《太平惠民和剂局方》。治脾虚湿聚，水湿内停的痰饮或外溢的水肿者，则与茯苓、泽泻、猪苓等同用，如胃苓汤《世医得效方》。

2）痹证：治痹证湿胜者，可与薏苡仁、独活、羌活等同用。若治湿热下注之痿痹，症见两足麻木或肿痛、萎软无力者，常与黄柏、川牛膝同用，如三妙丸《医学正传》。

3）风寒夹湿表证：症见恶寒发热、头身重疼、无汗鼻塞者，常与麻黄、白芷、荆芥等同用，如感冒解痛散《部颁标准》。

4）夜盲症及眼目昏涩：可单用，或与羊肝、猪肝蒸煮同食。

（5）用法用量：煎服，3～9g。

（6）注意事项：本品苦温燥烈，故阴虚内热，气虚多汗者忌用。

5．石菖蒲　本品首载于《神农本草经》。

（1）性味归经：辛、苦，温。归心、胃经。

（2）功能主治：开窍豁痰，醒神益智，化湿开胃。

（3）性能特点：本品辛香走窜，苦燥温通。"力能通心利窍，开郁豁痰"《药性切用》。"凡心窍之闭，非石菖蒲不能开"《本草新编》，适用于痰浊蒙蔽心窍之神志昏乱，也可用于多种原因所致的心神不宁、耳鸣耳聋。芳香能化湿醒脾，开胃宽中，适用于湿浊中阻之脘腹痞满、纳呆少食等。

（4）临床应用

1）闭证神昏：治中风痰迷心窍，神志昏乱，舌强不语者，常与半夏、天南星、橘红等同用，如涤痰汤《济生方》。治癫痫风痰闭阻，痰火扰心，神昏抽搐，口吐涎沫者，常与僵蚕、胆南星、全蝎等同用，如癫痫康胶囊《中国药典》。

2）心神不宁，耳鸣耳聋：治心血不足、虚火内扰所致的心悸失眠、头晕耳鸣者，常与丹参、五味子等同用，如安神补心丸《中国药典》。治心肾两虚之耳鸣耳聋者，可与磁石、骨碎补等同用。

3）湿阻中焦证：常与广藿香、厚朴、苍术等同用。若治湿热毒盛，下痢呕逆，食不得入之噤口痢者，可与黄连、陈皮、石莲子等同用，如开噤散（《医学心悟》）。

（5）用法用量：煎服，3～10g。

6.砂仁　本品首载于《药性论》。

（1）性味归经：辛，温。归脾、胃、肾经。

（2）功能主治：化湿开胃，温脾止泻，理气安胎。

（3）性能特点：本品辛温气香，主入脾胃二经，既能芳化中焦之湿浊，又能温行脾胃之滞气，"为醒脾调胃要药"（《本草求真》）。凡湿阻中焦，脾胃气滞，或脾胃虚寒之脘痞不饥，腹痛吐泻等皆宜。兼能"安气滞之胎"（《本草正》），适用于气滞所致的妊娠恶阻、胎动不安。此外，本品常与补益药同用，可使之补而不滞。

（4）临床应用

1）湿阻气滞证：治湿阻中焦，脘腹胀满，纳差者，常与厚朴、白豆蔻等同用。治脾虚气滞，脘腹痞闷，纳差，大便溏软者，可与木香、枳实、白术等同用，如香砂枳术丸（《景岳全书》）。

2）呕吐泄泻：治脾胃虚寒之呕吐、泄泻者，常与附子、干姜等同用。治食伤胃寒，呕吐而泻者，宜与陈皮、丁香、木香等同用，如砂仁益黄散（《医方考》）。

3）妊娠恶阻，胎动不安：治妊娠气滞，呕逆不能食或胎动不安者，可单用为散服，或与紫苏梗、白术等同用。治气血不足，胎动不安者，可与人参、白术、熟地黄等配伍。

（5）用法用量：煎服，3～6g，后下。

四、常用方剂

（一）清热类

1.白头翁汤（《伤寒论》）

（1）方剂组成：白头翁、黄柏、黄连、秦皮。

（2）功效主治：清热解毒，凉血止痢。主治溃疡性结肠炎见腹痛，里急后重，肛门灼热，下痢脓血，赤多白少，渴欲饮水，舌红苔黄，脉滑数。

（3）临床运用：若外有表邪，恶寒发热者，加葛根、连翘、金银花以透表解热；里急后重较甚者，加木香、槟榔、枳壳以调气顺气；脓血多者，加赤芍、牡丹皮、地榆以凉血和血；夹有食滞者，加焦山楂、枳实以消食导滞；用于阿米巴痢疾，配合吞服鸦胆子（桂圆肉包裹），疗效更佳。

（4）评述：本方证是因热毒深陷血分，下迫大肠所致。热毒熏灼肠胃气血，化为脓血，而见下痢脓血、赤多白少；热毒阻滞气机则腹痛里急后重；渴欲饮水，舌红苔黄，脉滑数皆为热邪内盛之象。治宜清热解毒，凉血止痢，热退毒解，则痢止而后重自除。故方用苦寒而入血分的白头翁为君，清热解毒，凉血止痢。黄连苦寒，泻火解毒，燥湿厚肠，为治痢要药；黄柏清下焦湿热，两药共助君药清热解毒，尤

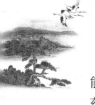

能燥湿治痢，共为臣药。秦皮苦涩而寒，清热解毒而兼以收涩止痢，为佐使药。四药合用，共奏清热解毒，凉血止痢之功。

2．芍药汤（《素问病机气宜保命集》）

（1）方剂组成：芍药、当归、黄连、槟榔、木香、甘草、大黄、黄芩、肉桂。

（2）功效主治：清热化湿，调气和血。治溃疡性结肠炎湿热蕴肠，腹痛下痢脓血，赤白相兼，里急后重，肛门灼热，尿短色赤，舌苔黄腻，脉滑数。

（3）临床应用：本方在运用时，如苔黄而干，热甚伤津者，可去肉桂，加乌梅，避温就凉；如苔腻脉滑，兼有食积者，加山楂、神曲以消导；如热毒重者，加白头翁、银花增强解毒之力；如痢下赤多白少，或纯下血痢者，加牡丹皮、地榆凉血止血。

（4）评述：本方证是由湿热塞滞肠中，气血失调所致。湿热下注大肠，搏结气血，酿为脓血，而为下痢赤白；肠道气机阻滞则腹痛、里急后重；肛门灼热，小便短赤，舌苔黄腻，脉象滑数等俱为湿热内蕴之象。故治宜清热燥湿，调和气血之法。方中黄芩黄连性味苦寒，入大肠经，功善清热燥湿解毒，以除致病之因，为君药。重用芍药养血和营、缓急止痛，配以当归养血活血，体现了"行血则便脓自愈"之义，且可兼顾湿热邪毒熏灼肠络，伤耗阴血之虑；木香、槟榔行气导滞，"调气则后重自除"，四药相配，调和气血，是为臣药。大黄苦寒沉降，合芩连则清热燥湿之功著，合归、芍则活血行气之力彰，其泻下通腑作用可通导湿热积滞从大便而去，体现"通因通用"之法。方以少量肉桂，其辛热温通之性，既可助归、芍行血和营，又可防呕逆拒药，属佐助兼反佐之用。炙甘草和中调药，与芍药相配，又能缓急止痛，亦为佐使。诸药合用，湿去热清，气血调和，故下痢可愈。

3．黄芩汤（《伤寒论》）

（1）方剂组成：黄芩、甘草（炙）、芍药、大枣。

（2）功效主治：清热止痢，和中止痛。主治溃疡性结肠炎湿热泄泻、大便不畅、口苦兼身热之证阳邪入里。

（3）临床应用：如热毒重者，加白头翁、银花增强解毒之力；如痢下赤多白少，或纯下血痢者，加牡丹皮、地榆凉血止血。

（4）评述：黄芩可以清热，此方是由于太阳、少阳二经脉病邪导致，故用其泻火；甘草、大枣甘柔，用以和太阴经，白芍酸涩，可以收敛。本方较芍药汤清热燥湿功用较逊。

4．香连丸（《中国药典》）

（1）方剂组成：黄连（吴茱萸制）、木香。

（2）功效主治：清热燥湿，行气止痛。用于溃疡性结肠炎湿热证，症见里急后重，腹痛、腹泻等。

（3）临床应用：在本方基础上增加化湿行气活血之品，则可治疗诸般痢疾作痛并久痢虚脱，脓血不止者。

（4）评述：方中黄连苦寒，气薄味厚，燥湿清热，泻火解毒，厚肠止泻，尤善除中焦湿火郁结，止湿热痢疾，为治湿热痢要药，少量应用，尚有健胃之功，可促进消化。木香芳香温燥，能升降诸气，为宣通上下，畅利三焦气滞的要药，善行大肠滞气，故为治湿热泻痢、里急后重之要药。二药合用，一辛温，一苦寒，调升降，理寒热，既可清热燥湿，又能行气导滞，共成清湿热、理气滞、厚肠胃、止泻痢之名方。

5. 葛根芩连汤（《伤寒论》）

(1) 方剂组成：葛根、黄连、黄芩、炙甘草。

(2) 功效主治：清泄里热，解肌散邪。主治溃疡性结肠炎湿热下注大肠，里热蒸肺迫肠，升降失调，身热，脓血便，苔黄，脉数。

(3) 临床应用：如腹痛者，加白芍以缓急止痛；里急后重者，加木香、槟榔，行气止痛。

(4) 评述：本方证是因伤寒表证未解，邪陷阳明所致。此时表证未解，里热已炽，故见身热口渴、胸闷烦热、口干作渴；里热上蒸于肺则作喘，外蒸于肌表则汗出；热邪内迫，大肠传导失司，故下利臭秽、肛门有灼热感；舌红苔黄，脉数，皆为里热偏盛之象。表未解而里热炽，治宜外解肌表之邪，内清肠胃之热。方中重用葛根为君，甘辛而凉，入脾胃经，既能解表退热，又能升发脾胃清阳之气而治下利。以苦寒之黄连、黄芩为臣，清热燥湿，厚肠止利。甘草甘缓和中，调和诸药，为本方佐使。四药合用，外疏内清，表里同治，使表解里和，热利自愈。

（二）化湿类

1. 平胃散（《太平惠民和剂局方》）

(1) 方剂组成：苍术、厚朴、陈皮、甘草（炙）。

(2) 功效主治：燥湿健脾，消胀散满。主治脾土不运，湿浊困中，胸腹胀满，口淡不渴，不思饮食，或有恶心呕吐，大便溏泻，困倦嗜睡，舌不红，苔厚腻。

(3) 临床应用：适用于脾胃湿滞，呈现胸腹胀满、口淡食少、舌苔白厚而腻为主症。

(4) 评述：苍术燥湿健脾为君药，厚朴除湿散满为臣药，陈皮理气化痰为佐药，甘草、姜、枣调和脾胃为使药。脾虚无湿或阴虚之人，症见舌红少苔，口苦而渴，或脉数者，都禁用。

2. 藿香正气散（《太平惠民和剂局方》）

(1) 方剂组成：藿香、白芷、紫苏、茯苓、半夏曲、白术、厚朴、姜汁（炙）、桔梗、炙甘草、大腹、陈皮。

(2) 功效主治：解表化湿，理气和中。主治溃疡性结肠炎泄泻，外感风寒、内伤湿滞证，表现有腹泻、发热恶寒、头痛、胸膈满闷、脘腹疼痛、舌苔白、舌苔腻等。

(3) 临床应用：本方以恶寒发热、舌苔白为证治要点，适用于溃疡性结肠炎属湿滞脾胃者，阴虚火旺者忌服。

(4) 评述：因外感风寒、卫阳被郁，导致寒热头痛；湿阻中焦，引致胸膈满闷、脘腹疼痛，方中广藿香解表化湿；半夏燥湿降逆；厚朴行气消积；紫苏子、白芷解表散寒；陈皮、大腹皮理气化湿；白术、茯苓健脾化湿；桔梗宣肺止咳；炙甘草调和诸药；生姜、大枣调理脾胃。

3. 升阳除湿汤（《脾胃论》）

(1) 方剂组成：甘草、大麦糵面、陈皮、猪苓、泽泻、益智仁、半夏、防风、羌活、神曲、柴胡、升麻、苍术。

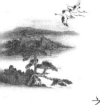

（2）功效主治：益气健脾，升阳除湿。主治溃疡性结肠炎脾虚湿阻，脾失健运之头晕，疲乏，纳差，脘痞，大便不爽，四肢乏力，舌质淡，苔白腻或薄黄，脉濡滑。

（3）临床应用：胃寒肠鸣者，加益智仁、半夏、生姜、大枣。

（4）评述：《脾胃论注释》：方中升麻、柴胡助清阳上行，羌、防、苍术祛风以胜湿，猪苓、泽泻利尿以渗湿，陈皮、半夏行气以化湿，六曲、麦芽导滞以和中。泄泻无度，近于滑脱，故用益智仁温中止泻，甘草保护津液，姜、枣和营卫，共奏升阳除湿之功。

4. 不换金正气散（《太平惠民和剂局方》）

（1）方剂组成：藿香、半夏、苍术、厚朴、陈皮、甘草。

（2）功效主治：燥湿健脾，芳香化浊。主治溃疡性结肠炎湿浊内停，腹泻，腹痛、赤白下利，脘痞腹胀，纳少泛恶，舌质红苔白腻或黄腻，脉濡等。

（3）临床应用：脓血便，苔黄腻者，加黄连、黄芩、白头翁等清热凉血；腹痛怕凉喜暖者，加炮姜、木香等温中散寒；寒甚者，加附子等温补脾肾。

（4）评述：不换金正气散，又名藿香平胃散，是平胃散加入芳香化浊、燥湿祛痰的藿香、半夏而成。藿香芳香化湿而悦脾，既能驱散表邪，又能化里，半夏燥湿，厚朴除湿散满，苍术苦温燥湿，陈皮理气燥湿，甘草调补脾胃，和中气以助运化，全方奏燥湿健脾止泻、芳香化浊的功效。

（三）补益类

1. 参苓白术散（《太平惠民和剂局方》）

（1）方剂组成：人参（去芦）、白术、山药、白茯苓、莲子肉（去皮）、薏苡仁、缩砂仁、桔梗（炒令深黄色）、白扁豆（姜汁浸，去皮，微炒）、甘草（炒）。

（2）功效主治：健脾益气，化湿助运。主治溃疡性结肠炎脾虚湿蕴证，大便溏薄，黏液白多赤少，或为白冻；舌质淡红，边有齿痕，苔白腻。

（3）临床应用：大便夹不消化食物者，加神曲、枳实消食导滞；腹痛怕凉喜暖者，加炮姜温中散寒；寒甚者，加附子温补脾肾；久泻气陷者，加黄芪、升麻、柴胡升阳举陷；久泻不止者，加赤石脂、石榴皮、乌梅、诃子涩肠止泻。

（4）评述：方中以人参、白术、茯苓、甘草（即四君子汤）平补脾胃之气，为主药。以白扁豆、薏苡仁、山药之甘淡，莲子之甘涩，既可助白术健脾，又可渗湿而止泻，为辅药。以砂仁芳香醒脾，促中州运化，通上下气机，吐泻可止，为佐药。桔梗为太阴肺经的引经药，入方，如舟车载药上行，达上焦以益肺气。此方对证而兼见肺气虚弱，久咳痰多者，亦颇为相宜，为培土生金之法。诸药合用，共奏益气健脾，渗湿止泻之功。

2. 补中益气汤（《脾胃论》）

（1）方剂组成：黄芪、甘草（炙）、人参（去芦）、当归身、橘皮（不去白）、升麻、柴胡、白术。

（2）功效主治：补中益气，升阳举陷。主治溃疡性结肠炎脾虚，久不能愈或中气不足、中气下陷证，症见腹泻、肛门坠胀。

（3）临床应用：腹痛者，加白芍药、炙甘草；恶热喜寒而腹痛者，再加黄芩；

下陷甚者，加大人参用量，再加入山茱萸；少腹下坠或有痉挛表现者，重用升麻。阴虚内热者忌服。

（4）评述：方中黄芪补中益气、升阳固表为君；人参、白术、甘草甘温益气，补益脾胃为臣；陈皮调理气机，当归补血和营为佐；升麻、柴胡协同参、芪升举清阳为使。综合全方，一则补气健脾，使后天生化有源，脾胃气虚诸证自可痊愈；一则升提中气，恢复中焦升降之功能。

3. 补气运脾汤（《证治准绳》）

（1）方剂组成：人参、白术、橘红、茯苓、黄芪、砂仁、甘草。

（2）功效主治：健脾养胃，甘温益气，用于中气不运证。

（3）临床应用：溃疡性结肠炎之脾虚失运证。

（4）评述：本方由四君子汤加橘红、黄芪、砂仁而来，临床主中气不运之噎塞，也可用于脾胃虚弱，失于健运所致的腹泻、纳呆、乏力等症。

4. 驻车丸（《备急千金要方》）

（1）方剂组成：黄连、干姜、当归、阿胶。

（2）功效主治：滋阴，止痢。主治溃疡性结肠炎久痢伤阴，排便困难，粪夹少量黏液脓血；舌红少津，少苔或无苔。

（3）临床应用：虚坐努责者，加诃子、石榴皮收涩固脱；五心烦热者，加银柴胡、鳖甲（先煎）以清虚热；便下赤白黏冻者，加白花蛇舌草、秦皮清化湿热。湿热，积滞，痢疾初起者忌服。

（4）评述：方中黄连清热燥湿止泻，阿胶滋阴养血，当归养血活血，干姜温中散寒，四药配合取驻车丸之意以滋阴清热养血，固肠止痢。

5. 慎柔养真汤（《慎柔五书》）

（1）方剂组成：人参、甘草、茯苓、白术、黄芪、山药、莲子、白芍、五味子、麦冬。

（2）功效主治：滋养脾阴，用于脾阴不足证。

（3）临床应用：溃疡性结肠炎伴有脾阴虚的证候表现，如口干唇燥，食后腹胀，不思饮食，红苔少或光剥苔等。

（4）评述：本方中除山药、莲肉外，有白芍、五味子、麦冬等敛阴养阴，配伍黄芪、党参、白术、茯苓、甘草等补益脾气之药。临床上运用慎柔养真汤治疗病机为脾阴不足、脏腑失于濡养之类病证往往有较好的疗效。

6. 理中汤《伤寒论》

（1）方剂组成：人参、干姜、甘草（炙）、白术。

（2）功效主治：温中祛寒，补气健脾。主治溃疡性结肠炎脾胃虚寒证，自利不渴，呕吐腹痛，腹满不食，倦怠少气，四肢不温。

（3）临床应用：腹痛甚者，加白芍缓急止痛；小腹胀满者，加乌药、小茴香、枳实理气除满；大便滑脱不禁者，加赤石脂、诃子涩肠止泻。

（4）评述：方中干姜温运中焦，以散寒邪为君；人参补气健脾，协助干姜以振奋脾阳为臣；佐以白术健脾燥湿，以促进脾阳健运；使以炙甘草调和诸药，而兼补脾和中，以蜜和丸、取其甘缓之气调补脾胃。诸药合用，使中焦重振，脾胃健运，升清降浊功能得以恢复，则吐泻腹痛可愈。

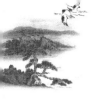

7. 四神丸 (《证治准绳》)

(1) 方剂组成：肉豆蔻、补骨脂、五味子、吴茱萸。

(2) 功效主治：温肾散寒，涩肠止泻。主治溃疡性结肠炎脾肾虚寒之五更泄泻，不思饮食，腹痛肢冷，舌淡苔白，脉沉迟无力。

(3) 临床应用：腹痛甚者，加白芍缓急止痛；小腹胀满者，加乌药、小茴香、枳实理气除满；大便滑脱不禁者，加赤石脂、诃子涩肠止泻。

(4) 评述：肾泄，又称五更泄、鸡鸣泻，多由命门火衰，火不暖土，脾失健运所致。《素问·金匮真言论》说："鸡鸣至平旦，天之阴，阴中之阳也，故人亦应之。"五更正是阴气极盛，阳气萌发之际，命门火衰者应于此时，因阴寒内盛，命门之火不能上温脾土，脾阳不升而水谷下趋，故令五更泄泻。正如《医方集解》所云："久泻皆由肾命火衰，不能专责脾胃。"脾失健运，故不思饮食、食不消化；脾肾阳虚，阴寒凝聚，则腹痛、腰酸肢冷。《素问·生气通天论》曰："阳气者，精则养神。"脾肾阳虚，阳气不能化精微以养神，以致神疲乏力。治宜温肾暖脾，固涩止泻。方中重用补骨脂辛苦性温，补命门之火以温养脾土，《本草纲目》谓其"治肾泄"，故为君药。臣以肉豆蔻温中涩肠，与补骨脂相伍，既可增温肾暖脾之力，又能涩肠止泻。吴茱萸温脾暖胃以散阴寒；五味子酸温，固肾涩肠，合吴茱萸以助君、臣药温涩止泻之力，为佐药。

(四) 理气类

1. 痛泻要方 (《景岳全书》引刘草窗方)

(1) 方剂组成：陈皮、炒白术、炒白芍、防风。

(2) 功效主治：补脾柔肝，祛湿止泻。主治溃疡性结肠炎腹痛即泻，泻后痛减；常因情志或饮食因素诱发大便次数增多。

(3) 临床应用：久泻者，加炒升麻以升阳止泻；舌苔黄腻者，加黄连、木香以清热燥湿；脾虚者，加党参、山药以健脾益气。

(4) 评述：白术补脾燥湿健运，实土以御木乘为君；白芍益阴养血，滋脾柔肝，和里缓急而止腹痛为臣；陈皮理气醒脾以调中为佐；防风散肝舒脾而胜湿为佐使。四药相配，泻肝补脾，使肝脾和调，运健湿除，自然痛泻俱止。

2. 四逆散 (《伤寒论》)

(1) 方剂组成：枳实、柴胡、芍药、甘草 (炙)。

(2) 功效主治：疏肝和脾。主治溃疡性结肠炎大便稀溏，或黏液便；情绪抑郁或焦虑不安；嗳气不爽，食少腹胀；舌质淡红，苔薄白；脉弦或弦细。

(3) 临床应用：排便不畅，矢气频繁者，加槟榔、乌药理气导滞；腹痛隐隐，大便溏薄，倦怠乏力者，加党参、茯苓、炒扁豆健脾化湿；胸胁胀痛者，加柴胡、香附疏肝理气。

(4) 评述：本方为疏肝解郁，调和肝脾的祖方。方中柴胡既可疏解肝郁，又可升清阳以使郁热外透，用为君药；芍药养血敛阴，与柴胡相配，一升一敛，使郁热透解而不伤阴，为臣药；佐以枳实行气散结，以增强疏畅气机之效；炙甘草缓急和中，又能调和诸药为使。

（五）止血类

1. 槐角丸（《太平惠民和剂局方》）

（1）方剂组成：槐角、地榆、当归、防风、黄芩、枳壳。

（2）功效主治：清肠疏风，凉血止血。主治溃疡性结肠炎脓血便，伴里急后重，肛门灼热，舌质红，舌苔黄腻，脉滑数。

（3）临床应用：便下脓血者，加白头翁、黄连、败酱草、马齿苋清热凉血解毒；腹痛里急后重者，加木香、槟榔、白芍调气和血；发热者，加银花、连翘、葛根辛凉透热；便秘，肠胃虚寒者不宜用。

（4）评述：本方槐角、地榆清肠凉血止血，黄芩清大肠湿热，当归活血化瘀，炒枳壳、防风宽肠利气，全方清肠止血，疏风利气。本方清热解毒散结之功不足，在应用时尚需加用清热解毒之品以增强疗效。

2. 地榆散（《仁斋直指方》）

（1）方剂组成：地榆、茜草、黄连、黄芩、山栀子、茯苓。

（2）功效主治：清化湿热、凉血止血等功用，治疗肠风热证下血。

（3）临床应用：用于湿热伤络所致的大便出血，常与其他方剂合用。

（4）评述：本方用于湿热蕴结，或血热伤阴所致便血，如虚寒便血慎用。

3. 黄土汤（《金匮要略》）

（1）方剂组成：干地黄、白术、附子、阿胶、黄芩、灶心土、甘草。

（2）功效主治：温阳健脾，养血止血，主治阳虚便血，症见大便下血，先便后血，或吐血、衄血，及妇人崩漏，血色暗淡，贫血病，四肢不温，面色萎黄，舌淡苔白，脉沉细无力者。

（3）临床应用：本方主要用于脾阳不足所致的便血，以血色暗淡，舌淡苔白，脉细无力为证治要点。气虚甚者，可予人参以益气摄血；出血多者，酌加三七粉、白及粉等止血之品。

（4）评述：方中灶心黄土温中止血为君；白术、附子温脾阳而补中气，助君药以复统摄之权为臣；出血量多，阴血亏耗，而辛温之术、附又易耗血动血，故用生地，阿胶滋阴养血，黄芩清热止血为佐；甘草调药和中为使。诸药配合，寒热并用，标本兼治，刚柔相济，温阳而不伤阴，滋阴而不碍阳。

（六）固涩类

1. 桃花汤（《伤寒论》）

（1）方剂组成：赤石脂30g（一半全用，一半筛末）、干姜9g，粳米30g。

（2）功效主治：温中涩肠。治疗溃疡性结肠炎久痢不愈，便脓血，色黯不鲜，腹痛喜温喜按，舌质淡苔白，脉迟。

（3）临床应用：虚寒痢多由寒湿痢迁延不愈或湿热痢过用苦寒伤及中阳而来，尽管与寒湿痢有相似之处，但同中有异，治法用药大不一样。虚寒痢属久痢虚证，治疗宜补宜涩，可用温补脾肾、收涩固脱之法。对于痢久脾虚气陷导致少气脱肛者，应用补中益气汤加减以益气补中，升清举陷。

（4）评述：本方所治久痢，属于脾肾阳气衰微所致。方中赤石脂涩肠固脱为君；

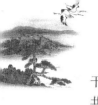

干姜温中祛寒为臣；粳米养胃和中为佐使，助赤石脂、干姜以厚肠胃。诸药合用，共奏温中涩肠之效。

2. 真人养脏汤（《太平惠民和剂局方》）

（1）方剂组成：人参、当归、白术、肉豆蔻、肉桂、炙甘草、白芍药、木香、诃子、罂粟壳。

（2）功效主治：涩肠固脱，温补脾肾。主治溃疡性结肠炎久泻久痢。泻痢无度，滑脱不禁，甚至脱肛坠下，脐腹疼痛，不思饮食，舌淡苔白，脉迟细。

（3）临床应用：脾肾虚寒，手足不温者，加附子以温肾暖脾；脱肛坠下者，加升麻、黄芪以益气升陷。本方为治脾肾虚寒之久泻久痢而设，而湿热积滞之泻痢，自当禁用。

（4）评述：本方证多在久泻久痢，积滞已去之后，因脾肾虚寒，肠失固摄所致。方中重用罂粟壳涩肠止泻，为君药。臣以肉豆蔻温中涩肠；诃子功专涩肠止泻。佐以肉桂温肾暖脾，人参、白术补气健脾，诸药合用温补脾肾以治本（补已伤之阳气）。又佐以当归、白芍养血和血（补已伤之阴血），木香调气醒脾，共成调气和血，既治下痢腹痛后重，又使全方涩补不滞。甘草益气和中，调和诸药，为佐使药。

（七）其他类

1. 乌梅丸《伤寒论》

（1）方剂组成：乌梅、细辛、干姜、黄连、当归、附子、蜀椒、桂枝、人参、黄柏。

（2）功效主治：温中补虚，清热化湿。主治溃疡性结肠炎寒热错杂证，见下痢稀薄，夹有黏冻，反复发作；舌质红，或舌淡红，苔薄黄。

（3）临床应用：腹痛甚者，加花椒、延胡索；腹泻甚者，去当归，加地榆炭、葛根；久痢久泻者，加诃子、罂粟壳；伴肛脱者，加黄芪、升麻。

（4）评述：方中重用乌梅涩肠止泻，川椒、细辛味辛性温，祛寒止痛。黄连、黄柏味苦性寒，清热燥湿以除热；干姜、桂枝、附子皆为辛热之品，增温脏祛寒之功。人参、当归补养气血，扶助正气，合桂枝养血通脉，调和阴阳。诸药相伍，对于寒热错杂，正气虚弱之久泻、久痢亦可奏效。

2. 炙肝散（《中藏经》）

（1）方剂组成：白芷、白术、白芍、桔梗。

（2）功效主治：调和肝脾，宣肺消痈。常用于溃疡性结肠炎之肝脾不和、痰湿中阻证，症见黏液血便、腹痛腹胀、里急后重，食少倦怠，舌质淡红，苔薄白；脉弦或弦细。

（3）临床应用：排便不畅，矢气频繁者，加槟榔、乌药理气导滞；腹痛隐隐，大便溏薄，倦怠乏力者，加党参、茯苓、炒扁豆健脾化湿。

（4）评述：综观全方，既取痛泻要方之意，肝脾同调，又有宣肺消痈之功。白芷芳香化湿醒脾，又祛风止痛，脱疮排脓；白术健脾，强胃而燥湿；白芍平肝之横逆之气，柔肝缓急止痛，盖此三味又皆色白而应肺象，又取一味专入肺经之桔梗，开肺理气升清，四药相合，实寓培土生金，金旺制水，使肝气疏泄有常，脾运得复，而泻痢自止。

五、辨证分型治疗

(一) 辨证要点

1. **辨轻重缓急** 掌握病情的轻重缓急对制订治疗方案和判断预后十分重要，如便下脓血，或纯下鲜血，大便日行 6 次以上，腹痛、腹胀较剧，或伴发热，属急症、重症。大便次数日行 4 次以下，腹痛、腹胀不甚，病情较缓，属于轻症。

2. **辨正邪虚实** 虚则补之，实则泻之，不辨虚实，易犯虚虚实实之戒。一般而言，活动期症见便下脓血，下利腹痛，里急后重，肛门灼热，舌红，苔黄厚腻，脉弦滑者，多属实证；缓解期大便不实，或夹黏液，肠鸣腹胀，面色萎黄，乏力倦怠，舌边齿痕，苔薄腻，脉沉细或弦细者，多属正虚邪恋。

3. **辨寒热阴阳** 热则寒之，寒者热之，临证宜详辨之，如大便白色黏胨，形寒肢冷，或大便清稀，完谷不化，多属寒证；大便赤白黏冻，赤多白少，里急后重，腹痛，或色黄褐而臭，泻下急迫，肛门灼热，多属湿热证；舌红少苔，便下艰涩，血色紫黯凝块，脉细涩，多属热邪伤阴。

4. **辨脏腑气血** 便溏泄泻为主者，病多在脾；腹痛肠鸣者，多为脾虚木乘，或为湿阻气滞，不通则痛；久痢久泻者，多脾肾两亏；黏液便为主者，多为脾虚痰湿下注，肺气失调。以便血为主者，病在血分，多属湿热炽盛，动血入络，亦有湿热伤阴，虚火内炽，灼伤肠络者。

(二) 辨证分型治疗

根据中华中医药学会脾胃病分会《溃疡性结肠炎中医诊疗专家共识意见（2017）》和中国中西医结合学会消化系统疾病专业委员会《溃疡性结肠炎中西医结合诊疗共识意见（2017）》专家共识意见，本书将溃疡性结肠炎分为 8 个证型：大肠湿热证、热毒炽盛证、脾虚湿蕴证、寒热错杂证、肝郁脾虚证、脾肾阳虚证、阴血亏虚证、瘀阻肠络证。

1. 大肠湿热证

(1) 临床表现：腹部疼痛或胀痛，腹泻，泻下黏液脓血，色白赤，黏稠如胶冻，或有腥臭味，伴里急后重，肛门灼热感，口干口苦，小便短赤，舌质红，苔黄腻，脉滑数。若热重于湿者，泻下赤多白少，或纯下赤冻，口渴引饮，小便灼热；湿重于热者，泻下黏液白多赤少，胸脘痞闷明显，身困沉重感；夹食积者，嗳腐吞酸，腹痛胀满而拒按，泻下腐臭。兼有表证者，恶寒，头痛，发热，脉浮数。

(2) 治法：清热化湿，调气和血。

(3) 主方：芍药汤（《素问病机气宜保命集》）。药物组成：白芍、黄连、黄芩、大黄、炒当归、肉桂、木香、槟榔、甘草。

(4) 方药分析：方中黄芩、黄连苦寒，入大肠经，功善清热燥湿解毒，以除致病之因，为君药。重用芍药养血和营、缓急止痛，配以当归养血活血，体现"行血则便脓自愈"，且兼顾湿热邪毒熏灼肠络、耗伤阴血之虑；木香、槟榔行气导滞，暗

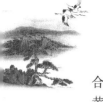

合"调气则后重自除"，四药配伍，调气和血，是为臣药。大黄苦寒沉降，合黄芩、黄连则清热燥湿之功著，合当归、白芍则活血行气之力彰，且泻下通腑可导湿热积滞从大便而夫，此乃"通因通用"之法；入少量温热之肉桂，既可助当归、白芍行血和营，又能减黄连、黄芩苦寒之性，共为佐药。甘草调和诸药，与白芍相配，缓急止痛，亦为佐使。诸药合用，湿去热清，气血调和，下痢可愈。

（5）加减治疗：脓血便明显者，加白头翁、地锦草、马齿苋清热止血；血便明显者，加地榆、槐花、茜草凉血止血；大便白冻、黏液较多者，加苍术、薏苡仁健脾燥湿；腹痛较甚者，加延胡索、乌药、枳实理气止痛；身热甚者，加葛根、金银花、连翘解毒退热；兼饮食积滞，嗳腐吐酸，腹部胀满者，加莱菔子、神曲、山楂等；食积化热，痢下不爽，腹痛拒按者，可加用枳实导滞丸。

2. 热毒炽盛证

（1）临床表现：发病较急，便下脓血或血便，量多次频，痢下鲜紫脓血，里急后重显著，肛门灼热下坠，腹痛腹胀明显，伴发热口渴，或见头痛，烦躁不安，舌质红，苔黄燥，脉滑数。

（2）治法：清热祛湿，凉血解毒。

（3）主方：白头翁汤（《伤寒论》）。药物组成：白头翁、黄连、黄柏、秦皮。

（4）方药分析：白头翁苦寒而入血分为君，清热解毒，凉血止痢。黄连泻火解毒，燥湿厚肠，为治痢要药；黄柏清下焦湿热。两药共助君药清热解毒、燥湿治痢而为臣。秦皮苦涩性寒，清热解毒兼收涩止痢，用为佐使。四药合用，共奏清热解毒、凉血止痢之功。

（5）加减治疗：血便频多者，加仙鹤草、紫草、槐花、地榆、牡丹皮；腹痛较甚者，加徐长卿、白芍、甘草；发热者，加金银花、葛根；热毒秽浊壅塞肠道，腹中满痛拒按，大便滞涩，臭秽难闻者，加大黄、枳实、芒硝；神昏谵语，甚则高热惊厥者，舌质红，苔黄糙，脉细数，属热毒深入营血，用犀角地黄汤、紫雪丹；热极风动，痉厥抽搐者，加水牛角、钩藤、石决明；汗出肢冷，脉微细者，静脉滴注参附注射液或生脉注射液。若本证治不及时，正不胜邪，常可暴泻致脱，出现面色苍白、四肢厥逆、汗出喘促、脉微欲绝的凶险之证，应采取中西医结合抢救措施。急服参附汤、参附龙牡汤或独参汤，先回阳救逆，待脱固阳回之后，再据证治疗。

3. 脾虚湿蕴证

（1）临床表现：腹泻便溏，夹有不消化食物，黏液脓血便，白多赤少，或为白冻，脘腹胀满，腹部隐痛，绵绵不休感，伴肢体困倦，食少纳差，神疲懒言，舌质淡红，边有齿痕，苔薄白腻，脉细弱或细滑。

（2）治法：益气健脾，化湿和中。

（3）主方：参苓白术散（《太平惠民和剂局方》）。药物组成：党参、白术、茯苓、甘草、莲子肉、白扁豆、山药、薏苡仁、砂仁、桔梗。

（4）方药分析：方中以人参补益脾胃之气，白术、茯苓健脾祛湿，共为君药。山药补脾益肺，莲子肉健脾涩肠，白扁豆健脾祛湿，薏苡仁健脾渗湿，均可资健脾止泻之力，共为臣药。佐以砂仁芳香醒脾，行气和胃，化湿止泻；桔梗宣利肺气，一者配砂仁调畅气机，治胸脘痞闷；二者开提肺气，以通调水道；三者以其为舟楫之药，载药上行，使全方兼有脾肺双补之功，同为佐药。甘草补脾和中，调和诸药，为佐使。诸药相合，益气健脾，渗湿止泻。

（5）加减治疗：大便白冻黏液较多者，加苍术、厚朴、干姜；久泻气陷者，加黄芪、炙升麻、炒柴胡；便中伴有脓血者，加马齿苋、败酱草、地榆；大便夹不消化食物者，加神曲、枳实；腹痛、畏寒喜暖者，加炮姜；寒甚者，加附子、干姜。

4. 寒热错杂证

（1）临床表现：下痢稀薄，夹有黏冻，反复发作，伴肛门灼热，畏寒怕冷，腹痛绵绵，口渴不欲饮，饥不欲食，舌质红或淡红，苔薄黄，脉弦或细弦。

（2）治法：温中补虚，清热化湿。

（3）主方：乌梅丸（《伤寒论》）。药物组成：乌梅、黄连、黄柏、附子、桂枝、干姜、川椒、细辛、人参、当归。

（4）方药分析：乌梅味酸，收敛止泻，为君药。黄连、黄柏苦寒清热，配附子、桂枝、干姜、川椒、细辛温脏祛寒，达到清上温下的目的，共为臣药。泄泻日久，必伤气血，故以人参、当归益气补血，扶助正气，与桂枝、附子、干姜配伍，还可养血通脉，治疗畏寒怕冷、腹痛绵绵，同为佐药。炼蜜为丸，甘缓和中。诸药合用，共奏温中补虚，清热化湿之效。

（5）加减治疗：大便稀溏者，加山药、炒白术；久泻不止者，加石榴皮、诃子；大便伴脓血者，去川椒、细辛，加秦皮、生地榆；腹痛甚者，加徐长卿、延胡索。

5. 肝郁脾虚证

（1）临床表现：常表现为情绪抑郁或焦虑不安，症状常因情志因素诱发，出现大便次数增多，便前多有腹痛，腹痛即泻，泻后痛减，泻下大便稀烂或见黏液，伴有排便不爽，肠鸣辘辘，矢气频作，饮食减少，或有腹胀，舌质淡红，苔薄白，脉弦或弦细。

（2）治法：疏肝理气，健脾化湿。

（3）主方：痛泻要方（《景岳全书》引刘溥方）合四逆散（《伤寒论》）。药物组成：陈皮、白术、白芍、防风、柴胡、枳实、甘草。

（4）方药分析：方中柴胡疏肝解郁，为君药；白术健脾化湿，为臣药；陈皮、枳实理气，白芍柔肝缓急止痛，防风辛温，归肝、脾经，助白芍以疏肝养肝，辛温而散，醒脾燥湿，共为佐药；甘草配白芍柔肝缓急止痛，兼调和诸药，为佐使之用。诸药配伍，共奏疏肝理气、健脾化湿之效。

（5）加减治疗：腹痛、肠鸣较甚者，加木香、木瓜、乌梅；腹泻明显者，加党参、茯苓、山药、芡实；排便不畅、矢气频繁者，加木香、槟榔理气导滞；腹痛隐隐、大便溏薄，倦怠乏力者，加党参、茯苓、炒扁豆健脾化湿；胸胁胀痛者，加青皮、香附疏肝理气；夹有黄白色黏液者，加黄连、木香清肠燥湿；兼有食滞者，加炒麦芽、鸡内金、槟榔；兼夹血瘀者，加丹参、蒲黄；兼心悸、失眠者，加黄连、五味子、莲子肉。

6. 脾肾阳虚证

（1）临床表现：久泻不止，大便稀薄，夹有白冻，或伴有完谷不化，甚则滑脱不禁，腹痛喜温喜按，或腹胀，伴食少纳差，形寒肢冷，腰膝酸软，舌质淡胖，或有齿痕，苔薄白润，脉沉细。

（2）治法：健脾补肾，温阳化湿。

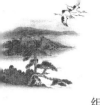

（3）主方：附子理中丸（《太平惠民和剂局方》）合四神丸（《证治准绳》）。药物组成：附子、人参、干姜、炒白术、甘草、补骨脂、肉豆蔻、吴茱萸、五味子、大枣。

（4）方药分析：干姜大辛大热，温脾暖胃，助阳祛寒，附子辛热，归脾、肾经，入下焦而暖肾，祛湿除寒，共为君药。补骨脂温补命门之火以养脾土，肉豆蔻温中涩肠，助干姜、附子温暖脾肾；阳虚则兼气弱，气旺亦可助阳，故臣以甘温之人参，益气健脾，补虚助阳。君臣配伍，健脾补肾，治病之本。脾为中土，喜燥恶湿，脾虚则湿浊内生，反困脾胃，故佐以甘温苦燥之白术，既健脾补虚以助阳，又燥湿运脾以助生化，吴茱萸温暖脾肾以散阴寒，五味子温敛固肾，涩肠以止泻，大枣、甘草补脾养胃，共为佐使药。

（5）加减治疗：腰膝酸软者，加菟丝子、益智仁；畏寒怕冷者，加肉桂；大便滑脱不禁者，加赤石脂、禹余粮；脾胃虚寒，关门不利者，则用真人养脏汤；偏于肾阳虚者，以腰膝酸软、五更作泻为主证，方用四神丸合桃花汤加味；久泻不止，兼见脱肛者，加黄芪、升麻升阳益气。

7. 阴血亏虚证

（1）临床表现：大便干结，排便不畅，或虚坐努责，夹有黏液便血，脓血黏稠，或下鲜血，常常反复发作，腹中隐隐灼痛，伴形体消瘦，胃纳不佳，口燥咽干，至夜转甚，虚烦失眠，五心烦热，舌红少津或舌质淡，少苔或无苔，脉细弱。

（2）治法：滋阴清肠，益气养血。

（3）主方：驻车丸（《备急千金要方》）合四物汤（《太平惠民和剂局方》）。药物组成：黄连、阿胶、干姜、当归、熟地黄、白芍、川芎。

（4）方药分析：方中以阿胶为君，养阴补血兼止血；熟地黄甘温滋腻，功善滋补营血，当归入血分，补血和血，白芍酸寒，养血敛阴，柔肝和营，川芎活血行气，祛瘀止痛，四药为补血调血的基础方，共为臣药；黄连清热燥湿，以祛湿热伏邪，干姜温胃散寒，配伍使用，补而不腻，同为佐药。诸药配伍，共奏滋阴清肠、益气养血之功。

（5）加减治疗：大便干结者，加麦冬、玄参、火麻仁；面色少华者，加黄芪、鸡血藤；虚热灼津而见口渴、尿少、舌干者，加北沙参、石斛、玉竹；痢下血多者，加生地榆、牡丹皮、墨旱莲；湿热未清，症见口苦、肛门灼热者，加白头翁、秦皮。大便时干时溏，交替出现，伴纳差、身困乏力者，此气阴两伤，可加党参、生黄芪、山药。久泻不止，阴损及阳，肾阴阳两虚者，症见腹痛，大便秘结夹有黏液、脓血，腰酸背冷，小便清长，舌质淡，脉沉细，治宜坚阴润燥，温补肾阳，方用增液汤合济川煎加减。

8. 瘀阻肠络证

（1）临床表现：下利脓血，血色暗红或夹有血块，泻下不爽，腹部疼痛拒按，痛有定处，或胸胁胀痛，面色晦暗，口唇偏紫暗，甚至可有肌肤甲错，舌质暗红，有瘀点瘀斑，脉涩或弦细。

（2）治法：活血化瘀，理肠通络。

（3）主方：少腹逐瘀汤（《医林改错》）。药物组成：当归、川芎、延胡索、蒲黄、五灵脂、没药、小茴香、干姜、赤芍。

（4）方药分析：方中以当归活血养血，川芎活血止痛，为君药；延胡索活血止痛，蒲黄、五灵脂、没药活血化瘀，共为臣药；小茴香理气止痛，干姜温胃止痛，赤芍活血凉血，共为佐药。诸药配伍，共奏活血化瘀、理肠通络之效。

（5）加减治疗：腹满痞胀者，加枳实、厚朴；腹痛甚者，加三七粉、白芍、甘草。

（三）基于浊毒理论的辨证治疗

1. 气滞浊阻

（1）主要症状：腹痛即泻，泻后痛减，常因抑郁恼怒、情绪紧张或激动而发作，大便夹脓血，黏腻不爽，胸胁胀满，烦躁易怒，嗳气纳呆，身体困重。舌淡红，苔白腻或厚腻，脉弦滑。

（2）治法：抑肝扶脾、理气化浊。

（3）常用药物：炒陈皮、白术、白芍、防风、当归、炒柴胡、炒枳实、茯苓、三七粉（冲服）、炙甘草。

（4）加减治疗：若两胁胀痛、脉弦有力，上方加延胡索、郁金以疏肝止痛；若便秘和腹泻交替发作，则上方加槟榔、沉香以疏导积滞；若腹胀腹痛，上方加枳实、厚朴以行气消胀；若嗳气、呕恶为肝气犯胃、胃气上逆，上方加旋覆花、代赭石以降逆止呕；若脾虚较重，腹泻次数增多，上方加党参、升麻以升补脾气；若情志郁结、不思饮食，上方加香橼、佛手以舒肝理气。

2. 浊毒内蕴

（1）主要症状：便中夹带脓血臭秽，里急后重，胃痞纳呆，身热，肛门灼热，大便黏腻不爽，小便短赤。舌暗红苔黄厚腻，脉弦细滑。

（2）治法：化浊解毒，凉血宁血。

（3）常用药物：黄芩、黄连、大黄、槟榔、木香、槟榔、当归、芍药、甘草、肉桂。

（4）加减治疗：大便脓血较多者，加紫珠、侧柏炭、地榆炭、大黄炭凉血止痢；大便白冻、黏液较多者，加苍术、薏苡仁健脾燥湿；腹痛较甚者，加延胡索、乌药、枳实理气止痛；热甚者，加葛根、金银花、连翘解毒退热。

3. 浊毒壅盛

（1）主要症状：起病急骤，壮热口渴，头痛烦躁，恶心呕吐，大便频频，痢下鲜紫脓血，腹痛剧烈，后重感特著，甚者神昏惊厥，舌质红绛，舌苔黄燥，脉滑数或微欲绝。

（2）治法：化浊解毒，凉血除积。

（3）常用药物：白头翁、黄连、黄柏、秦皮、黄芩、木香、炒当归、炒白芍、生地榆、白蔹、三七粉（冲服）、槟榔、木香、肉桂、生甘草。

（4）加减治疗：若热毒侵入营血，高热神昏谵语者，可加用紫雪丹或安宫牛黄丸2～3g，以清解热毒，开窍安神；若高热、抽搐惊厥者加用紫雪散2g、全蝎9g、钩藤15g以清热息风镇痉；若呕吐频繁，胃阴耗伤，舌红绛而干，则可酌加西洋参10g、麦冬10g、石斛15g，扶阴养胃；若屡饮屡吐，可用玉枢丹吞服以和胃止呕；若下利无度，饮食不进或突然四肢不温、面白、出冷汗、喘促乃毒热内闭，阳气外

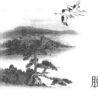

脱，应急用独参汤或四逆加人参汤浓煎顿服，以益气救阳。

4. 寒浊内阻

（1）主要症状：腹痛拘急，痢下赤白黏冻，白多赤少，或纯为白冻，里急后重，脘胀腹满，头身困重，舌苔白腻，脉濡缓。

（2）治法：温中燥湿，调气和血。

（3）常用药物：藿香、苍术、厚朴、法半夏、陈皮、木香、枳实、桂枝、炮姜、芍药、当归。

（4）加减治疗：兼有表证者，加荆芥、苏叶、葛根解表祛邪；挟食滞者，加山楂、神曲消食导滞。若湿邪偏重，白痢如胶冻，腰膝酸软，腹胀满，里急后重甚者，改用胃苓汤加减以温中化湿健脾。

5. 浊毒瘀阻

（1）主要症状：面色晦暗，胁腹胀满，黏液脓血便，泻下不爽，腹痛拒按，嗳气食少。舌紫或瘀斑、瘀点，苔黄腻，脉弦涩滑。

（2）治法：化瘀通络、止痛止血。

（3）常用药物：蒲黄、五灵脂、延胡索、没药、赤芍、小茴香、干姜、当归、川芎、官桂。

（4）加减治疗：若气血瘀滞，化为脓血，大便夹有赤白黏冻者，可合白头翁汤同用以清热凉血；若兼食滞者，加槟榔10g、山楂10g以消食导滞；若夹有瘀阻者，以滞下黏液为主，本方合苓桂术甘汤同用，以温化痰湿；若血热、大便暗红色较多者，上方加三七粉2g（冲服）、大黄炭10g以凉血止血；若气虚明显，见神疲、乏力、肢倦者，加党参10g，白术10g以益气行血。

6. 浊毒伤阴

（1）主要症状：腹泻时作，腹中隐痛，腹胀不适，便血鲜红黏稠，常伴有疲乏头昏，盗汗，心烦不寐。舌质偏暗红少苔，脉细弱。

（2）治法：益气养阴，健脾补肾。

（3）常用药物：黄连、阿胶（烊化）、当归、太子参、北沙参、麦冬、白芍、乌梅、山药、三七粉（冲服）、炙甘草。

（4）加减治疗：若虚中夹实，合并大肠湿热者，宜加入酒川军、瓜蒌仁清热除湿；若合并有大便出血者，则加地榆清肠止血；若便秘与泄泻交替者，可用大剂量白术（30g以上）、山药、首乌、当归健脾益肾，养血润肠。

7. 浊毒损阳

（1）主要症状：黎明之前，肠鸣腹痛腹泻，泻后则安，大便为黏液血样，遇寒即发，形寒肢冷，口淡纳少，喜热饮，腰酸乏力，面色苍白。舌淡苔白，脉沉细无力。

（2）治法：健脾温肾止泻。

（3）常用药物：党参、干姜、炒白术、甘草、补骨脂、肉豆蔻、吴茱萸、五味子、生姜、三七粉（冲服）。

（4）加减治疗：脾阳虚为主者，重用党参、白术、炮姜、石莲子；肾阳虚偏重者，重用附子、肉桂、补骨脂；滑脱不禁，舌苔无滞腻者，加罂粟壳、诃子肉、赤石脂、石榴皮；下腹隐痛者，加吴茱萸、香附；腹痛者，加金狗脊、菟丝子；久泻不止，兼见脱肛者，加生黄芪、升麻；久泻不愈，由阳及阴，脾肾阴虚者，又当填阴之剂，加天门冬、黄精、麦冬。

8. 寒热错杂

（1）主要症状：黏液血便，便下不爽，口渴不喜饮或喜热饮，腹痛绵绵，喜温喜按，倦怠怯冷，小便淡黄。舌质红或淡红，苔薄黄，脉细缓或濡软。

（2）治法：温中补虚，清热化湿。

（3）常用药物：乌梅、黄连、黄柏、肉桂（后下）、炮姜、党参、炒当归、三七粉（冲服）、炙甘草。

（4）加减治疗：大便伴脓血者，去川椒、细辛，加秦皮、生地榆；腹痛甚者，加徐长卿、延胡索。

六、中医其他治疗

（一）中药灌肠治疗

中药灌肠疗法在溃疡性结肠炎的治疗中是一种重要的治疗方法和给药方式，药物直接经过肠黏膜吸收，直达病所，减少了首过效应，提高了病变部位的药物作用浓度，起效迅速，可显著改善溃疡性结肠炎腹痛、腹泻、黏液血便、里急后重的症状。中药灌肠在改善急性期症状，减少分泌物，避免病情进一步加重，延长缓解期维持，提高生活质量，预防病情复发等方面都起着举足轻重的作用。

1. 灌肠方药　灌肠药物多为自拟方或传统方剂、中成药和单药。常用的中药灌肠配方组成包括：①清热燥湿解毒药，如黄芩、黄连、黄柏、苦参、秦皮、金银花、青黛、白头翁、蒲公英、红藤、马齿苋、败酱草、白花蛇舌草、鱼腥草等；②涩肠止泻药，如石榴皮、五倍子、乌梅、诃子、赤石脂等；③止血药，如地榆、槐花、白及、三七等；④活血化瘀药，如丹参、乳香、没药、血竭。灌肠用的中成药大多有敛疮护膜的作用，如锡类散、云南白药、复方西瓜霜、双料喉风散、新癀片、复方黄柏液（连翘、黄柏、金银花、蒲公英、蜈蚣等）、结肠宁、康复新液等。一些口服传统方剂也有较好的灌肠疗效，如白头翁汤、葛根芩连汤、乌梅丸、四神丸等。现将名家治疗溃疡性结肠炎的中药灌肠方介绍如下。

（1）菖榆煎（徐景藩灌肠方）

组成：地榆、白及、石菖蒲。

加减：脓血便明显者，加黄柏15g，败酱草30g；腹泻次数频多者，加石榴皮20g，秦皮10g；便燥下血者，加生大黄10g。

用法：将灌肠方药浓煎成150ml，于晚间排便后灌肠，尽可能保留6～8小时。每日1次，连续5日，停1～2日，再灌5日，一般灌肠20～30次即可，缓解期灌肠每周2次。

（2）灌肠一号方（杨春波灌肠方）

组成：苦参、生地榆、白及、桔梗、当归、甘草等。

加减：依症加入鱼腥草、败酱草、大黄、白及、黄连、锡类散等清热化湿、解

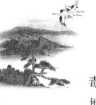

毒愈疡生肌；浙贝母、赤芍、大黄等化瘀祛痰；冰片、陈皮、甘草清热行气化痰；地榆炭、仙鹤草止血痢。

用法：每晚睡前灌肠，每日1剂，将药液浓煎至100ml，温度39～40℃。

对于结肠局部的病变，按溃疡性和炎症性的不同给予不同的治疗方法。溃疡性治以清热化瘀，祛痰生肌，用灌肠一号方：苦参、生地榆、白蔹、桔梗、当归、甘草等。炎症性依痢治以清热调气，舒络敛涩，用灌肠二号方：仙鹤草、地榆炭、赤芍、陈皮、儿茶。

（3）李乾构灌肠方

1）清化溃结汤

组成：白头翁、红藤、黄连、木香、虎杖、六一散、焦神曲、焦山楂、焦麦芽、焦槟榔、生黄芪、生薏苡仁、生白术。

加减：脾虚血干，大肠湿热者加用刘寄奴、地榆炭、三七粉。

用法：头煎取300ml，分早中晚3次温服；二煎取100ml，每晚睡前保留灌肠。也可以将锡类散1支或梅花点舌丹10粒，溶化于内服汤剂80ml之中，用以保留灌肠。

2）补益溃结汤

组成：黄芪、炒白术、薏苡仁、五味子、补骨脂、肉豆蔻、木香、红藤、焦神曲、焦山楂、焦麦芽、焦槟榔、马齿苋。

加减：脾肾阳虚，湿滞大肠者加用附子、干姜、党参、败酱草。

用法：头煎取300ml，分早中晚3次温服；二煎取100ml，每晚睡前保留灌肠。也可以将锡类散1支或梅花点舌丹10粒，溶化于内服汤药80ml之中，用以保留灌肠。

（4）马贵同灌肠方

组成：五倍子、马齿苋。

加减：病变初期或急性发作期加用青黛散、三七粉。

用法：煎汤，浓缩至100ml，然后加入青黛散、三七粉各3g，每晚睡前保留灌肠。

（5）蔡淦灌肠方

组成：三七、白及、马齿苋、鸡冠花等。

加减：随症合用中成药锡类散、云南白药或三七粉等。

用法：煎汤，保留灌肠，每日1次。

（6）劳绍贤灌肠方

组成：救必应、败酱草、毛冬青、蚕沙（包煎）、地榆、青黛（包煎）、白及、甘草。

加减：大便次数多者可加五倍子，黏液多者可加苦参，血便多者可加儿茶。

用法：诸药煎为150～200ml不黏稠的可以保留灌肠，滴灌管道通畅的药汁。早期或急性期患者可每日保留灌肠1次，病情缓解后可隔日灌肠。

（7）李佃贵灌肠方

组成：苦参、白头翁、蒲公英、黄柏、地榆、儿茶等。

加减：便血多者，可加用云南白药、锡类散、珍珠层粉、仙鹤草等止血药；大

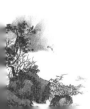

便次数多者，可加用五倍子、石榴皮等；黏液多者，可加用白术、茯苓，薏苡仁、清半夏等。

用法：水煎取汁 150ml，每日 1 剂，保留灌肠。

2. 灌肠方法

（1）传统保留灌肠法：传统灌肠的方法多采用针筒推注式，借助针筒将药液直接推注于发生病变的部位，充分地发挥药液的效用，促进消炎、止痛、止血及溃疡面愈合，达到有效治疗的目的。保留灌肠操作方法如下：

1）操作之前需要向患者告知、解释操作事项：保暖，防止受凉，排空大小便。

2）插管深度：如炎症单纯累及直肠，则插管深度为 10～15cm，如炎症累及直肠和乙状结肠，则插管深度为 15～25cm，若为全结肠，插管深度为 25～30cm。

3）药液温度：37～40℃。

4）灌注液量：应控制在 100～200ml。

5）灌肠速度：控制在 60～70 滴/分，滴速不宜过快以免刺激肠道蠕动，产生便意。

6）灌肠体位：注入药液后，所取体位依次为左侧卧位、俯卧位、膝胸卧位、右侧卧位、平卧位。

7）灌肠时间：保留时间 1～2 小时及以上。

8）在灌肠期间要密切观察患者面色，有无出冷汗、心慌、腹痛等情况。

（2）直肠点滴法：近年来有医者认为，传统灌肠方法由于肛管直径粗，灌肠液在短时间内注入肠内对肠道刺激性大，患者舒适性差，加之药物在肠道的保留时间较短、外溢明显等，影响了药物的吸收和利用。直肠点滴法具有给药准确、迅速，保留时间长，方法灵活方便，类似直肠输液的作用特点。直肠点滴法一般先将配制好的药物加热至 37℃左右，连接一次性输液器并改造输液器下端使之与吸痰管相连，润滑肛门内壁后插入吸痰管，以每分钟固定的滴速将药液滴入直肠。

（3）直肠喷药法：操作前先将药物研制成极细粉末，装入喷粉器中备用。待患者清净大便后，让患者臀部抬高，呈膝胸位，将乙状结肠镜经液状石蜡油涂抹后缓慢插入肛门内 15cm，在肠镜直视下找到溃疡出血黏膜病变部位，把药粉喷撒于溃疡面及周围 3cm 表面，然后缓慢地边喷边退出至肛门。喷药完毕，嘱患者侧卧位休息。

（4）气药灌肠法：气药灌肠法是基于常规灌肠方法的一种技术创新，通过气压作用，将药液弥散分布至结肠的各个部位，使药液与病灶部位充分接触，发挥抗炎、止血和修复黏膜等作用，发挥"药之所达，肠疾得康"的效果，解决了普通的灌肠方法无法准确覆盖左半结肠及近端结肠的缺点，而且增大了药物灌注面积，配合体位改变可延长药液保留时间。同时气药灌肠法可将药液温度控制在 38～40℃，时间也可以自主调控，患者舒适度及依从性均有所提高。

3. 灌肠操作的注意事项　灌肠虽是临床常用基础护理操作技术，如操作不当，也会带来不良后果，甚至发生严重并发症，如肛直肠损伤、肠穿孔等。操作者应在操作前详细了解患者的年龄、饮食习惯，是否有便秘、腹水、慢性咳嗽等导致腹压增高的基础疾病，有无肠炎及肠腔溃疡史，了解肛管、直肠有无内痔、息肉、肿瘤、女性患者的生育情况、子宫位置，并向患者说明灌肠的目的、方法、注意事项及灌

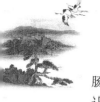

肠时的感受，消除其心中的顾虑，并嘱患者小便，准备好环境、用物，有家属者可让家属陪伴。需要注意的是，对肛门、直肠、结肠术后，严重腹泻、肛瘘、急腹症疑有肠坏死穿孔应慎用灌肠疗法。女性患者应避开月经期、产褥期。对年老瘦弱、胃肠道功能紊乱、长期服用抗酸剂和非甾体抗炎药等药物、便秘、肠道肿瘤、截瘫等患者不主张灌肠。

（1）常见不良反应

1）腹胀、腹痛：灌肠需要在一定时间内，反复将大量的溶液输入肠道，会造成腹压增加，或是刺激肠道，促进肠道蠕动，使部分患者出现腹胀、腹痛等症状。

2）出血：大量溶液的刺激或肛管的摩擦，常使痔疮或肠壁黏膜破损而造成出血，甚至肠穿孔、出血。出血也可能是由于灌肠液冲洗掉紧附于溃疡表面的坏死组织，使小血管破裂所致。

3）肠穿孔：肠穿孔是灌肠常见的严重不良反应，以腹痛、腹胀为主要症状，有时初期并无明显症状。溃疡性结肠炎患者因慢性炎症导致直肠瓣肥大，肠壁薄弱，肛管容易捅破肠壁。

4）其他不良反应：灌肠亦可能造成电解质紊乱等不良反应，需时刻注意观察。

（2）不良反应的处理：灌肠后可能伴有肛门不适、便意频等症状，休息后多可自行缓解，需跟患者沟通解释，消除患者紧张情绪。如患者出现腹胀、腹痛，应先安抚其情绪，同时暂停溶液的输入，可适当更换至舒适体位，稍作休息，观察患者反应，待患者不适症状减轻后决定是否继续输入溶液。如果患者腹胀、腹痛不减甚至加重，应进一步检查以排除肠穿孔的可能。

（3）严重不良反应的处理：若肛管少量带血，多为肠壁黏膜或痔疮破损所致，一般无须特别处理，但需密切观察其出血量的变化；若出现血量较大、持续腹痛等严重不良反应时，检查是否出现肠壁血管破损、肠穿孔等情况；如果出现肠穿孔，则需内镜下治疗，甚至外科手术治疗。

（二）中药栓剂治疗

中药栓剂直肠给药可使药物与病灶直接接触，达到局部较高的药物浓度，而且使用方法简单，可用于治疗累及直肠的溃疡性结肠炎患者。

1. 清肠栓　清肠栓是上海中医药大学附属龙华医院马贵同教授根据本病发病的主要病理因素及特点，依据朱震亨痢疾"皆湿热为本"的理论研制而成的肠道用制剂，是治疗溃疡性结肠炎的纯中药特色制剂。此制剂具有清热解毒、活血化瘀，祛腐生新、生肌愈疡的功效。其主要由马齿苋、青黛、三七、五倍子等药组成，药少力专，每一味药都针对病症发挥疗效。

清肠栓的组方既针对溃疡性结肠炎的主要病因（湿、瘀）治本，又针对其主要病理变化（炎症、溃疡）而治标，做到了辨病和辨证用药的有机结合，有良好的抗炎愈溃、祛腐生肌作用。

2. 锡类散栓　锡类散在我国具有悠久的历史，原载于清朝尤在泾的《金匮翼方》，主要成分为珍珠、冰片、青黛、牛黄等，方中珍珠可清热解毒、收敛生肌，对久治不愈的黏膜溃疡疗效显著；冰片有消肿止痛、防腐止痒作用；青黛有凉血解毒之功效；牛黄有镇静作用。全方共奏清热解毒、活血止痛、托毒排脓、去腐生肌之

溃疡性结肠炎中西医结合诊疗

功效。其主要用于治疗舌、咽及口腔溃疡、糜烂等。锡类散栓是以锡类散为主要成分，加入熔融的基质，制成栓剂。其作用机制可能是通过提高肠壁黏膜内的 SOD 活性，加强氧自由基的清除，从而达到减轻溃疡性结肠炎炎症的目的。

3. 溃结栓　用于治疗溃疡性结肠炎的溃结栓，其由白花丹根、三七、三叉苦等组成。方中白花丹根味苦，性微温，功能散瘀消肿、止痛；三七味甘、微苦，性温，归肝、胃经，功能散瘀止血、消肿定痛；三叉苦味苦，性寒，功能清热解毒、祛风除湿。三药合用具有清热解毒、活血化瘀功效，能够改善胃肠动力、血流供应及抑制促炎性介质的释放，以改善局部炎症反应。另外，其还可止血止泻，保护受损肠黏膜，促进溃疡愈合。

4. 复方五倍子栓　组成为五倍子、地榆、制大黄和生黄芪，每枚 1.5g，含生药 15g。方中五倍子性酸涩，涩肠止血；大黄清热解毒、凉血行滞；黄柏善清下焦湿热；地榆凉血止血、解毒敛疮；生黄芪益气健脾生肌。全方有清热燥湿、活血止血、益气生肌之功。

（三）针灸治疗

针灸治疗在溃疡性结肠炎的治疗中是一个重要的组成部分，依据溃疡性结肠炎的不同证型，辨证取穴，辨证施针，辨证施灸，可疏通人体经络，调和气血运行，改善肠道痉挛状态，促进溃疡愈合。同时，针灸治疗还可根据症状随症取穴，对于缓解溃疡性结肠炎发作期腹痛、腹泻、里急后重等症状效果明显。现代研究发现针灸治疗还可调节人体的免疫功能，抑制炎性因子释放，促进或抑制某些在溃疡性结肠炎发生发展中起重要媒介作用的蛋白的表达。

1. 针灸取穴特点

（1）多取胃经经穴：中医学认为本病病位在脾、胃、肠，而胃经属胃络脾。若脾胃失运，升降失司，清浊不分、混杂而下则致该病，故常选胃经经穴治疗。穴取天枢、足三里、上巨虚等。

（2）多取任脉经穴：任脉循行在胸腹正中，总任全身阴经，而该病主要是因脾气不健，湿浊内停肠胃所致。因此，历代多取该脉穴位治疗。常用穴主要是中脘、神阙、气海、关元等。

（3）常取背俞穴和督脉穴：膀胱经背俞穴是脏腑经气输注之处，而督脉为诸阳之会。因此，刺激督脉穴与相关背俞穴，可以调整相应的脏腑功能，起到涩肠止泻（痢）的作用。常用脾俞、肾俞、大肠俞、胃俞、三焦俞、小肠俞、中膂俞、百会等穴。

（4）常取足三阴经经穴：足三阴经内属肝、脾、肾，外循胸腹，肠腑功能常与之关系密切。故临床上亦常选用足三阴经穴治疗该病，主要取阴陵泉、三阴交、隐白、公孙、然谷、照海、太冲等。

2. 针灸常用穴位

针灸治疗溃疡性结肠炎的常用穴位为足三里、天枢、上巨虚、中脘、神阙、关元、阴陵泉、三阴交、肾俞、百会等，有治疗疾病和调节身体功能的功效。

（1）足三里：足三里位于小腿外侧，犊鼻下 3 寸，犊鼻与解溪连线上，是足阳明胃经合穴，常常被用作主穴或配穴使用，是保健强身的要穴，主治胃肠病证、虚

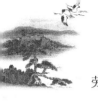

劳诸证。

(2) 天枢：天枢位于腹部，横平脐内，前正中线一侧 2 寸处。此穴属足阳明胃经，为手阳明大肠经募穴，主治腹痛、痢疾、腹胀、腹泻、便秘等。

(3) 上巨虚：上巨虚位于小腿前外侧，当犊鼻下 6 寸，距胫骨前缘一横指。此穴属足阳明胃经，为手阳明大肠经下合穴，主治下肢痿痹、膝痛、泄泻、痢疾、肠鸣、便秘等。

(4) 中脘：中脘位于上腹部，前正中线上，当脐中上 4 寸。此穴属任脉，为手太阳与少阳、足阳明之会，胃之募穴，八会穴之腑会，主治胃痛、呕吐、呃逆、反胃、腹痛、腹胀、泄泻、痢疾等。

(5) 神阙：神阙位于脐中部，脐中央。此穴属任脉，主治泻痢、绕脐腹痛、脱肛、妇人血冷不受胎等。

(6) 关元：关元位于下腹部，前正中线上，当脐中下 3 寸。此穴属任脉，为足三阴、任脉之会，小肠募穴，主治腹痛、泄泻、痢疾等。

(7) 阴陵泉：阴陵泉位于小腿内侧，具体为胫骨内侧缘同此处下缘两者间凹陷内。此穴属足太阴脾经合穴，为"利水湿要穴"，主治腹胀、腹泻、水肿、黄疸、小便不利、膝痛等。

(8) 三阴交：三阴交位于小腿内侧，足内踝尖上 3 寸及胫骨内侧缘后端。此穴属足太阴脾经，为足太阴、足厥阴与足少阴此三经的交会穴，故其不但可发挥调理胃肠功能，而且可发挥疏利肝胆、调理肝肾、调畅情志作用，能够使精神状态得到改善，主治肠鸣、腹胀、腹泻等脾胃虚弱诸证。

(9) 肾俞：肾俞位于第 2 腰椎棘突旁开 1.5 寸处。此穴属足太阳膀胱经，为肾之精气聚集之处，为补肾之要穴，主治腰痛、生殖泌尿疾病、耳鸣、耳聋，配中脘、天枢、足三里主治五更泄泻。

(10) 百会：百会位于头顶正中，后发际正中上 7 寸，当两耳尖直上。此穴属督脉，具有升阳举陷、益气温阳作用，主治久泻久利、头痛、目眩、耳鸣、脱肛等，配合谷、足三里、天枢，可补中益气、升阳举陷，可使久泻久痢自止。

3. 针灸常用方法

针灸治疗溃疡性结肠炎的常用方法包括针刺疗法和艾灸疗法。

(1) 针刺疗法：针刺治疗溃疡性结肠炎，选穴：在腹部取天枢、关元、气海，背部取长强、大肠俞，下肢取足三里、三阴交、阴陵泉、上巨虚。诸穴合用，水湿得化，瘀滞得通，大肠气血得行，肠道组织营养状态得以改善，加速炎症的吸收和消退，促进病变部位溃疡愈合。

(2) 艾灸疗法：艾灸疗法就是用点燃的艾灸药，作用于人体穴位皮肤上，给予适当的温、热、烫及药物离子透入刺激，以达到治疗疾病的目的。常用灸法分为悬灸、灼灸和隔物灸三类。悬灸亦可称为间接灸，灼灸则又可称为直接灸。隔物灸包括隔姜灸、隔蒜灸、隔盐灸等。艾灸治疗本病所选的穴位以脘腹及背部经穴为主。常用的穴位有中脘、关元、天枢、神阙、气海、小肠俞、足三里等。其作用机制为艾灸通过对脏腑、新陈代谢、免疫、内分泌等多途径的调节发挥疗效。艾灸能抑制细胞凋亡、改善人体免疫功能，加快修复肠道受损黏膜。同时艾灸能够有效防治溃疡性结肠炎患者肠壁因反复破损与修复而形成的肠纤维化。

1）温和灸法：艾条燃烧产生的温热效应刺激经络穴位，通过经络传导而起调和气血、涩肠止泻、温阳益肾作用，并且调节人体免疫功能，因而可用于治疗溃疡性结肠炎。

2）隔姜灸法：常规穴位针刺后取肾俞、脾俞、中脘、关元隔姜灸效果明显。

3）温针灸法：是在针刺的基础上加用灸法，先行针刺刺激以疏通气血，再加艾灸使热力及药力沿着针身渗透人体内，提高临床疗效。

（四）导引治疗

学者郝微微总结针灸推拿、穴位敷贴、艾灸拔罐的有效穴位，将"经穴－脏腑相关学说"融合于传统功法，设计益肠培元导引术，具有升阳举陷、温中止泻之功，又可调和脏腑功能，以达诸脏和则清升浊降、气血调和、泻痢自止的目的。其组成是选取大肠经、胃经、脾经、膀胱经、任督二脉上的穴位，以及八段锦中的四式导引动作。临床用于溃疡性结肠炎的辅助治疗。

1. 第一节（合谷曲池清其热）

（1）方法：用大拇指按揉的方法对合谷、曲池进行按揉，每分钟 60 次，按揉 2 分钟。

（2）作用及意义：原穴是脏腑元气经过和留止的部位，从经穴－脏腑相关理论的角度来看，合谷、曲池均属于大肠经。两者配伍"合治内腑"，故可清泻阳明，清利湿热，调理大肠气血，调节大肠功能。

2. 第二节（三里巨虚调其胃）

（1）方法：用大拇指按揉的方法对足三里、上巨虚进行按揉，每分钟 60 次，按揉 2 分钟。

（2）作用及意义：中医学认为本病病位在脾、胃、肠，而胃经属胃络脾。若脾胃失运，升降失司，清浊不分，混杂而下以致本病。故治疗常选胃经经穴。足三里是足阳明胃经主穴，是保健要穴；上巨虚是大肠的下合穴，两者配伍具有调和肠胃、通经活络的功效。

3. 第三节（阴陵三阴益脾气）

（1）方法：用大拇指按揉的方法对阴陵泉、三阴交进行按揉，每分钟 60 次，按揉 2 分钟。

（2）作用及意义：阴陵泉为脾经合穴，是"利水湿要穴"，具有健脾利水之功效。三阴交为足太阴脾经、足厥阴肝经、足少阴肾经三经之交会穴，与阴陵泉配伍，具有健脾益气、运化水湿之功效。

4. 第四节（中脘神阙培其元）

（1）方法：用按揉的方法对中脘、神阙进行按揉，每分钟 60 次，按揉 2 分钟。

（2）作用及意义：中脘为胃之募，腑之会，又系手太阴、少阳、足阳明、任脉之会所，可治一切腑病，有疏利中焦气机、补益中气的功效。神阙为元神之门户，有回阳救逆之功效。该穴位于腹部中间，系上下焦之枢纽，又邻近胃与大小肠，所以按揉该穴还能健脾胃、理肠止泻。

5. 第五节（天枢关元益其肠）

（1）方法：用按揉的方法对天枢、关元进行按揉，每分钟 60 次，按揉 2 分钟。

（2）作用及意义：天枢和关元均为大肠、小肠之募穴，天枢除湿化浊、活血化

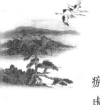

瘀；关元调补下焦、固本培元。按揉此二穴，可以较全面地兼顾本病虚实夹杂、正虚邪恋的特点，有标本兼治之意，调节整个肠道功能，可取得较好的疗效。

6. 第六节（肾俞百会升清阳）

（1）方法：用手掌在肾俞至八髎穴来回摩擦，用大拇指按揉的方法对百会进行按揉，每分钟60次，按揉2分钟。

（2）作用及意义：督脉总督全身之阳气，背俞穴为脏腑经气汇聚之处，刺激这些穴位既可升阳举陷、温中止泻，又可调和脏腑功能。诸脏和则清升浊降，气血调和，泻痢自止。

7. 第七节（调理气机须单举）

（1）方法：双手十字交叉于小腹前，翻掌向上意托天，左右分掌拨云式，双手捧抱式还原。式随气走要缓慢，一呼一吸一周旋，呼气尽时停片刻，随气而成要自然。

（2）作用及意义：脾胃是人体的后天之本，气血生化的源泉。脾主升发清气，胃主消降浊气。这一式中，左右上肢松紧配合的上下对拉拔伸，调节全身气机，有助于气机调畅，下痢自止。

8. 第八节（垂首攀足固肾腰）

（1）方法：两足横开与肩同宽，两手平扶小腹前。平分左右向后转，吸气藏腰撑腰间。式随气走定深浅，呼气弯腰盘足圆，手势引导勿用力，松腰收腹守涌泉。

（2）作用及意义：这一式前屈后伸，双手按摩腰背下肢后方，调节督脉和足太阳膀胱经等背部经络，有助于固护肾气，诸症自除。

9. 第九节（振身七颠精神跃）

（1）方法：两腿并立撇足尖，足尖用力足跟悬，呼气上顶手下按，落足呼气一周天。如此反复共七遍，全身气走回丹田，全身放松做颠抖，自然呼吸态怡然。

（2）作用及意义：这一式颠足而立，拔伸脊柱，下落振身，调节五脏六腑。

10. 第十节（揉肚摩腹百病消）

（1）方法：平躺于床上，逆时针方向揉肚或摩腹，凝神调息垂双目，静默呼吸守丹田。

（2）作用及意义：在按摩腹部时气沉丹田，呼吸宁静，精神内守，病安从来，也正好可以作为整套导引术的收功。

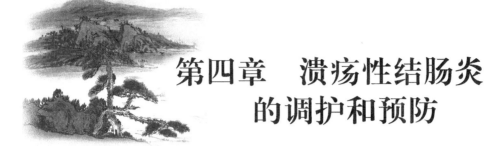

第四章　溃疡性结肠炎的调护和预防

一、饮食调护

《素问·脏气法时论》曰"毒药攻邪，五谷为养，五果为助，五畜为益，五菜为充，气味合而服之，以补益精气"。溃疡性结肠炎的起因与饮食不节、过食生冷、油腻、辛辣等食物关系密切。因此，要加强对溃疡性结肠炎患者健康饮食的宣教和管理。饮食调护得当，可以促进身体的康复，防止疾病的复发。

（一）饮食宜忌

《素问·太阴阳明论》曰"食饮不节，起居不时者，阴受之。阳受之则入六腑，阴受之则入五脏。入六腑则身热不时卧，上为喘呼。入五脏则䐜满闭塞，下为飧泄，久为肠澼"，《备急千金要方》言"所食诸食，皆须大熟烂为佳，亦不得伤饱，此将息之大经也，若将息失所，圣医不救也"，可见对于腹痛、腹泻之人，饮食很有讲究。

在活动期及服中药治疗期间，禁生冷、黏滑、肉面、五辛、酒酪、臭恶等物。生者，是指未经煮炒、炖熟的食物，食之难于消化。冷者，是指水浆、性冷的食物、饮料，食之损害胃阳。黏滑者，是饼子、团粉、油腻、海菜之类的食物。黏者又指五谷之黏者，如黍（高粱、玉米）、秫米、糯米之类的食物。滑者，是指柔滑的蔬菜，如菠菜、菱角、苋菜、茼蒿、蕨菜、芋头之类的食物。肉者，是指各种鸟、兽、鱼的肉。面者，是指大小麦、荞麦等制作的粉面。五辛者即五荤，包括薤、蒜、韭、

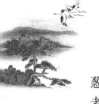

葱、胡荽（香菜），谓其辛臭。酪者，是指以牛、羊、马的乳汁制造的食物。臭恶者，是指气味恶臭、膻秽的食物。以上各种食物，或质钝而难化，或热而生火，或味辛而散气，或性滞而生湿，或含毒而伤中，俱非中和之物，故不宜食用。

建议溃疡性结肠炎患者摄入清淡易消化的食物，避免生冷、辛辣、油腻、煎炸食物及富含纤维素的蔬菜；不适宜饮牛奶；应避免食用海鲜、虾蟹等；减少红肉（猪肉、牛肉、羊肉等）的摄入量。急性期患者，建议少食多餐，清淡少渣，以易消化、够热量为原则。缓解期患者，建议饮食以不伤脾胃为本，少食膏粱厚味，对于荤腥油腻，难以消化的食物要慎重或者禁止食用，防止病情迁延反复。

（二）药食同源

饮食是人体维持日常生命的根本，为人体提供养料，弥补阴阳气血的不断消耗。食物和药物一样具有四气五味，虽性质相对平和，但也有类似治疗的功效。部分药物同时也是食物，如山药、白扁豆、姜类、枣类、芡实、莲子、茯苓、薏苡仁等健脾养胃中药都属于"药食同源"之列。这些药物不仅有治疗作用，而且安全营养，在保健和预防疾病方面有值得肯定的积极作用。

（三）适宜的营养物质

临床流行病学研究结果提示，虽然尚未明确溃疡性结肠炎是由何种食物引起，也无证据显示本病与食物过敏有关，但已有许多研究表明饮食中的某些成分与溃疡性结肠炎发病和复发有一定关系。

1. 蛋白质　饮食中硫化物与溃疡性结肠炎发病的关系以及硫化物对结肠细胞的毒性作用，可能是结肠炎形成的一个重要机制。随着生活水平的提高，饮食中蛋白质比例增加，故摄入的含硫氨基酸（包括蛋氨酸、半胱氨酸、胱氨酸以及牛磺酸）明显增多。通过肠道细菌对含硫氨基酸的降解和发酵，产生多种含硫化合物，如硫化氢等积聚在肠道，这些物质会对结肠细胞产生一定的直接毒性作用，也可能间接地改变其蛋白功能和抗原性。研究表明，食物中肉类（含丰富的蛋白），尤其是红肉和加工后肉类的摄入，增加了溃疡性结肠炎复发的风险。另外，由于非有机硫酸盐（包括二氧化硫、硫化氢、亚硫酸盐）在贮存和储藏食物和饮料中作为防腐剂广泛地应用，如白葡萄酒、汉堡包、浓缩饮料、香肠、啤酒和红酒等，因此，这些食物和饮料也增加了溃疡性结肠炎发生的危险性。

2. 脂肪　摄入过多脂肪或不饱和脂肪酸会损伤结肠黏膜。研究显示，溃疡性结肠炎发病前的脂肪摄入增多，尤其是动物脂肪和胆固醇。脂肪摄入增多引起的结肠炎症性改变，也可能会影响胆固醇的吸收和分泌。由于高胆固醇血症形成的高凝状态可使血管痉挛，血管紧张度增加，影响黏膜血液供应，因而造成结肠黏膜损伤。有学者研究发现摄入过多的单不饱和脂肪酸、多不饱和脂肪酸可能会增加溃疡性结肠炎的发病概率。因此，脂肪摄入与溃疡性结肠炎发病有一定关系。

3. 糖类　许多调查显示高糖摄入与溃疡性结肠炎发病可能有关。有学者通过对溃疡性结肠炎患者发病前食谱的调查，发现高蔗糖摄入可能会增加患病率。还有学者研究发现，与正常饮食组相比，常吃含糖量高食物者患溃疡性结肠炎的风险增高，而合理进食蔬菜和水果的人似乎患溃疡性结肠炎的风险会减少。一项流行病学调查中发现，经常摄入含糖量高食物如可乐饮料和巧克力者与溃疡性结肠炎发病呈正相关，而经常吃柑橘类水果者与溃疡性结肠炎发病呈负相关。但是。高糖饮食导致溃疡性结肠炎的发病机制还不清楚。

4. 益生菌　许多临床和实验研究都提示肠道菌群在溃疡性结肠炎发病中起重要作用。益生菌是含有足够数量、确定活菌的制剂，通过移植或定植在宿主的部位来改变其微生物系统并对宿主产生有益的健康影响。大部分益生菌属于人肠道内正常的菌群，如双歧杆菌属和乳酸杆菌属的细菌。部分益生菌株能够调节体内菌群的平衡，如一些外来细菌，像芽孢杆菌、非致病性大肠埃希菌。目前临床最常用的益生菌是双歧杆菌和（或）乳酸杆菌的单菌或复合制剂。益生菌具有生物拮抗、加强肠道上皮屏障功能及调节肠道免疫系统功能。已有研究表明益生菌及其制品在预防和治疗轻、中度溃疡性结肠炎中可能是有效的。益生菌制剂作为一种比较安全有效的辅助治疗方法，对其应用于临床治疗溃疡性结肠炎的前景充满希望。

5. 丁酸盐　丁酸盐对溃疡性结肠炎的治疗作用肠道中的短链脂肪酸（SCFA）具有维持结肠上皮屏障功能。丁酸盐为一种由食物成分经微生物发酵所产生的SCFA，是结肠黏膜尤其是末端结肠黏膜上皮的主要能源来源，丁酸盐对结肠黏膜具有保护作用。而肠道中氮衍生物和硫化物则会削弱丁酸盐的保护作用。因此，可以通过摄入麦麸、燕麦、黄豆及高纤维素谷类等食物，加强丁酸盐对结肠黏膜的保护作用。蔬菜和水果似乎有保护肠道黏膜作用，饮食纤维尤其是水果中的纤维素摄入与溃疡性结肠炎的发病呈负相关。饮食纤维在肠道内经细菌酵解所产生的丁酸盐仍为其主要来源。

6. 多不饱和脂肪酸　多不饱和脂肪酸对溃疡性结肠炎的治疗作用目前对多不饱和脂肪酸有了新的认识，饮食中或作为补充剂的鱼油或亚麻油，已经用于抗感染治疗。有学者报道多不饱和脂肪酸可能具有抗炎活性，能够减少炎症介质白三烯含量，抑制溃疡性结肠炎的免疫反应和炎症过程。由于人体不能合成亚油酸和亚麻酸，必须从饮食中补充。因此，建议患者吃含 $\omega-3$ 多不饱和脂肪酸的食物对于改善病情是很有帮助的，如坚果、亚麻籽和鱼油等。

总之，饮食成分在溃疡性结肠炎的发病和治疗中发挥作用。饮食中的硫化物含量增多，高糖和高脂肪摄入等因素与溃疡性结肠炎发病有关。如果某种食物可诱发或加重溃疡性结肠炎的发生，就要尽量避免。更重要的是要区别真正是对某种饮食过敏，还是对这种食物不耐受或吸收不良，如有些患者对乳糖不耐受或乳糖吸收不良。让患者记食物日记不失为一种好方法，不仅有助于准确找到给患者带来麻烦的食物，而且能够显示患者的饮食是否提供了营养素的合制补充。恢复和维持良好营养状况是治疗溃疡性结肠炎的重要原则。许多溃疡性结肠炎患者存在营养不良。合理的饮食不仅可以起到辅助性治疗作用，而且可以改善溃疡性结肠炎患者的营养状况。需要注意的是，不存在适合于所有溃疡性结肠炎患者的单一饮食或进食计划。患者适合于吃哪种食物、不适合于吃哪种食物都必须是个体化的，应该根据患者的病程、病变部位和病情程度等而做调整。

（四）饮食疗法

饮食疗法可作为药物或其他治疗措施的辅助手段。张锡纯在《医学衷中参西录》

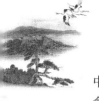

中言："病患服之，不但疗病，并可充饥。不但充饥，更可适口。用之对证，病自渐愈。即不对证，亦无他患。"针对溃疡性结肠炎患者，以下提供一些简便易行的食疗方以供参考。

1. 山药红枣粥

(1) 原料：山药 60g，红枣 30g。

(2) 做法：上两味加大米适量，共煮粥服食。

(3) 功效：恢复肠道吸收功能，养胃止泻。

2. 糯米固肠粥

(1) 原料：糯米 100g，淮山药 30g，胡椒少许。

(2) 做法：炒后共为细末，以极滚热汤调食。

(3) 功效：健脾止泻。

3. 糯米山楂粥

(1) 原料：糯米 60g，炒山楂 30g，红糖 30g，生姜丝适量。

(2) 做法：将糯米、山楂、生姜丝放入适量水中，共蒸熟，再纳入红糖热服。

(3) 功效：温中健脾，消食和胃。

4. 莲子粉粥

(1) 原料：莲子 30g（去心、炒熟，研细末），大米 60g。

(2) 做法：先将大米煮粥，临熟加入莲子粉，略数沸便可食，盐糖调味均可。

(3) 功效：健脾止泻。

5. 薏苡仁粥

(1) 原料：炒薏苡仁 30g，大米 60g，水适量。

(2) 做法：水煮沸，加入薏苡仁、大米再煮，熟后食盐调味服食。

(3) 功效：祛湿健脾止泻。

6. 薏苡扁芡粥

(1) 原料：薏苡仁、扁豆、芡实各 50g，大米适量。

(2) 做法：以上原料共煮服食。

(3) 功效：健脾补肾止泻。

7. 百合粥

(1) 原料：芡实、百合各 60g。

(2) 做法：上两味药放入米粥内同煮成粥。

(3) 功效：健脾宁心止泻。

8. 瘦肉莲子汤

(1) 原料：瘦猪肉 100g，莲子肉 500g，百合 20g。

(2) 做法：以上原料洗净放砂锅内加水煮汤，再加食盐等调味后温服，每日适量。

(3) 功效：益气补虚，健脾止泻。

9. 健脾止泻糕

(1) 原料：鲜山药 250g，赤小豆 150g，芡实米 30g，白扁豆 20g，茯苓 20g，乌梅 4 枚，果料及白糖适量。

(2) 做法：将赤小豆制成豆沙加适量白糖。茯苓、白扁豆、芡实米共研成细末，加少量水蒸熟。鲜山药去皮蒸熟加入上粉，拌匀成泥状，在盘中一层鲜山药粉末泥，一层豆沙，共6～7层，上层点缀适量果料，上锅再蒸。乌梅、白糖熬成浓汁，浇在蒸熟的糕上。

（3）功效：健脾止泻。

二、情志调护

情志因素如抑郁、焦虑可以诱发和加重溃疡性结肠炎的病情。《素问·举痛论》曰："怒则气逆，甚则呕血及飧泄。"《景岳全书·泄泻》曰："凡遇怒气便作泄泻者，必先以怒时挟食，致伤脾胃。故但有所犯，即随触而发，此肝脾二脏之病也。盖以肝木克土，脾气受伤而然。"肝主疏泄，脾主运化。肝失疏泄，横逆犯脾，尤其是在脾气素虚的情况下，会促发本病。

临床上部分溃疡性结肠炎患者病情较重，病程长，可能伴有贫血和低蛋白血症，身体虚弱，难以胜任就读、工作和日常生活，影响社交活动，容易出现情绪异常波动，常因心理压力过大而出现抑郁、焦虑。医护人员在工作中要与患者多沟通，安抚患者，帮助患者疏解不良情绪，保持良好的心态。中医有许多情志调护内容，可与现代心理护理相参，在疾病的防治、康复、保健中起到促进作用。

（一）情绪疏导

《灵枢·师传》曰："人之情，莫不恶死而乐生。告之以其败，语之以其善，导之以其所便，开之以其所苦。虽有无道之人，恶有不听者乎。"其意为在医患沟通中，医师要指出疾病的危害，引起患者重视，让患者对疾病有正确的认识，持有正确的治病态度；同时也要让患者明白与医师相互合作的重要性，增强战胜疾病的信心；告知患者治疗的具体措施和调养方式；若患者有消极心理状态，要帮助患者从疾病的痛苦中走出来。因此，医师应该有意识地定期对患者进行情绪疏导，帮助患者在日常生活中树立积极乐观的心态。个性和情绪问题，中医责之于心肝。若肝失疏泄，肝气郁结，心情易于抑郁。溃疡性结肠炎缠绵难愈，患者难免心烦意乱，临证时需辅以调心疏肝之法，或药物疏肝解郁，养心调神，或采用心理疗法，用言语循循善诱，调整心态，疏理情绪，以此种种舒缓患者紧张、焦虑、抑郁情绪，让患者在日常生活中树立良好心态，每每能提高治疗效果。

（二）情志相胜

《素问·阴阳应象大论》中提及"悲胜怒""恐胜喜""怒胜思""喜胜忧""思胜恐"，这是根据五行之间相生相克关系的原理，用相互克制的情志来控制病态情绪，以达到调和情志的目的。在溃疡性结肠炎患者的常见情志病中，"忧""悲"过度较为多见。临床实际中由于诸多原因，上述情志生克的心理治疗方法受众多限制。医师应该鼓励、支持患者进行积极地自我调节，多与家人朋友沟通，寻求帮助，减轻压力，使心情愉悦，促进自我恢复。

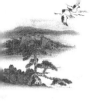

（三）五音疗法

《史记·乐书》曰"故音乐者，所以动荡血脉，通流精神而和正心也"，表明音乐对于人的情志有调畅作用。例如，明快鲜活的歌舞能够激发喜悦的心境，沉静婉转的曲调可以平复紧张和焦虑。音乐这种艺术形式的治疗，对客观条件要求不高，患者可以随时随地通过聆听、感受、体验音乐而改变自己的心绪，让音乐潜移默化影响心理生理活动而发挥治疗作用。

《素问·金匮真言论》中把角、徵、宫、商、羽五音和肝、心、脾、肺、肾五脏及怒、喜、思、悲、恐五志相对应，以音律的变化来描述脏腑的气机运行规律。郝万山认为这五种调式的音乐对人体气机的影响分为五类：角调对应肝木，有助气机调达；徵调对应心火，有助气机上升；宫调对应脾土，有助气机平稳；商调对应肺金，有助气机内收；羽调对应肾水，有助气机下降。音乐通过对气机和脏腑功能的影响，进而可优化心理状态、激发情感变化；而心理状态的优化与适度的情感变化，又可反馈性地调节相应脏腑的功能，这为辨证施乐、对病选曲奠定了理论与实践基础。溃疡性结肠炎发病与脾土关系密切，而宫音属土，宫乐似土，敦厚平和，中正庄重，可以明显改善溃疡性结肠炎患者的焦虑状态，提高患者的临床疗效。

三、运 动 调 护

人体是一个有机整体，其生命活动的维持既要靠运动劳作来促进，也要靠休息、睡眠来调节，两者缺一不可。劳逸适度，方能增强体质，促进疾病的康复及预防复发。过劳过逸均能损伤脏腑，削弱机体的抗病能力。劳倦过度易伤脾胃，久卧不动易困脾气，房事不节则伤肾，以致脾肾两虚，脾肾受损则致溃疡性结肠炎病情发展，或引起疾病复发。中医导引是我国古代的呼吸运动与肢体运动相结合的一种养生术，简单易学，练习时基本不用器具，不限场地。将中医导引术、功法锻炼融入溃疡性结肠炎患者的日常调护，强调自我锻炼，能提高患者的积极性，优化其身心健康，改善其机体功能状态。

（一）五禽戏

五禽戏是一套健身祛病的导引术，相传是由东汉著名的医学家华佗在"户枢不蠹，流水不腐"的思想指导下，总结前人健身活动经验，模仿虎、鹿、熊、猿、鹤等兽禽动作编创而成，用以活动筋骨、增强体质。五禽戏不仅能养生，还可以治病，宗中医"整体观"理论，强调形神兼备，注重内外合一调理人体全身。其中，熊戏五行属土，对应脾脏，具有健脾和胃、养胃阴而益脾阳之效，正应溃疡性结肠炎患者的脾胃功能康复训练；鹿戏五行属水，对应肾脏，有养肾壮命门之火的作用，对于病程日久的溃疡性结肠炎患者，补火生土，有助于脾肾两脏的调护。

（二）八段锦

八段锦功法起源于北宋，古人把这套动作比喻为"锦"，锦者，誉其似锦之柔和

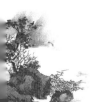

优美。现代的八段锦在内容上较古时有所变化。功法分为八段，每段一个动作，故名为"八段锦"，其动作具有柔和缓慢、圆活连贯、松紧结合、动静相兼、神形相合、气寓其中的特点。练习要求松静自然，准确灵活，练养相兼，循序渐进。

八段锦动作分为八段：第一段，双手托天理三焦；第二段，左右开弓似射雕；第三段，调理脾胃臂单举；第四段，五劳七伤往后瞧；第五段，摇头摆尾去心火；第六段，两手攀足固肾腰；第七段，攒拳怒目增气力；第八段，背后七颠百病消。溃疡性结肠炎患者适宜练习第三段和第六段的动作，以调脾胃，固肾腰。

（三）六字诀

六字诀是一种吐纳法，是通过嘘、呵、呼、呬、吹、嘻六个字的不同发音口型，唇齿喉舌的用力不同，以牵动不同的脏腑经络气血的运行。梁代陶弘景于《养性延命录》中记载："凡行气，以鼻纳气，以口吐气，微而引之，名曰长息。纳气有一，吐气有六。纳气一者，谓吸也。吐气有六者，谓吹、呼、唏、呵、嘘、呬，皆出气也……委曲治病，吹以去风，呼以去热，唏以去烦，呵以下气，嘘以散滞，呬以解极。"现代研究也表明"六字诀"五音与五脏的对应关系，长期习练能有效提升习练者的身心健康状况。六字诀分六式六音：第一字，"嘘"字功平肝气；第二字，"呵"字功补心气；第三字，"呼"字功培脾气；第四字，"呬"字功补肺气；第五字，"吹"字功补肾气；第六字，"嘻"字功理三焦。

（四）太极拳

太极拳有祛病健身和养生保健的功效。太极拳基本内容包括太极理论、拳术套路、太极推手，以及太极枪、棍、剑等器械套路和辅助训练方法。练习太极拳要求体悟阴阳、动静、刚柔之理，讲究含蓄内敛、连绵不断、刚柔相济、行云流水。

太极拳运动可使血液流畅、循环加强，增加各脏器的供血；深长均匀的腹式呼吸可使横膈肌活动范围扩大，带动胃、肠、肝、胆、胰做大幅度转动，腹腔内各脏器受柔和、持久而有节律地按摩，可促进消化液的分泌，加强胃肠的蠕动，改善局部供血，肠管的蠕动亦因改变腹压和局部微循环增加而得到双向调节，可以消除肝脏瘀血，改善肝胆功能。中医学认为，肝主疏泄，助脾胃运化，太极拳可以调畅情志，肝气条达，对胃肠功能有很大帮助。

第二节　溃疡性结肠炎的预防

一、"治未病"理论的沿革及意义

"治未病"一词最早出现于春秋战国时期《黄帝内经》的《素问·四气调神大论》，其曰："圣人不治已病治未病，不治已乱治未乱。此之谓也。夫病已成而后药

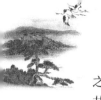

之，乱已成而后治之，譬犹渴而穿井，斗而铸锥，不亦晚乎！”之后历代医家不断对其有所扬，丰富了对“未病”的认识。朱震亨在《丹溪心法·不治已病治未病》中指出“今以顺四时，调养神志，而为治未病者，是何意耶？盖保身长全者，所以为圣人之道”，张介宾则指出“祸始于微，危因于易，能预此者，谓之治未病，不能预此者，谓之治已病。知命者，其谨于微而已矣”。而明代袁班在《证治心传·证治总纲》中说得更透彻、更贴切“欲求最上之道，莫妙于治其未病”，历代医家亦均以“治未病”为医术高明的象征。唐代孙思邈曾形象地描述道“古之善为医者…上医医未病之病，中医医欲病之病，下医医已病之病”。

二、“治未病”理论在溃疡性结肠炎防治中的应用

（一）未病先防

未病先防就是在消化性溃疡没有发生之前，做好各种预防工作，以防止消化性溃疡的发生。任何疾病的发生都与邪正两方面的因素有关。邪气是导致疾病发生的重要条件，而正气不足是疾病发生的内在因素，外因通过内因而起作用。因此，未病先防必须从邪与正这两个方面确定具体的原则和方法。

1. 调养身体，培养正气，提高抗病能力　《素问》云“正气存内，邪不可干”，体质壮实，正气充实，抗病能力就强；体质虚弱，正气不足，抗病能力就低下。因此，采取适当的方法来调养身体、增强体质，使气血阴阳调和与充实，是培养正气、提高抗病能力的关键，具体方法如下。

（1）顺应自然规律，保持机体内外环境协调。

（2）重视精神调养：人的精神情志活动与机体脏腑气血功能活动密切相关。情志异常不仅可以直接导致内伤疾病，而且可以扰乱人体气机，使正气内虚，而招致外邪入侵。因此，日常重视精神调养，避免各种不良的精神刺激，做到心情舒畅、精神愉快，思想上安定清静，不贪欲妄想，必然有利于健康。正如《素问·上古天真论》所说“恬淡虚无，真气从之。精神内守，病安从来”。

（3）加强体育锻炼：经常进行身体锻炼，不仅可以促进气血的流畅，使人体筋骨强劲，肌肉发达结实，脏腑功能健旺，还能以“动”济“静”，调养人的精神情志活动，促进人的身心健康，提高抗病能力，减少和防止消化性溃疡的发生。进行身体锻炼，一定要运动适度。并且要求循序渐进，持之以恒，方能收到防病之功效。

（4）注意生活起居：包括饮食有节、起居有常、劳逸适度。饮食有节，即对饮食物要有节制。既要养成良好的饮食卫生习惯，又要注意饮食质与量的合理搭配；起居有常，即指起居作息要有规律，并顺应四时气候的变化来安排作息时间；劳逸适度，即不可过劳过逸。过劳易耗伤气血，过逸则气机不畅、血脉不畅，气血阻滞，易生病端。只有保持正常规律的起居生活，才能精力充沛，身体健康，预防消化性溃疡的发生。

（5）药膳食疗预防：在中医理论指导下将食物与药物结合，因时制宜，取药、食二者之长，达到预防消化性溃疡和保健强身的作用。

2. 防止病邪毒气的侵害　病邪是导致疾病发生的重要条件，故未病先防除增强

体质、提高正气抗病能力外，还要注意防止病邪的侵害，具体方法如下。

（1）注意饮食卫生。

（2）注意环境卫生。

（3）避免病邪侵害："虚邪贼风，避之有时"，这样才能保持身体健康。

（二）既病防变

当发生溃疡性结肠炎后，如果得不到及时诊治，进一步发展导致变证丛生。因此，为了防止溃疡性结肠炎的发展。要根据疾病的传变规律，早期发现，早期治疗，防止疾病恶化和变证的出现。

1. 早期诊治　溃疡性结肠炎一旦发生，应及早诊断和治疗。

2. 控制疾病传变　传变，是指疾病在机体脏腑，经络及组织中的转移和变化。在决定并影响疾病传变的各种因素中，邪正斗争及其盛衰变化起着决定性的作用。因此，针对邪正盛衰与病势的趋向和病位之所在，以及疾病发展传变的一般规律，及时给予正确的治疗。或损其有余，或补其不足，或先安未受邪之地，来终止疾病的发展，是控制消化性溃疡传变与恶化的重要措施。

三、中医预防溃疡性结肠炎复发的措施

《黄帝内经》中提出的"治未病"思想，是中医养生和防治疾病的重要原则，体现了中医"防重于治"的理念。"既病防变"思想是中医"治未病"思想的主要内容之一，目前已广泛应用于一些慢性病的复发及预防并发症，对于预防溃疡性结肠炎复发及癌变也有一定的指导意义。

1. 饮食方面　食物是维持人体生命活动必不可少的物质基础，中医素来有"药食同源"理论，根据食物的性味及归经，提出食疗方法，即在治疗疾病的过程中对患者进行营养和膳食方面的指导，以达到防病治病的目的。研究发现，溃疡性结肠炎持续不愈或反复发作与饮食有密切的关系，病原微生物乃至食物抗原可能是本病的非特异性促发因素，主要表现在溃疡性结肠炎患者对饮食比较敏感，经常因为吃得不合适而出现复发的情况，常常因为辛辣刺激性食物、油腻食物、酒、海鲜、牛羊肉等引起复发或加重。溃疡性结肠炎患者大部分脾胃失和，气血虚弱，所以要合理搭配饮食，荤素搭配，寒温适度，注意营养均衡，适当补充精蛋白食物，如尽量吃新鲜蔬菜水果，不吃隔夜饭，适当吃一些瘦肉、蛋清、河鱼等精蛋白食物，少吃寒性及热性很强的食物，多吃一些微温性食物，如山药、粥类等有助于满足身体所需营养物质，增强体质，减少复发。根据自身体质，调配一些药膳也可以补充气血，提高免疫力，常用的有茯苓糕、红豆薏米粥、荷叶菊花茶、山药黄芪羹、枸杞红枣茶等。另外，饮食过饱或过饥而食等饮食失节也会引起复发。过饥过饱都会损伤脾胃，引起脾胃失和，产生清浊不分，水谷不化而出现泄泻、痢疾等溃疡性结肠炎复发症状。因此，节饮食对于预防溃疡性结肠炎有很重要的作用。唐代孙思邈曾言："不欲极饥而食，食不可过饱；不欲极渴而饮，饮不欲过多。"吃饭不要过饱，不要明显感到饥饿再进食，要定时、定量安排饮食，符合胃肠的自主节律，有利于消化

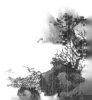

吸收，促进脾胃和健，达到减少溃疡性结肠炎复发的效果。

2. 情志方面　心身疾病的说法越来越被人们接受，心理疾病可能引起躯体疾病，而躯体疾病又是心理应激重要来源，可引起心理问题。心理身休相互影响对于溃疡性结肠炎患者尤其明显。一方面，长期焦虑抑郁的人群，肠道经常处于应激状态，罹患溃疡性结肠炎的概率明显高于心理健康人群。另一方面，溃疡性结肠炎反复发作、迁延不愈，长此以往，可能引起焦虑、抑郁等心理疾病，不仅对免疫系统、中枢神经系统等有负面影响，还可能加重溃疡性结肠炎，延长病程，增加复发频率。因此，情志因素为溃疡性结肠炎复发的独立危险因素，是复发的主要诱因之一。中医历来重视情志致病，是指七情太过或者不及久而久之影响人体气血运行，导致脏腑功能受损，而脏腑病变也会影响情志。《素问·阴阳应象大论》中提到"怒伤肝、喜伤心、思伤脾、忧伤肺、恐伤肾"。溃疡性结肠炎病位在大肠，与脾关系密切。肝主疏泄，调畅情志，该病病程日久，反复发作，给患者身心带来巨大压力，久而久之出现情志问题，肝失疏泄，困脾生湿，湿邪聚积肠道而引起复发。现代医学认为，有消极精神情绪的患者存在肠道菌群的紊乱，会影响多巴胺、5－羟色胺等神经递质的浓度及 CO、NO、H_2S 等信号分子的合成，使肠神经和中枢神经系统的功能失常，从而导致胃肠系统疾病并加重病情。因此，调畅情志对于预防溃疡性结肠炎复发意义重大，正确认识疾病，减轻躯体痛苦所引起的心理创伤，阻断心身之间的相杀作用，必要时可进行中医心身医学干预。

3. 生活起居方面　"起居有常、不妄作劳"是中医养生保健、治病防病的基本大法，对于溃疡性结肠炎患者合理安排生活尤其重要，对于预防和减少复发、癌变有重要意义。比如，高温和高寒环境均会使人体处于应激状态，发生一系列的生理病理变化，对消化系统而言，大便秘结或排便功能紊乱为其主要表现，而这常是溃疡性结肠炎复发的直接原因。因此，避免长时间处于高温或高寒环境，顺应四时气候的变化，注意防寒保暖也可起到预防溃疡性结肠炎复发和癌变的作用。

4. 运动方面　《三国志·魏书·华佗传》记载"人体欲得劳动，但不当使极耳，动摇则谷气消，血脉流通，病不得生，譬犹户枢，终不朽也"。人体应像流水一样保持运动状态，以自身运动调动体内气血运行，气血在经络保持昼夜运行状态才能发挥充养脏腑经络的功能，气血停滞则产生许多疾病。因此，经常参加体育锻炼，以疏通筋骨经络，是中医养生防病的关键。制定合理的运动、导引计划也可以疏通经络，强身健体，减少溃疡性结肠炎复发及癌变。溃疡性结肠炎多呈慢性病程，易出现衰弱、消瘦等表现，在身体许可的情况下可以做一些如散步、慢跑、太极拳、八段锦、保健操等相对缓和不剧烈的运动，以增强人体的胃肠功能，促进食物的消化吸收，使气血生化之源充足，提高免疫功能，有助于减少复发、癌变。

5. 健康教育方面　患者的自我管理及接受良好的健康教育也有助于减少复发。接受良好的健康教育能够帮助患者更好地掌握疾病相关知识，也更有利于患者做出正确的临床决策和进行疾病管理。健康教育能提高患者对疾病的认识水平，从精神心理上完全接受、合理重视疾病，既不过分恐惧疾病，也不过分轻视疾病，从而养成科学合理的自我管控习惯，规律生活，规律服药，合理安排饮食，保证其他预防方法顺利实施，发挥应有的作用。还有注意生活规律，避免熬夜，讲究卫生，戒烟戒酒，预防各种肠道感染也是预防溃疡性结肠炎复发及癌变的重要措施。

溃疡性结肠炎中西医结合诊疗

第五章　基于中医理论对溃疡性结肠炎论治的探讨

溃疡性结肠炎作为一种异常免疫介导的慢性肠道复发性炎症，其发病机制尚不明确，各种治疗方法也不尽如人意。本病属于中医学"泄泻""下利"等范畴，是一种本虚标实、虚实夹杂之证，临床表现多样，除腹泻、腹痛等典型表现外，尚可有皮肤病变、肺部病变等不典型肠外表现。中医治疗此类病证历史悠久，疗效肯定，各大医家在长期临床实践中，根据患者的不同表现总结出了多种行之有效的治疗方法。

一、从"湿邪"理论论治溃疡性结肠炎

1. 湿邪的含义及形成　湿邪有外湿与内湿之分，外湿多由气候潮湿、涉水淋雨、居处潮湿等环境中感受湿邪所致；内湿多由脏腑功能失调，津液输布失常而引起湿浊蓄积停滞的病理状态。内外湿邪，最易困脾，脾失健运，水谷混杂而下，故发本病。溃疡性结肠炎多由内湿所致，内湿产生的关键是水液输化失司，而人体主持水液代谢的脏腑，以脾、肾为主，因此，内湿的生成与脾肾关系最为密切，但与肝及三焦亦相关。溃疡性结肠炎发生与脾胃功能障碍关系密。脾气亏虚运化不利导致湿浊内生，湿热、时邪疫毒等胶着于肠道，热郁湿蒸，气血凝滞，腐败肠间，以致肠腑脂膜血络受损，化为赤白脓血而下痢。肾为胃之关，开窍于二阴，所以二便之开闭，皆肾脏之所主，小肠的分清别浊、大肠对水液的吸收及传导，受肾气化之主宰，肾阳虚衰，关门不利，可致久泄滑脱。肾阳蒸化失常，湿浊内蕴。三焦是全身水液上下输布运行的通道。全身的水液代谢是由肺脾肾等脏协同作用完成，但必须以三焦为通道，才能正常升降出入。三焦气化失司，水液停聚则生湿。肝为气机升降之枢纽，溃疡性结肠炎发生与肝脏密切相关。肝气郁结，肝失疏泄，乘脾侮土，肝脾不和，脾失健运，水谷不归正化，湿邪内生，湿滞肠胃，日久壅遏气血，湿瘀胶着，损伤脉络，化为脓血而便下赤白黏液。

2. 湿邪的特点

（1）湿邪性重浊黏滞，病程缠绵：湿邪为患，病程较长，缠绵难愈，湿热交阻，瘀热互结，气机不通，则腹痛、黏液脓血便，反复不已。湿热瘀毒等病邪未能及时清除，肠道正常功能不能恢复，易使病情反复发作，缠绵难愈。正如吴瑭《温病条辨·上焦》所说："其性氤氲黏腻，非若寒邪之一汗即解，温热之一凉即退，故难速已。"本病治疗非常棘手，没有特效药治疗，而且易反复，每于情绪波动、饮食不当时便会诱发，使之前的治疗前功尽弃，且病情较前有可能更加严重。

（2）病性复杂，兼夹他邪：脏腑功能失调不仅只生成湿，瘀血、痰浊、水饮等均可产生。湿邪既生，则随患者体质或治疗用药而发生热化或者寒化的性质变化，表现为湿热、寒湿。且湿邪常常与瘀血、热邪、毒邪、气滞等相互胶着，致使疾病出现寒热错杂、气血瘀滞、虚实并见，治疗难取速效。具体在临床上常见患者在疾病之初常表现为湿热蕴结，治疗过程中逐渐出现寒热错杂，上热下寒，表现为上腹部撑胀、胃中嘈杂反酸，在下泄泻不止，甚至下利清谷，多种致病因素胶着在一起，治疗难以速战速决。

（3）湿为阴邪，易遏气损阳：湿为重浊有质之邪，与水同类，故属阴邪。因湿为重浊有质之邪，最易留滞于脏腑经络，阻遏气机，使脏腑气机升降失常，经络郁滞不畅。阴邪侵入，机体阳气与之抗争，故湿邪侵入，易伤阳气。湿邪伤阳以困遏脾阳为主，脾阳不振，运化无权，水津不得布化，从而使水湿内生，发为泄泻。脾为后天之本，肾为先天之本，命门之火能助脾胃腐熟水谷，如果经常发病，命火不足，损伤肾阳，肾阳虚衰，不能温煦脾土，脾运失健而致水湿停聚，下注大肠而致泄泻，《素问·水热穴论》曰："肾者，胃之关也，关门不利，故聚水而从其类也。"该病在发病之初及发作期时多表现为湿热下注的实证，常有大便黏腻臭秽，常沾马桶，不易冲洗，随着疾病的不断复发及病程的进展，患者大便气味较前变淡并且常含有不消化的食物，同时患者常伴有怕冷、腰酸、乏力、消瘦、精神不振等明显阳虚之象。

（4）病情危重，伤形损质：溃疡性结肠炎呈慢性病程且逐渐加重，致病因素多，病变涉及脏腑多，病性复杂，易于兼夹瘀血、热毒、气滞等邪气或病理产物，产生虚实夹杂、寒热并见的复杂证候，因此临床中难取速效，缠绵难愈。验之于临床，疾病多表现为发作期与缓解期交替，且病情逐渐加重，发展到晚期可出现消瘦、衰弱、贫血、低蛋白血症、水及电解质平衡紊乱，出现恶病质状态。由一脏连及五脏俱损，阴阳两虚，终至阴阳离决。

综上所述，溃疡性结肠炎病程长，病因病机复杂，缠绵难愈，其病因多与饮食不节、劳倦内伤、情志不畅、先天禀赋不足等有关。其病机为湿热、寒湿、瘀血、积滞等邪客于肠道，与肠道气血相搏结，大肠传导失司，气血凝滞，肠膜血络损伤，血败肉腐，壅滞成脓，内溃成疡，形成本病。湿从热化，则下注大肠，湿热蒸腐而见下痢赤白；湿从寒化，则寒湿蕴结大肠，气血运行受阻而见下痢赤白黏冻。湿邪的产生与脾、肾、三焦和肝功能的失司，水液输布失常关系密切。本病病程日久，反复发作，损耗正气，而成虚实夹杂、寒热错杂之证。湿邪致病贯穿溃疡性结肠炎病程的始终。同时根据湿邪的致病特点，也能进一步了解其临床表现的根源所在，为下一步的治疗提供科学的理论依据。

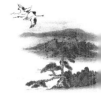

二、从"脾肾相关"理论论治溃疡性结肠炎

1. **"脾肾相关"是"五脏相关"理论的重要模块** 中医整体观念的重要内容之一就是"五脏相关",广州中医药大学邓铁涛教授结合临床研究,首先提出了五脏相关学说,将中医"脏腑学说"与"五行学说""阴阳学说"相结合,用于阐释疾病的复杂现象,解释疾病相关联系,指导临证处方用药,是具有创新性的中医理论学说。"五脏相关"是中医学非常重要的临床应用理论,横跨了两个层次,即基础理论层次与临床实践层次,它介于基础与临床之间,基础方面是研究"藏象学说"的关键和难点,临床指导处方用药的应用十分广泛。因此,该学说能起到其他中医基础理论难以替代的学术支撑和独特作用。"脾肾相关"理论是五脏相关学说中的重要模块。中医认为,脾为后天之本,肾为先天之本,脾肾在生理和病理上相互关联、相互影响、相互传变,脾和肾的这种密切联系,充分体现了脏腑同病的病机本质和生命现象的整体联系。目前,"五脏相关"理论已经引起了基础医学、中医学、临床医学等各学科专家的高度关注,揭示其本质与内涵的工作也在中医学基础和临床研究中占有越来越重要的地位。《素问·五脏生成》明确指出"肾之合骨也,其荣发也,其主脾也",这是"脾肾相关"理论的最早论述。《伤寒论》虽然从六经辨证论治,但在太阴、少阴病的辨证论治中,常出现"太阴少阴合病",这是"脾肾相关"理论应用的重要体现。明代李中梓则认为,人安身立命的根本是"脾肾互济",且明确指出了"肾为先天之本,脾为后天之本"的学术观点,同时认为脾和肾在生理和病理上相互影响、相互为用,故临证人多以"脾肾同调"为基本用药原则,并广泛用于临床各科。基于"脾肾相关"理论在临床上诊治消化系统疾病及其他慢性病取得的显著疗效,所以,借助"脾肾相关"理论,对于探索治疗复杂性疾病的思路具有重要借鉴价值。根据中医辨证论治精神,临床上只要具备"脾肾两虚"的症状和体征,即可采用"脾肾双补"的治疗方法,此亦体现了中医整体观和辨证论治指导治疗的重要性和优越性。

2. **从"脾肾相关"论治溃疡性结肠炎有深厚的理论基础** 溃疡性结肠炎是现代医学病名,中医学中没有与其完全对等的病名,但中医古医籍有许多与之相类似的病名描述,如"肠澼""大瘕泄""滞下""肠风""脏毒""下利""痢""五更泻"等。中医认为,湿为泄泻之本,湿胜则濡泄,而脾主运化水湿,故治疗泄泻关键在脾。五更泻又称"肾泻",故泄泻又与肾密切相关。脾虚和肾虚是中医论治泄泻的重要思路和临床基础。肾为先天之本,肾阳乃一身阳气之根本,脾脏依靠肾阳的温煦才能正常运化水谷精微和水湿。脾为后天之本,脾运化水谷精微以充养全身,肾所藏之精虽禀受于先天,但须不断给养于后天。脾肾久病,耗气伤阳,以致肾阳虚衰不能温养脾阳,或脾阳久虚不能充养肾阳,则最终导致脾肾阳气俱虚。根据病情发展变化的不同情况,有"由脾及肾"和"由肾及脾"之分。由脾及肾者,多为脾胃本弱,或为饮食所伤,或忧思伤脾,或寒湿困脾,或因泄泻、痢疾等病日久迁延不愈致脾阳虚衰。脾虚则运化无力,不能化生精微以充肾,或水湿内停,影响肾阳蒸化水液,日久导致肾阳不足,最终而成脾肾阳虚证。由肾及脾者,或因先天禀赋不

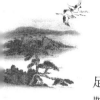

足，肾阳素亏，或后天调养失慎，房劳伤肾，或久病耗伤肾阳，而肾阳亏虚，则脾阳失于温煦；或肾水泛滥，使脾阳受伤，日久则形成脾肾阳虚证。总之，脾肾阳虚是溃疡性结肠炎的重要病机。

三、从"肾主二便"理论论治溃疡性结肠炎

1. 肾与脾及大小肠的关系　中医有五脏一体观，脾肾各司其职又相互影响。二便的正常排泄，离不开肾脾的功能正常运行在，此《景岳全书·泄泻》已经有详细记载。肾为先天之本，肾阴与肾阳为五脏阴阳之根，脾功能正常运行依赖肾之阳气温煦；脾主运化，为后天之本，可运化水谷精微。肾藏精，亦靠脾运化及后天精微的滋养、补充。脾肾无论在生理上还是在病理上都是互相补充、互相影响。脾阳虚衰可损及肾阳，最终可致脾肾阳虚五更泻等。肾阳不足脾失温煦，亦则可致脾虚泄泻；从小便来看，水分从口入，途经胃肠道吸收，最后多由膀胱排出，全身的水液代谢都离不开肾的蒸腾汽化。肾气化失常可致小便异常，其具体临床表现为尿频、尿多或者尿闭、尿少。从大便来看，食物从口入，经胃小肠消化吸收，由大肠排泄糟粕，看似与肾无直接关系，实则与肾的蒸腾汽化功能密切相关。肾阴为诸阴之本，肾阴亏损，气化失常，进而影响小肠泌清别浊，肠液减少而成便秘；肾阳为诸阳之根，根不稳，则影响脾的运化，小肠的消化吸收，可致关闭不密，气化无权，大便下泄。因此人的二便正常排泄与肾脏功能是否正常密切相关。临床上常见的便溏、泄泻、便秘以及小便清长、遗尿、尿失禁、尿少、尿闭等症，多通过温补肾阳、补肾健脾或滋养肾阴而获得不错的疗效。从五脏一体观来看，人体的水液代谢及运输与肾、脾、肺、肾、三焦等都有密切关系，其与脾关系尤为密切，肾主二便功能在其中发挥了重要作用。

尤怡在《医学读书记》见解独到，曾指出饮食入胃，必须经过小肠分清别浊，大肠消化熟腐，命门之火熏蒸为其中关键一环，进一步糟粕传入大肠，水液入膀胱。饮食消化与小肠受盛化物和泌别清浊功能密切相关，糟粕排泄亦离不开大肠传导，而小肠化物，大肠排泄功能正常更离不开肾的气化功能，三者有密切联系。溃疡性结肠炎临床表现以大便改变为主，腹泻即主要症状之一，腹泻为大便失常，从中医来理解，这与大肠功能异常密不可分，大肠排便功能异常亦离不开小肠不能正常泌别清浊，追根溯源，这都离不开"肾主二便"理论，肾不能温煦，必然排泄失常导致大便稀薄或小便量少，因此临床上在"肾主二便"理论基础上常采用"温肾健脾""利小便以实大便""温阳利水"的治法来治疗溃疡性结肠炎等病。

2. 从"利小便以实大便"论治溃疡性结肠炎　肾为先天之本，肾阳乃一身阳气之根本，肾主二便与大小肠关系密切，大肠粪便排泄，小肠消化吸收均要依赖肾中阳气的蒸腾气化。无论是"通大便所以缩小便"还是"利小便所以实大便"，追溯其根源在于大肠传化糟粕功能和小肠泌清别浊功能。"利小便实大便"临床及研究中常为中医治疗各类腹泻的经典疗法之一。"肾司二便，久泄不止，下多亡阴，当求责肾"，早在《先醒斋医学广笔记·泄泻》中就有提及。五苓散出自《伤寒论》，原为蓄水证而设方，五苓散用途广泛，现代研究中多有应用，其功用可化气利水，进而

调节水液代谢。临床在"利小便以实大便"理论基础上，通过利尿的方法来治疗多种原因导致的腹泻疗效显著，但其作用机制有待进一步研究。肾主水，小肠主液，肾与小肠在功能上具有相关性，所以肾和小肠能在水液代谢过程中相互联系，相互促进，相互协调。"小肠主液"表明小肠在水液吸收方面和代谢过程中有巨大作用。小肠功能可主液能泌别清浊，大肠能传化糟粕及主津，两者功能正常与否与肾阴的滋养和肾阳的温煦息息相关。用温阳利水法扶正泄浊，进而利小便以实大便效果显著。《伤寒论》有"少阴病，二三日不已，……腹痛，……自下利者，此为有水气，……或下利，或呕者，真武汤主之"的记载。真武汤可温肾阳利水湿，以达利小便以实大便之效，治疗脾肾阳气不足，腹部疼痛，水湿泛滥的一类溃疡性结肠炎。故学者认为从"肾主二便"出发，温阳利水、利小便以实大便之法治疗溃疡性结肠炎，为该病的重要治法。

3. 从"温肾健脾"论治溃疡性结肠炎　肾为先天，脾为后天，相互补充，肾阳可助脾阳腐熟水谷，促进小肠的消化吸收及大肠排泄糟粕。"温肾补脾，补脾益肾，二者兼顾"在五脏相关理论中有极其重要的地位。脾肾一为先天二为后天，先天充足与后天充盛并存，才能相互补充，这是中医整体观念和五脏一体观的理论的充分展现。溃疡性结肠炎以脾肾虚弱为本，病位在大肠，与肾的功能密切相关，离不开肾的功能正常发挥。从病位分析本病病位在大肠，从病机分析其发病根本是脾肾虚弱，故治疗本病应以补肾健脾为本。中医整体观认为，整体功能不能正常运行则局部必然受牵连，局部出现病变离不开整体功能的正常运行。因此，整体功能失调会引起局部的炎症，中医药治疗本病并不仅针对炎症反应直接抑制，而主要是通过整体调整五脏六腑的紊乱以维持平衡来治疗局部病变，由肾及脾，由脾及肾都是五脏整体观的体现。《景岳全书·杂证谟》中提到"凡里急后重者，病在广肠最下之处，而其病本，则不在广肠，而在脾肾。凡热痢、寒痢、虚痢皆有之，不得尽以为然也……有寒，则寒邪下迫脾肾，气虚则气陷下迫。欲治此者，但当察其所因，以治脾肾之本。"这就明确指出病的根本在脾肾，治疗也当从脾肾入手。

四、从"脾主运化"理论论治溃疡性结肠炎

1. 脾主运化的生理病理机制　脾主运化是指脾将消化吸收后的水谷精微物质输布到全身各脏腑，使全身各脏腑生理功能正常运行，是脾最重要的生理功能，其包括了"运化水谷"和"运化水湿"两方面。"运化水谷"是指脾脏对食物的消化、吸收及输布功能，食物从口进入人体后，由胃受纳并腐熟水谷，下输小肠，小肠进一步消化水谷，清者上输于脾，脾脏把水谷转化为精微物质，输布至全身，使全身脏腑、器官得到营养，浊者下输大肠，糟粕通过大便排泄出人体。《素问·六节藏象论》曰"脾胃大小肠三焦膀胱者，仓廪之本，营之居也。能化糟粕转味而出入者也"，脾脏的消化吸收功能实际上是由脾和胃、小肠等脏腑共同完成的。"运化水湿"则指脾脏对水液的消化转输功能。《素问·经脉别论》中"饮入于胃，游溢精气，上输于脾，脾气散精，上归于肺，通调水道，下输膀胱，水精四布，五经并行"，就是对脾脏运化水液的形象描述；饮入于胃的水液通过脾气散精的作用输布到全身各脏

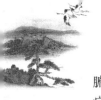

腑，无用的水液则下输膀胱，通过小便排出，避免水液在体内潴留产生痰饮水湿等病理产物。脾的运化功能，一方面使水谷精微得以输布全身，营养脏腑器官，四肢百骸，另一方面使水谷精微之清者得以充分利用，浊者排出体外不留滞体内，故云脾胃为后天之本，气血生化之源。

若脾主运化功能失调，脾失健运，运化水谷功能减退，则导致气血生化乏源，脏腑经络得不到濡养，脏腑功能减退，甚则产生水湿痰瘀等病理产物；运化水液功能减退，则导致水液在体内潴留，产生痰、饮、水、湿等病理产物，发为水肿、泄泻等症。

2. 脾失健运与慢性溃疡性结肠炎的病机

（1）脾失健运，湿热蕴毒：饮食不节，或劳累过度，导致脾失健运，湿邪内生。湿邪是溃疡性结肠炎的主要致病因素。正如刘完素的《素问玄机原病式》指出"诸泻痢皆属于湿，湿热甚于肠胃之内，而肠胃怫郁，以致气液不得宣通而成"，湿热留滞于大肠，熏蒸肠道，与气血相搏结，使肠道传导失司，脂络受伤，气凝血滞，血败肉腐化脓而见腹痛、腹泻、黏液脓血便等症状，久之则损伤脾胃，导致脾胃虚弱，脾气受损，运化失司，水湿停聚，聚久生热，而成恶性循环，病情反复发作。且湿热黏滞，发病缓慢，病程较长，难以速去，湿热相搏，缠绵难解。因此，湿热是溃疡性结肠炎发病的重要因素。

（2）虚实错杂，脾虚湿蕴：张介宾在《景岳全书·泄泻》中指出"泄泻之本，无不由于脾胃……脾胃受伤，则水反为湿，谷反为滞……而泻痢作矣"，《素问·阴阳应象大论》有云"清气在下，则生飧泄"，《素问·六元正纪大论》曰"湿胜则濡泄"，可见脾虚不运，不能正常受纳、输布水谷精微，清阳不升，气陷于下；水谷清浊不分，混杂而下；湿浊不化，下注大肠，则发为泄泻痢疾，而脾虚湿蕴是泻痢的主要病机。

溃疡性结肠炎的中医病机是以脏毒、湿热、瘀等为标，脾虚为本，脾失健运，湿浊内生，湿热瘀毒壅滞，气血失和，损伤肠络。该病虚实夹杂，反复发作，迁延难愈，而"脾虚湿蕴"贯穿慢性溃疡性结肠炎病程始终。

（3）病久伤正，脾肾气血亏虚：《圣济总录·卷第七十七·泄痢门》曰"久痢不瘥，则谷气日耗，肠胃损伤，湿气散溢……以胃土至虚故也"，明确指出痢疾迁延不愈，则会消耗谷气，损伤脾胃。张介宾在《景岳全书·杂证谟》提出"凡里急后重者，病在广肠最下之处，而其病本，则不在广肠，而在脾肾"，西医目前认为溃疡性结肠炎与遗传、免疫等因素有关。而现代研究多表明遗传、免疫与中医的"肾""脾"关系密切。溃疡性结肠炎病程日久，迁延不愈，则会损伤正气，令脾胃更虚，久病及肾，导致脾肾俱虚；反复腹泻、便脓血，气血随大便反复丢失，则导致气血亏虚，最后发展为脾肾气血俱虚。

五、从"肺与大肠相表里"理论论治溃疡性结肠炎

肺与大肠相表里的关系是中医学藏象学说的重要内容，古代医家通过长期的观察和实践，提出"肺"与"大肠"在生命活动正常进行及疾病发展过程中相互联系，

互为表里，为肺病和大肠病的医治提供理论依据。从"肺与大肠相表里"的角度讨论溃疡性结肠炎的治疗由来已久。该理论的源头可见于《黄帝内经·灵枢》之"肺合大肠，大肠者，传道之府"。生理上，肺居于上焦，属阳，大肠居于下焦，属阴，肺主气，肺气肃降正常，可促进大肠传导，《医经精义》有云"大肠之所以能传导者，以其为肺之腑，肺气下达，故能传导"，大肠传导功能正常，也可促进肺之肃降。病理上，肺病可导致肺气宣发肃降功能失常，影响大肠传导功能，《素问·阴阳应象大论》云"清气在下，则生飧泄……春伤于风，夏生飧泄"。大肠腑气不通，气逆上冲，肠病也可及肺，如《素问·举痛论》曰"怒则气逆，甚则呕血，食而气逆，故气上矣"。

从"肺与大肠相表里"这一理论出发，讨论溃疡性结肠炎的中医疗法，重新认识这一理论的内涵，丰富中医药治疗溃疡性结肠炎的内容。

1. 补肺益气　溃疡性结肠炎是慢性疾病，反复发作，日久则耗气伤阴，损及肺气。肺主导一身之气，肺气不通则影响全身气机运行，进而影响津液、血的输送和运转，进一步加重肠的症状。久病及肺，如《素问·邪气脏腑病形》记载"身之中于风也，不必动脏，故邪入于阴经，则其脏气实，邪气入而不能客，故还之于腑。故中阳则溜于经，中阴则溜于腑"，基于此篇可知脏气充盈，则邪气不能入侵，此说正与"正气存内，邪不可干"内涵相合，邪气不能入脏，则留存于和它相表里的腑。补肺气一则可预防传变，达到未病先防之目的。二则肠病已经及肺，则可在治肠的同时，加入补肺气之品，如太子参、党参、黄芪、白术、茯苓、山药等，帮助恢复气机运行，重新推动津液、血等精微物质的输布排泄，达到濡养大肠之作用，有助于大肠传化糟粕功能恢复正常。《证治百问》曰"肺气虚，大肠亦虚，而不能禁固，时时欲去，后重不已……以升发益气之药同兜涩固肠丸主之"。有文献记载 21 位国医大师治疗泄泻之法，其中补气兼顾益肺之法最多见。临床若见病情反复，日久不愈者，症见溃疡性结肠炎主症与气虚之象同时出现，可酌情加用补肺益气之品，可用补中益气汤、四君子汤、参苓白术散、真人养脏汤等化裁。

2. 宣畅气机　大肠为传导之官，以通为顺，以降为和。传导功能失常则出现泄泻、便秘等。溃疡性结肠炎患者下痢不止，里急后重，甚或出现黏液脓血便。皆是大肠传导功能失常所致，气是大肠传导之原动力，气机升降不顺则大肠通降不顺，故宣肺理气之法有助于大肠传化糟粕功能正常运行。正如《仁斋直指方》所云"痢出于积滞，无积不成痢"，可见气机郁滞是导致泄泻的病因之一。中药中理气之品也多具有止痢之功效。如《本草备要》记载桔梗除可用于开宣肺气外，还可治疗"下利腹痛"，常用于治疗脓血痢疾，对有黏液脓血便者效果更佳。另一理气常用之药——陈皮，《神农本草经》记载其辛、苦、温，可归脾肺经，除此之外，《药性论》记载陈皮还可"治胸膈间气，开胃，主气痢"。临床多见溃疡性结肠炎患者合并咳嗽咳痰等症状，此时宣肺理气与清肠止痢之法同用，可谓一石二鸟，肺与大肠相表里，宣肺有助于大肠传导，止痢可促进肺气肃降。另外，气机郁滞日久必致血瘀，故病久可见气血壅滞，病入血分，症见下痢脓血等。治疗还可加入"止血不留瘀，化瘀不伤正"之品，如三七、茜草、蒲黄等。

3. 化痰止泻　张从正《儒门事亲》云"（痰）上入肺则多嗽，下入大肠则为泻"，认为痰是导致肺肠同病的病理基础，痰留大肠伏之不去，则导致泄利不止，此

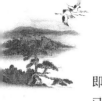

即所谓"痰泄"。《医宗必读》云"痰泄者，痰留于肺，大肠不固……"，可见古人早已认识到痰饮致泄的特点。中医学素有"百病多由痰作祟""怪病多痰"之说法，而溃疡性结肠炎病因多变，发病机制复杂，难以治愈，病程迁延，符合由痰致病的特点，治疗时可从"化痰"入手，酌情加入半夏、陈皮、茯苓、竹沥、黄芩、天南星之品，兼具理气健脾、化痰止泻之功。朱丹溪在《格致余论》中也有以"探吐法"治疗痰饮在肺而致泄泻的记载。临床若见溃疡性结肠炎患者泄利不止，头晕泛恶，不思饮食，神疲肢倦，脉象多弦滑者，可考虑用"化痰"之法治疗。

4. 清肺润燥　肺为水之上源，主调通水道，通过肺的输布作用将津液输送至大肠，当肺津亏阴伤后，津液等营养物质不能及时输送到大肠，将影响大肠的功能。大肠主津，当其功能受损时，会导致大量水分流失，将会影响肺的功能，进而导致肺肠俱损。国内有学者认为津液亏虚是肺肠同病的生物学基础。部分溃疡性结肠炎患者症状不典型，首发症状可见发热、咳嗽、咳痰等，消化道症状较轻。此类患者多由大肠传导功能失常在先，进而影响气机运行，出现气滞湿阻之象，郁而化热，湿热之邪不得宣发，则顺经逆传，导致脏病，故而可表现为咳嗽咳痰等肺系症状，临床易误诊为呼吸系统疾病。此类患者病之本在肠，病之标在肺，治疗应当以清肺化痰为主，待症状控制之后，再加以养肺润燥之品，如麦冬、天冬、南北沙参等，以防热邪未清，灼伤肺阴，病情进一步恶化。

5. 清热利湿，顾护脾胃肾　溃疡性结肠炎多属于本虚标实、虚实夹杂之证，虽病因复杂，但基本病因不外乎"脾胃虚弱"与"湿热"，正如古人所云"无湿不成泄，湿多成五泄"及"泄泻之本，无不由于脾胃"等。《黄帝内经》中病机十九条也认为"诸呕吐酸，暴注下迫，皆属于热"。临床应用清热利湿之药物时，切记应注意顾护脾胃，特别是病程迁延，年老体虚者，做到"衰其大半而止"。另外，明代张景岳认为脾肾是泄泻之本，《景岳全书》云"凡里急后重者，病在广肠最下之处，而其病本，则不在广肠而在脾肾"，进而又指出"脾肾虚弱之辈，但犯生冷极易作痢"，认为治疗时还应注意补肾之法的应用。明代李中梓也指出"未有久痢而肾不损者，故治痢不知补肾，非其治也"。

六、从"厚肠"理论论治溃疡性结肠炎

1. "厚肠"释义与延伸　"厚"与"薄"相对，《说文解字》曰"山陵之厚也"，《玉篇》言"不薄也，重也"。除与"薄"相对，也可作丰厚、深厚、优厚之意。"厚"字出现在古典医籍中，最早见于《素问·生气通天论》中"阴之所生，本在五味，阴之五宫，伤在五味……味过于苦，脾气不濡，胃气乃厚"。此"厚"可理解为胃气壅滞之意。

"厚肠"一词最早见于《名医别录》中关于中药黄连的论述"微寒，无毒。主治五藏冷热，久下泄澼、脓血，止消渴、大惊，除水、利骨、调胃、厚肠、益胆、治口疮"。"厚肠"作为一种中医治法，此后多次出现于本草类医籍中，多用于论述中药的临床功效。元代《汤液本草》中对厚朴的描述写道"厚朴治中风、伤寒头痛，温中益气，消痰下气，厚肠胃，去腹胀满"。同样，明代《本草纲目》对于石斛的记

载，也提到"厚肠"一词"伤中，除痹下气，补五脏虚劳羸瘦，强阴益精。久服，厚肠胃。补内绝不足，平胃气，长肌肉，逐皮肤邪热痹气，脚膝疼冷痹弱，定志除惊，轻身延年"。

从上述论述中，可以看出"厚肠"一词属于中医治法的范畴，总结归纳，可以理解为"益肠""健脾益气""理气宽肠"等。其多关联于"肠澼""泄泻""下利""滞下""腹泻"一类疾病，与现代临床的炎症性肠病范围相同。在上述治法的基础上，总结前人经验，并结合中药药性及归经，将"厚肠"治法概括为坚阴厚肠、通导厚肠、健脾厚肠、固涩厚肠、燥湿厚肠、温中厚肠、淡渗厚肠和补肾厚肠等。

2. 以"厚肠"为指导的溃疡性结肠炎中医治则　溃疡性结肠炎临床缓解期与活动期交替出现，无论是临床表现还是中医证型均不尽相同，治疗上研究者主张辨病与辨证相结合，分期论治。究其病因，素体脾气虚弱是其发病基础，感受外邪、饮食不节、情志失调等是其最主要的发病诱因。活动期多为实证，病机以湿热内蕴为主，同时常伴有气血壅滞的表现；缓解期多为虚实夹杂，病机以脾虚湿恋为主，部分患者可出现肝郁、肾虚、血虚、阴虚、阳虚等。

活动期主要包含大肠湿热证及热毒炽盛证，治疗上以坚阴厚肠为主，辅以燥湿厚肠、健脾厚肠等。常用方药为白头翁汤、黄连解毒汤，常用中药包括白头翁、黄连、黄芩、秦皮、椿皮、苍术、炒白术等，白头翁、黄连、黄芩、秦皮、椿皮均为苦寒之药，苦能燥湿、坚阴，以达坚阴厚肠之功效。同时配以炒白术、苍术等健脾化湿之药，以燥湿、健脾厚肠。根据患者表现的不同，气滞血瘀者加入木香、枳壳、当归、白芍之品以通导厚肠；便血者加三七、白及、血竭等。同时研究者认为，活动期苦寒之药虽能坚阴厚肠，但易伤脾胃，应中病即止，可根据患者腹泻、黏液脓血便、里急后重等症状及舌苔的渐化，酌情减少苦寒药的用量，并加入健脾燥湿厚肠之药如党参、炒白术、茯苓等。同时，还应注意活动期虽腹泻次数较多，但不可过早应用固涩厚肠之药如诃子、五味子、乌梅等，以防闭门留寇，造成正虚邪恋之势，使得病情迁延难愈。

恢复期多以脾虚为本，常见证型为脾虚湿蕴、肝郁脾虚、脾肾阳虚、寒热错杂、阴血亏虚等，治疗上以健脾厚肠为主，兼顾燥湿厚肠、补肾厚肠、温中厚肠、固涩厚肠等。常用方药有参苓白术散、痛泻要方、四神丸、乌梅丸等，常用中药包括柴胡、炒白术、白芍、香附、枳壳、党参、黄芪、茯苓、乳香等。湿盛者加燥湿厚肠之砂仁、白豆蔻；肾阳虚者加补肾厚肠之补骨脂、仙茅、菟丝子；脾阳虚者加温中厚肠之干姜、桂枝；恢复期用药以轻灵平淡为要，不可一味壅补，以达补虚而不助邪之效，同时应注意顾护胃阴，以防耗气之品劫夺阴液。

七、从"肝主情志"理论论治溃疡性结肠炎

1. 情志与肝肠相关之中医认识　不良情绪可对人体产生深远影响，正如《黄帝内经》曰"夫百病之始生也，皆生于风雨寒暑，阴阳喜怒，饮食居处，大惊卒恐"。中医认为肝主情志，因此可从肝肠二脏生理功能上的连通制约关系探究情志所致溃疡性结肠炎的病机。一则肝属木，木性升发条达、主疏泄，调节全身气机；大肠与

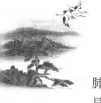

肺同属金，金性清肃收降，木与金一升一降相互制约以防过犹不及。大肠主降、传导糟粕，可为肝降泄浊气，以利于肝脏及全身气机的通畅调达，肝亦可通过由肺主司大肠之气而调节大肠传导开阖功能，正所谓"大肠之所以能传导者，以其为肺之腑，肺气下达故能传导"，而致痢之由实不责脾而责在肝肺。情志过极化火伤肝，肝失疏泄，侮及肺金，肺与大肠互为表里之脏，"肝肺之毒熏蒸大肠，热灼血络而下便脓血，大肠传导失职，发为泄泻"。二则"大肠小肠皆属于胃也"，脾胃居于中焦，脾升胃降，肝主疏泄，协调脾胃之气机升降，两者共同维持人体气血津液生化与输布。"岁木太过，风气流行，脾土受邪"或脾气虚衰，肝木乘脾可致中焦经络失和则"水谷滞留，濡泻中满之证现矣"。因此情志抑郁、肝气不舒、肝失疏泄则脾胃升清降浊功能障碍，使水谷不化、肠腑壅塞、水谷下迫。三则"魄门亦为五脏使"，大肠的传导与排泄功能正常，使浊气自魄门排出，则脾可升清，肺能宣降，肝能疏泄，神乃自安；若大肠"腑气不通"或脾气亏虚不能运化水液，则浊气不降、聚液成湿，湿壅中焦，气机阻滞、湿壅木郁，同时"血气者，人之神""脾藏意……是谓五藏之所藏"，脾藏营舍意是情志活动的物质基础，若脾虚气血生化不足，致肝体失养，可进一步加重肝气郁结之证，使肝失疏泄、情志抑郁。肝肠功能相互影响，在情志—肝—肠（脾）的病程中发挥重要作用，是情志致肠病的重要病理生理基础，是溃疡性结肠炎发病的重要病机。

2. 从肝论治溃疡性结肠炎的应用

（1）肝脾同调，清利湿热：溃疡性结肠炎活动期病机以湿热蕴肠为主，因此常用黄连、黄芩、黄柏、苦参、白花蛇舌草、芍药以清利湿热、泻火解毒。黄连苦燥可坚肠胃，又可清热化气，是治痢之要药，加入黄柏则"能降火去湿，而止泻痢"；与芍药相须，既泻肝之实火，又可清解肠腑湿热。恐湿热之邪阻遏气机，使湿郁木壅，方中常加入枳实、青皮、厚朴、陈皮、槟榔以加强泻肝之力。但恐苦寒燥湿之药妨碍脾胃运化，故常加入茯苓、苍术、砂仁、薏苡仁、白扁豆等健脾利湿，炮姜、白术以补中焦脾胃之虚，诸药肝脾同调，温清并用使气机畅达、大肠湿热得除。

（2）解郁疏肝，调气和血："肝木失调，脾胃受之""泄利下重者，四逆散主之"。缓解期溃疡性结肠炎以肝郁脾虚为主症，临床上常以柴胡、白芍相须为用。肝主藏血，体阴而用阳，柴胡疏肝之阳，通达气机，芍药泻肝之阴，调气和血，两药一升一敛，调和气机。方中常配伍香附、郁金、延胡索、乌药、白术等以加强疏肝解郁健脾、理气活血之功，同时辅以乌梅可收耗散之津液，涩肠敛气固脱，又可入肝经敛肝防止疏泄太过，克伐脾土。《黄帝内经太素·卷三》记载"邪客大肠及手阳明脉，大肠中热，大便难，肺气喘争，时有飧泄也"。肺与大肠同气相求，在病理上相互影响，因而在疏理肝气同时，常以陈皮、厚朴、桔梗、枳实等开宣肺气以利大肠，使肝气调达、脾气上升、大肠气降、全身气机升降有序，泻痢得止。

（3）清肝凉血，柔肝化瘀：《诸病源候论·痢病诸候》曰"血痢者，热毒折于血，入大肠故也"，湿热瘀毒与大肠气血相搏是溃疡性结肠炎病机的重要特点。叶天士说"入血就恐耗血动血，直须凉血散血"，因此临证常用地榆、侧柏叶、牡丹皮、红藤、败酱草等清肝祛瘀排脓之品。溃疡性结肠炎"平时有瘀血在络，温热之邪与之纠结，热附血而愈觉缠绵，血得热而愈形胶固"，因此常配伍赤芍、当归、茜草、木香、白芍等柔肝散瘀之品。溃疡性结肠炎病程久，势必使气机阻滞、瘀血阻络，瘀血作为新的病理产物持续不断地作用于人体，导致本病难愈、复发。清肝凉血化瘀法可益气活血祛瘀、清热化湿，使瘀毒去、新血生，气血调和、大肠通利。

（4）风药散肝补肝，健脾通络：情志刺激固然是肝失疏泄的重要病因，然苦寒药物损伤肝之阳气或脾虚气血生化不足，肝体失养亦是肝失疏泄、生发无力的重要原因。风药属木、辛温通达，可疏达肝气，而"风能胜湿"且"补而不滞"，因此常于治疗中加入白术、细辛、黄芪等"温补肝气"之品配合柴胡、川芎升发清阳、散瘀疏肝，细辛更可温少阴虚寒，诸"风药"可共奏补肝养肝、散肝疏肝、祛风胜湿之功。《本草纲目》言荆芥"入足厥阴气分，其功长于祛风邪，散瘀血，破结气"，因此方中还常加入有活血化瘀之效的祛风药如荆芥、羌活、白芷、桂枝等宣畅气机、疏通血络。风药升浮，可助脾气升腾，因此配伍防风、柴胡、薄荷等调节脾胃气机升降，鼓舞阳气，升阳举陷，使阳升脾健，泄泻得止。

（5）疏畅情志，调达肝气：人的情志活动以气血为物质基础，《灵枢·决气》曰"气为神之母""血脉和利，精神乃居"。肝主疏泄，调畅气机，促进气血的运行，故能调畅情志，而病理性心理应激反应属于情志异常的范畴，中医认为主要责之于肝，肝失疏泄则气血运行不调，情志不畅，甚则脏腑功能紊乱，肝主疏泄可通过调畅气血运行来调节心理应激反应。因此无论是新病、久病，疏肝畅情是治疗溃疡性结肠炎的重要环节，临证常用郁金、佛手、木香、合欢、玫瑰花、香附、乌药等疏肝解郁之品并配合心理疗法，解其心结，畅其情志，使肝得疏泄、脾复健运、气血调和。

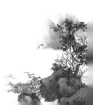

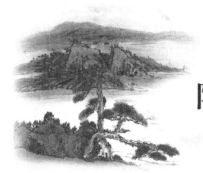

附录　溃疡性结肠炎相关指南

第一节　溃疡性结肠炎中西医结合诊疗共识意见（2017 年）

中国中西医结合学会消化系统疾病专业委员会

一、概　念

溃疡性结肠炎（ulcerative colitis，UC）是一种病因尚不十分明确、以结直肠黏膜连续性、弥漫性炎症改变为特点的慢性非特异性肠道炎症性疾病，其病变主要限于大肠黏膜和黏膜下层。临床表现为腹泻、黏液脓血便、腹痛。病情轻重不等，多呈反复发作的慢性病程。临床类型可分为初发型、慢性复发型。初发型指无既往病史而首次发作，此型在鉴别诊断中要特别注意，涉及缓解后如何进行维持治疗。慢性复发型指临床缓解期再次出现症状，临床最常见。

二、西医诊断

1. 临床表现　溃疡性结肠炎可发生于任何年龄，青壮年期多见，男女性别差异不大，发病高峰年龄为 20～49 岁。临床以持续或反复发作的腹泻、黏液脓血便伴腹痛、里急后重为主要表现，病程多在 4～6 周以上。可伴有皮肤黏膜、关节、眼和肝胆等肠外表现。其中皮肤黏膜表现如口腔溃疡、结节性红斑和坏疽性脓皮病；关节

— 148 —

损害如外周关节炎、脊柱关节炎等；眼部病变如虹膜炎、巩膜炎、葡萄膜炎等；肝胆疾病如脂肪肝、原发性硬化性胆管炎、胆石症等。黏液脓血便是溃疡性结肠炎的最常见症状。超过6周的腹泻病程与多数感染性肠炎鉴别。

2. 相关检查

（1）常规检查：血常规、血生化、血沉、C反应蛋白、抗中性粒细胞胞质抗体（pANCA）、抗酿酒酵母抗体（ASCA）、大便常规、大便隐血、大便培养和粪钙卫蛋白等。

（2）结肠镜检查：病变多从直肠开始，累及结肠及直肠，呈连续性、弥漫性分布，表现为：①黏膜血管纹理模糊、紊乱、充血、水肿、易脆、自发或接触出血及脓性分泌物附着；亦常见黏膜粗糙，呈细颗粒状；②病变明显处可见弥漫性多发糜烂或溃疡；③可见结肠袋囊变浅、变钝或消失，假息肉及桥形黏膜等。内镜下黏膜染色技术能提高内镜对黏膜病变的识别能力，结合内镜放大技术，通过对黏膜上皮和隐窝结构的观察，有助于溃疡性结肠炎的诊断。

（3）黏膜活检组织学检查：建议多段、多点活检。活动期和缓解期具有不同的组织学表现。

活动期：①固有层黏膜内弥漫性急慢性炎性细胞浸润，包括中性粒细胞、淋巴细胞、浆细胞和嗜酸性粒细胞等，尤其是上皮细胞间中性粒细胞浸润及隐窝炎，乃至形成隐窝脓肿；②隐窝结构改变：隐窝大小、形态不规则，排列紊乱，杯状细胞减少等；③可见黏膜表面糜烂，浅溃疡形成和肉芽组织增生。

缓解期：①黏膜糜烂或溃疡愈合；②固有层黏膜内中性粒细胞减少或消失，慢性炎性细胞浸润减少；③隐窝结构改变：隐窝结构改变较活动期加重，如隐窝减少、萎缩，可见潘氏细胞化生（结肠脾曲以远）。

病理诊断应注明活动期或缓解期。如有隐窝上皮异型增生（上皮内瘤变）或癌变，应注明。

（4）钡剂灌肠检查：主要改变为：①黏膜粗乱及（或）颗粒样改变；②肠管边缘呈锯齿状或毛刺样，肠壁有多发性小充盈缺损；③肠管短缩、袋囊消失呈铅管样。

（5）手术切除标本病理检查：大体及组织学上符合溃疡性结肠炎的上述特点。

3. 诊断

（1）诊断要点：溃疡性结肠炎缺乏诊断的"金标准"，主要结合临床表现、内镜和病理组织学进行综合分析，在排除细菌性痢疾、阿米巴痢疾、慢性血吸虫病、肠结核、艰难梭菌感染等感染性结肠炎及缺血性结肠炎、放射性结肠炎等非感染性结肠炎的基础上，可按下列诊断标准诊断：①具有典型临床表现为临床疑诊；②根据临床表现和结肠镜和（或）钡剂灌肠检查具有上述特征时可初步诊断本病；③上述诊断标准，结合黏膜组织活检和（或）手术切除标本组织病理学特征时，可以确诊；④初发病例如临床表现、结肠镜及或活检组织学改变不典型者，暂不确诊，继续随访观察。

（2）疾病评估：①病变范围：可参照蒙特利尔分类（见表1）。②疾病活动的严重程度：溃疡性结肠炎分为活动期和缓解期，活动期的疾病按严重程度分为轻、中、重。可采用改良的Truelove Witts疾病严重程度分型（见表2）和改良的Mayo活动指数（见表3）。③主要症状及肠黏膜病变轻重分级（见表4）。

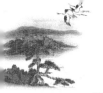

表1 蒙特利尔溃疡性结肠炎病变范围分类

分型	分布	结肠镜下所见炎症病变累及的最大范围
E1	直肠	局限于直肠，未达乙状结肠
E2	左半结肠	累及左半结肠（脾曲以远）
E3	广泛结肠	广泛病变累及脾曲以近乃至全结肠

表2 改良的 Truelove Witts 疾病严重程度分型

严重程度	排便/（次/日）	便血	脉搏/（次/分）	体温/℃	血红蛋白	血沉/（mm/h）
轻度	<4	轻或无	正常	正常	正常	<20
重度	≥6	重	>90	>37.8	<75%正常范围	>30

注：中度为介于轻、重度之间

表3 改良的 Mayo 活动指数

项目	计分			
	0 分	1 分	2 分	3 分
腹泻	正常	超过正常 1～2 次/日	超过正常 3～4 次/日	超过正常 5 次/日 或以上
便血	未见出血	不到一半时间内 出现便中混血	大部分时间内 为便中混血	一直存在出血
内镜发现	正常或无活动性病变	轻度病变（红斑、血管纹理减少、轻度易脆）	中度病变（明显红斑、血管纹理缺乏、易脆、糜烂）	重度病变（自发性出血、溃疡形成）
医师评估病情	正常	轻度病变	中度病变	重度病变

注：每位受试者作为自身对照，从而评价排便次数的异常程度；每日出血评分代表 1 日中最严重的出血情况；医师总体评价包括 3 项标准：受试者对于腹部不适的回顾、总体幸福感以及其他表现；总分之和<2 分且无单个分项评分>1 分为缓解期；3～5 分为轻度活动；6～10 分为中度活动；11～12 分为重度活动

表4 溃疡性结肠炎主要症状及肠黏膜病变程度分级

项目	1 级（＋）	2 级（＋＋）	3 级（＋＋＋）
腹泻	≤3 次/日	3～5 次/日	>6 次/日
脓血便	少量脓血	中等量脓血	多量脓血或便新鲜血
腹痛	轻微；隐痛，偶发	中等度，隐痛或胀痛，每日发作数次	重度，剧痛或绞痛反复发作
里急后重	轻，便后消失	中等，便后略减轻	重，便后不减
充血水肿	轻度	中等度	重度
糜烂	无或轻度	中等度，可伴有出血，周边明显红肿	重度，触之有明显出血，周边显著红肿

项目	1级（＋）	2级（＋＋）	3级（＋＋＋）
溃疡	无或散在分布，数量＜3个，周边轻度红肿	散在分布，数量＞3个，周边明显红肿	分布多，表面布满脓苔，周边显著红肿

三、中医辨证

1. 大肠湿热证

（1）主症：①腹泻黏液脓血便；②腹痛；③里急后重。

（2）次症：①肛门灼热；②身热不扬；③口干口苦；④小便短赤。

（3）舌脉：舌质红苔黄腻；脉滑数。

证型确定：具备主症2项和次症1或2项，参考舌脉象和理化检查。

2. 脾虚湿阻证

（1）主症：①大便稀溏，有少量黏液或脓血；②腹部隐痛；③食少纳差。

（2）次症：①腹胀肠鸣；②肢体倦怠；③神疲懒言；④面色萎黄。

（3）舌脉：舌质淡胖或有齿痕，苔白腻；脉细弱或濡缓。

证型确定：具备主症2项和次症1或2项，参考舌脉象和理化检查。

3. 脾肾阳虚证

（1）主症：①久病不愈，大便清稀或伴有完谷不化；②腹痛绵绵，喜温喜按；③腰膝酸软；④形寒肢冷。

（2）次症：①五更泻或黎明前泻；②食少纳差；③少气懒言；④面色㿠白。

（3）舌脉：舌质淡胖或有齿痕，苔白润；脉沉细或尺脉弱。

证型确定：具备主症2项和次症1或2项，参考舌脉象和理化检查。

4. 肝郁脾虚证

（1）主症：①腹痛则泻，泻后痛减，②大便稀溏，或有少许黏液便；情绪紧张或抑郁恼怒等诱因可致上述症状加重。

（2）次症：①胸闷喜叹息；②嗳气频频；③胸胁胀痛。

（3）舌脉：舌质淡红，苔薄白；脉弦细。

证型确定：具备主症2项和次症1或2项，参考舌脉象和理化检查。

5. 瘀阻肠络证

（1）主症：①腹痛拒按，痛有定处；②泻下不爽；③下利脓血、血色暗红或夹有血块。

（2）次症：①面色晦暗；②腹部有痞块；③胸胁胀痛；④肌肤甲错。

（3）舌脉：舌质暗红，有瘀点瘀斑；脉涩或弦。

证型确定：具备主症2项和次症1或2项，参考舌脉象和理化检查。

6. 寒热错杂证

（1）主症：①腹痛冷痛，喜温喜按；②下痢稀薄，夹有黏膜冻；③肛门灼热；

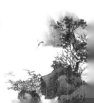

④口腔溃疡。

（2）次症：①四肢不温；②腹部有灼热感。

（3）舌脉：舌质红苔薄黄，脉沉细。

证型确定：具备主症 2 项和次症 1 或 2 项，参考舌脉象和理化检查。

7. 热毒炽盛证

（1）主症：①发病急骤，暴下脓血或血便；②腹痛拒按；③发热。

（2）次症：①口渴；②腹胀；③小便黄赤。

（3）舌脉：舌质红绛，苔黄腻；脉滑数。

证型确定：具备主症 2 项和次症 1 或 2 项，参考舌脉象和理化检查。

辨证说明：证型确定以就诊当时的证候为准，具备 2 个证者称为复合证（2 个证同等并存，如脾肾阳虚与肝郁脾虚证）或兼证型（1 个证为主，另 1 个证为辅，前者称主证，后者称兼证，如脾虚湿阻兼大肠湿热证）。

四、治疗

（一）治疗原则

溃疡性结肠炎的治疗目标是诱导并维持临床缓解、促进黏膜愈合、防止并发症和改善患者生存质量；治疗需根据分级、分期、分段的不同而制定。分级指按疾病的严重度，采用不同的药物和不同治疗方法；分期指疾病分为活动期和缓解期，活动期以诱导缓解临床症状为主要目标，缓解期应继续维持缓解，预防复发；分段治疗指确定病变范围以选择不同给药方法，远端结肠炎可采用局部治疗，广泛性结肠炎或有肠外症状者以系统性治疗为主。其临床治疗方法包括病因治疗与对症治疗、整体治疗与肠道局部治疗、西医药治疗与中医药治疗相结合。

（二）西医治疗

1. 活动期的处理

（1）轻度溃疡性结肠炎的处理：可选用氨基水杨酸制剂，如柳氮磺胺吡啶（SASP）4～6g/日，分次口服；或用 5－氨基水杨酸（5－ASA），3～4g/日，分次口服。病变分布于远端结肠者可酌用 SASP 栓剂 0.5～1g/次，2 次/日；但 SASP 长期应用会出现不同程度的不良反应，常见头痛、头晕、胃肠道不良反应等症状，亦有皮肤过敏反应，男性不育等，但上述不良反应停药后可恢复正常。或用相当剂量的 5－ASA 制剂灌肠。疗效不佳时可用氢化可的松琥珀酸钠盐灌肠液 100～200mg/次，每晚 1 次保留灌肠。

（2）中度溃疡性结肠炎的处理：可用上述剂量氨基水杨酸类制剂治疗。反应不佳者，改口服皮质类固醇激素，常用泼尼松 0.75～1mg/（kg·d），分次口服。对于激素无效或激素依赖或激素抵抗患者，可用免疫抑制剂硫唑嘌呤或 6－巯基嘌呤等。当激素及上述免疫抑制剂治疗无效时，或激素依赖或不能耐受上述药物治疗时，可考虑使用抗 TNF－α 单抗（英夫利西或阿达木单抗）治疗。

（3）重度溃疡性结肠炎的处理：一般病变范围较广，病情重，发展快，作出诊断后应及时住院治疗，给药剂量要足。

1）一般治疗：①补液、补充电解质，防止水电解质、酸碱平衡紊乱，特别注意补钾。便血多、血红蛋白过低者适当输红细胞。病情严重者暂禁食，予胃肠外营养。②大便培养排除肠道细菌感染，如有艰难梭菌或巨细胞病毒（CMV）感染则做相应处理。③忌用止泻剂、抗胆碱能药物、阿片制剂、NSAIDs 等避免诱发中毒性巨结肠。④对中毒症状明显考虑合并细菌感染者应静脉使用广谱抗菌药物。⑤密切监测患者生命体征及腹部体征变化，及早发现和处理并发症。

2）静脉用激素：为首选治疗。甲泼尼松龙 40～60mg/日，或氢化可的松 300～400mg/日（剂量再大不会增加疗效，剂量不足则会降低疗效）。

3）转换治疗的判断：在静脉用足量激素治疗大约 5 天仍然无效，则应转换治疗方案。

4）转换治疗方案选择：①环孢素 2～4mg/（kg·d）静脉滴注，治疗期间检测血药浓度及不良反应，4～7 天内如病情缓解，则改为口服继续治疗一段时间，但不应超过 6 个月，逐渐过渡到硫唑嘌呤类药物维持治疗。最新研究英夫利西或阿达木单抗可作"拯救"治疗。②对环孢素或硫唑嘌呤等免疫抑制剂治疗无效者应予抗 TNF 或维多珠单抗等治疗，如果治疗失败，应考虑使用不同的生物制剂，如果药物治疗没有达到明确的临床效果，则推荐结肠切除手术治疗。

2. 缓解期的处理　症状缓解后，应继续维持治疗至少 1 年或长期维持，激素不能作为维持治疗药物，维持治疗药物选择应根据诱导缓解时用药情况而定。①氨基水杨酸制剂：由氨基水杨酸制剂或激素诱导缓解后以氨基水杨酸制剂维持，用原诱导剂缓解剂量的全量或半量。如用 SASP 维持，剂量一般为 2～3g/日，并应补充叶酸。远端结肠炎以美沙拉嗪局部用药为主（直肠炎用栓剂每晚 1 次，直肠乙状结肠炎用灌肠剂隔天或数天 1 次），加上口服氨基水杨酸制剂更好。②硫唑嘌呤类药物：用于激素依赖者、氨基水杨酸制剂不耐受者。剂量与诱导缓解时相同。③生物制剂类药物：以抗 TNF 药物缓解后继续抗 TNF 药物维持，对维妥珠单抗有应答的患者，可以使用维妥珠单抗维持缓解治疗。④肠道益生菌：可长期维持治疗，疗效有待进一步研究。

3. 维持治疗疗程　氨基水杨酸制剂维持治疗的疗程为 3～5 年或更长。对硫唑嘌呤类药物及英夫利西维持治疗的疗程未有共识，视患者具体情况而定。

4. 外科手术治疗　①绝对指征：大出血、穿孔、明确的或高度怀疑癌变。②相对指征：内科治疗无效的重度溃疡性结肠炎，合并中毒性巨结肠内科治疗无效者宜更早进行外科手术干预。内科治疗疗效不佳和（或）药物不良反应明显，已严重影响生存质量者，可考虑外科手术。

（三）中医药治疗

1. 中医辨证治疗

（1）大肠湿热证

治则：清热化湿，调气行血。

方药：芍药汤《素问病机气宜保命集》，药用炒芍药、黄芩、黄连、大黄炭、槟

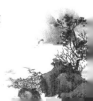

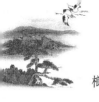

榔、当归炭、木香、肉桂等。

加减：大便脓血较多者，加白头翁、紫珠、地榆凉血止痢；大便白冻、黏液较多者，加苍术、薏苡仁健脾燥湿；腹痛较甚者，加延胡索、乌药、枳实理气止痛；身热甚者，加葛根、金银花、连翘解毒退热。

（2）脾虚湿阻证

治则：健脾益气，化湿止泻。

方药：参苓白术散（《太平惠民和剂局方》），药用人参、茯苓、炒白术、桔梗、山药、白扁豆、莲子肉、砂仁、炒薏苡仁、甘草等。

加减：便中伴有脓血者，加败酱草、黄连、广木香清热凉血；大便夹不消化食物者，加神曲、枳实消食导滞；腹痛畏寒喜暖者，加炮姜温中散寒；寒甚者，加附子温补脾肾；久泻气陷者，加黄芪、升麻、柴胡升阳举陷。

（3）脾肾阳虚证

治则：健脾温肾，温阳化湿。

方药：理中汤（《伤寒论》）合四神丸（《内科摘要》），药用人参、干姜、白术、甘草、补骨脂、肉豆蔻、吴茱萸、五味子、生姜、大枣等。

加减：腹痛甚者，加白芍缓急止痛；小腹胀满者，加乌药、小茴香、枳实理气除满；大便滑脱不禁者，加赤石脂、诃子涩肠止泻。

（4）肝郁脾虚证

治则：疏肝理气，健脾和中。

方药：痛泻要方（《景岳全书》）合四逆散（《伤寒论》），药用柴胡、芍药、枳实、陈皮、防风、白术、甘草等。

加减：排便不畅、矢气频繁者，加枳实、槟榔理气导滞；腹痛隐隐，大便溏薄，倦怠乏力者，加党参、茯苓、炒扁豆健脾化湿；胸胁胀痛者，加青皮、香附疏肝理气；夹有黄白色黏液者，加黄连、木香清肠燥湿。

（5）瘀阻肠络证

治则：活血化瘀，理肠通络。

方药：少腹逐瘀汤（《医林改错》）加减，药用当归、赤芍、红花、蒲黄、五灵脂、延胡索、没药、小茴香、乌药、肉桂等。

加减：腹满痞胀甚者，加枳实、厚朴；肠道多发息肉者，加山甲珠、皂角刺；腹痛甚者，加三七末（冲）、白芍；晨泻明显者，加补骨脂。

（6）寒热错杂证

治则：温中补虚，清热化湿。

方药：乌梅丸（《伤寒论》）加减，药用乌梅、黄连、黄柏、肉桂（后下）、细辛、干姜、党参、炒当归、制附片等。

加减：大便伴脓血者，去川椒、细辛，加秦皮、生地榆；腹痛甚者，加徐长卿、延胡索。

（7）热毒炽盛证

治则：清热解毒，凉血止痢。

方药：白头翁汤（《伤寒论》），药用白头翁、黄连、黄柏、秦皮等。

加减：便下鲜血、舌质红绛者，加紫草、生地榆、生地；高热者，加水牛角粉、

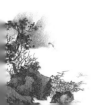

栀子、金银花；汗出肢冷，脉微细者，静脉滴注参附注射液或生脉注射液。

2.中成药治疗

（1）香连丸：由黄连、木香组成，具有清热燥湿、行气止痛的功效，用于大肠湿热证。用法用量：口服，3～6g/次，2～3次/日。

（2）参苓白术散：由人参、茯苓、炒白术、桔梗、山药、白扁豆、莲子肉、砂仁、炒薏苡仁、甘草组成，具有健脾化湿止泻的功效。用于脾虚湿阻证。用法：口服，6～9g/次，2～3次/日。

（3）乌梅丸：由乌梅肉、黄连、附子（制）、花椒（去椒目）、细辛、黄柏、干姜、桂枝、人参、当归组成，具有清上温下、寒热并调的功效，用于寒热错杂证。用法用量：口服，2丸/次，1～3次/日。

（4）补脾益肠丸：由白芍、白术、补骨脂、赤石脂、当归、党参、防风、干姜、甘草、黄芪、荔枝核、木香、肉桂、砂仁、延胡索等组成，具有补中益气、健脾和胃、涩肠止泻的功效。用于脾肾阳虚证。用法用量：口服，6g/次，3次/日。

（5）虎地肠溶胶囊：由朱砂七、虎杖、白花蛇舌草、北败酱、二色补血草、地榆（炭）、白及、甘草等组成。具有清热、利湿、凉血的功效。用于大肠湿热证。用法用量：口服。4粒/次，3次/日，4～6周为1个疗程。

（6）肠胃宁片：由党参、白术、黄芪、赤石脂、干姜、木香等组成。具有健脾益肾，温中止痛，涩肠止泻的功效。用于脾肾阳虚证。用法用量：口服，4粒/次，3次/日，4～6周为1个疗程。

（7）结肠宁灌肠剂：由蒲黄、丁香蓼等组成。具有活血化瘀，清肠止泻的功效。用于瘀阻肠络证等。用法用量：灌肠用，取药膏5g，溶于50～80ml温开水中，放冷至约37℃时保留灌肠，每天大便后1次，4周为1个疗程。

（8）固肠止泻丸（结肠炎丸）：由乌梅、黄连、干姜、木香、罂粟壳、延胡索组成。具有调和肝脾、涩肠止痛的功效。用于肝郁脾虚证。用法用量：口服，4g/次，3次/日。

（9）固本益肠片：由党参、白术、炮姜、山药、黄芪、补骨脂、当归、白芍、延胡索、木香、地榆、赤石脂、儿茶、甘草组成。具有健脾温肾，涩肠止泻的功效。用于脾肾阳虚证。用法用量：口服，8片/次，3次/日。

（10）康复新液：具有通利血脉、养阴生肌的功效。用于各证型溃疡性结肠炎患者。用法用量：口服，10ml/次，3次/日，或50～100ml保留灌肠，1次/日。

（11）龙血竭片（肠溶衣）：具有活血散瘀，定痛止血，敛疮生肌。用于瘀阻肠络证。用法用量：口服，4～6片/次，3次/日。

（12）锡类散：锡类散源于清代《金匮翼》，由牛黄、青黛、珍珠、冰片、人指甲、象牙屑、壁钱炭组成。具有清热解毒、化腐生肌等功效。用于溃疡性结肠炎的灌肠治疗。用法用量：保留灌肠，1.5g加100ml生理盐水，1次/日。

（四）中医特色疗法

1.针刺疗法　常用取穴：脾俞、天枢、足三里、大肠俞、气海、关元、太冲、肺俞、神阙、上巨虚、阴陵泉、中脘、丰隆。

2.灸法　常用取穴：中脘、天枢、关元、脾俞、大肠俞等穴，可采用回旋灸或

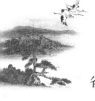

雀啄灸法。

3. 推拿疗法　背部两侧膀胱经使用推摩法、双手拇指推法治疗，从膈俞高度到大肠俞水平；肾俞、命门等穴使用小鱼际擦法；膈俞、膏肓俞、脾俞、胃俞、大肠俞等穴使用拇指按法。

4. 穴位贴敷疗法　常用穴贴用药：炮附子、细辛、丁香、白芥子、赤芍、生姜等，可根据辨证用药加减，常用穴位：上巨虚、天枢、足三里、命门、关元等穴。

5. 穴位埋线疗法　常用取穴：中脘、足三里、天枢、大肠俞，脾胃虚弱者配脾俞，脾肾阳虚日久者配肾俞、关元、三阴交；脾胃有湿者配阴陵泉。

（五）中药灌肠治疗

中药保留灌肠一般将清热解毒、活血化瘀与敛疮生肌类药物配合应用。清热解毒类：青黛、黄连、黄柏、白头翁、败酱草等。常用灌肠方有锡类散、溃结清（枯矾、赤石脂、炉甘石、青黛、梅花点舌丹）；敛疮生肌类：珍珠、中黄、冰片、琥珀、儿茶等；活血化瘀类：蒲黄、丹参、三七；锡类散（牛黄、青黛、珍珠、冰片、人指甲、象牙屑、壁钱炭）、康复新液、青黛散（青黛、黄柏、儿茶、枯矾、珍珠）、复方黄柏涂剂（连翘、黄柏、金银花、蒲公英、蜈蚣）等。临床可将中药复方煎剂或中成药，液体约80ml，每晚灌肠1次。

（六）中西医结合诊治要点

针对溃疡性结肠炎不同时期的发病情况，寻找中西医结合治疗的切入点，对于诱导临床症状缓解、促进黏膜愈合、提高生活质量、提高临床疗效具有重要意义。当急性发作得到控制后，氨基水杨酸制剂对减少复发均有效，中医药治疗能够明显改善患者的体质，可以逐渐减少甚至停用美沙拉嗪制剂。患者不宜长期使用激素，硫唑嘌呤或6－MP等免疫抑制剂可作为激素依赖性患者需减少激素剂量时的配合用药。

1. 轻中度活动期溃疡性结肠炎　中医药治疗轻中度溃疡性结肠炎的疗效与美沙拉嗪制剂相当，能明显改善患者腹痛、腹泻、黏液脓血便及里急后重等临床症状，诱导临床症状缓解，促进黏膜愈合，提高患者生活质量；中医药能发挥辨证论治的特点，可以进行个体化治疗，能改善控制患者临床症状和提高患者生活质量。

2. 重度溃疡性结肠炎　在使用美沙拉嗪制剂、激素和免疫抑制剂联合中医药的治疗，能缩短诱导临床症状缓解的时间，减少激素和免疫抑制剂的不良反应，在诱导临床症状缓解后能逐步减少上述药物的用量，甚至停用上述药物。

3. 难治性溃疡性结肠炎　在使用美沙拉嗪制剂、激素和免疫抑制剂或生物制剂的基础上联合中医药的治疗，能诱导临床症状缓解，逐步减少，甚至停用上述药物，避免上述药物的毒副反应。

4. 缓解期溃疡性结肠炎　中医药治疗能够明显改善患者的体质，可以逐渐减少甚至停用美沙拉嗪制剂；中药的服药频次可以逐步减少，而达到长期的缓解，减少患者的复发率；中药服用可从1日/剂，减至2～3日/剂，甚至1周/剂维持缓解，减少药物的服用量。

5. 强调中西医局部治疗　直肠型溃疡性结肠炎可单独使用中药口服治疗或局部

灌肠治疗，如果效果不佳，可加用美沙拉嗪栓剂，严重者可局部使用少量激素灌肠治疗；左半结肠型和全结肠型溃疡性结肠炎建议均加用中药灌肠、美沙拉嗪栓剂或灌肠液，以求快速诱导临床缓解，提高临床疗效。

6. 重视癌变监测，定期肠镜检测　建议病史超过 6～8 年的溃疡性结肠炎患者行结肠镜检查以确定当前病变的范围；伴有原发性硬化性胆管炎发生结肠癌风险较高，应每年进行肠镜监测；如为直肠型，无须肠镜监测；广泛性结肠炎或左半结肠炎患者，第 8 年起，每 1～2 年（高风险者）或者每 3～4 年（低风险者）行肠镜检查，对溃疡性结肠炎患者进行风险评判，根据不同风险患者，调整治疗方案。

（七）疗效评定标准

对于溃疡性结肠炎的疗效评定，主要包含单项症状疗效、中医证候疗效、临床疗效、黏膜组织学疗效和生活质量 5 种方法，具体如下。

1. 单项症状疗效评定　①临床控制：治疗后症状消失；②显效：治疗后症状分级减少 1 级；③好转：治疗后症状分级减少 2 级；④无效：治疗后症状无改变或加重。（注：主要症状分级记录：0 级：没有症状，积 0 分；Ⅰ级：症状轻微，不影响日常生活，积 1 分；Ⅱ级：症状中等，部分影响日常生活，积 2 分；Ⅲ级：症状严重，影响到日常生活，难以坚持工作，积 3 分。）腹痛分级采用视觉模拟法（VAS 划线法），即在无痛到剧痛之间划一条长线（一般长为 100mm），线上不作标记、数字或词语，以免影响评估结果。一端代表无痛，另一端代表剧痛，让患者在线上最能反映自己疼痛程度之处划一交叉线。评估时测量交叉线到 0 之间的距离，每 10mm 为 1 分。VAS 疼痛评分标准（0～10 分）0 分：无痛；3 分以下：有轻微的疼痛，能忍受；4～6 分：患者疼痛并影响睡眠，尚能忍受；7~10 分：患者有渐强烈的疼痛，疼痛难忍，影响食欲，影响睡眠。

2. 中医证候疗效评定　主要采用尼莫地平法，疗效指数＝（疗前积分－疗后积分）÷疗前积分×100%。①临床痊愈：疗效指数≥95%；②显效：70%≤疗效指数＜95%；③有效：30%≤疗效指数＜70%；④无效：疗效指数＜30%。

3. 临床疗效评定　主要依据改良的 Mayo 活动指数（见表 5）。

4. 黏膜组织学评定　肠黏膜组织学与内镜评分结合可准确评价溃疡性结肠炎黏膜愈合情况。Geboes 指数描述详细，可重复性好，效度高，是溃疡性结肠炎理想的组织学评分指数，已被用于许多临床试验，作为药效评估的终点指标之一（见表 6）。

5. 生活质量评定　采用包括 32 个定性和半定量问题的 IBDQ 量表，测量炎症性肠病患者生活肠道症状（10 个问题）、全身症状（5 个问题）、情感能力（12 个问题）、社会能力（5 个问题）4 个方面，每个问题的答案均分 7 个等级，计 1～7 分，总分 32～224 分，分值越高，生存质量越好。

计分方法：肠道症状：1＋5＋9＋13＋17＋20＋22＋24＋26＋29；全身症状：2＋6＋10＋14＋18；情感功能：3＋7＋11＋15＋19＋21＋23＋25＋27＋30＋31＋32；社会功能：4＋8＋12＋16＋28。

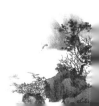

表 5　改良 Mayo 活动指数

项目	计分			
	0 分	1 分	2 分	3 分
腹泻	正常	超过正常 1~2 次/日	超过正常 3~4 次/日	超过正常 5 次/日或以上
便血	未见出血	不到一半时间内出现便中混血	大部分时间内为便中混血	一直存在出血
内镜发现	正常或无活动性病变	轻度病变（红斑、血管纹理减少、轻度易脆）	中度病变（明显红斑、血管纹理缺乏、易脆、糜烂）	重度病变（自发性出血、溃疡形成）
医师评估病情	正常	轻度病变	中度病变	重度病变

注：临床有效：总 Mayo 评分从基线水平降低≥30％或≥3 分，同时伴有便血亚评分降低≥1 分或便血亚评分的绝对分为 0 分或 1 分。临床缓解：总 Mayo 评分≤2 分且无单个分项评分>1 分。内镜应答：Mayo 评分内镜亚评分相对于基线下降至少 1 分。黏膜愈合：Mayo 评分内镜亚评分的绝对分为 0 分或 1 分

表 6　Geboes 组织学指数

分级	指数	组织学表现
0 级（结构改变）	0.0	无异常
	0.1	轻度异常
	0.2	轻中度弥漫性或多点异常
	0.3	重度弥漫性或多点异常
1 级（慢性炎细胞浸润）	1.0	不增多
	1.1	轻度增多
	1.2	中度增多
	1.3	明显增加
2 级（中性和嗜酸性粒细胞）	2A. 嗜酸性粒细胞	
	2A.0	不增多
	2A.1	轻度增多
	2A.2	中度增多
	2A.3	明显增加
	2B. 中性粒细胞	
	2B.0	不增多
	2B.1	轻度增多
	2B.2	中度增多
	2B.3	明显增加

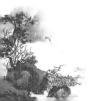

分级	指数	组织学表现
3级（上皮层中性粒细胞）	3.0	无
	3.1	<30%隐窝受累
	3.2	<50%隐窝受累
	3.3	>50%隐窝受累
4级（隐窝破坏）	4.0	无
	4.1	部分粒细胞浸润
	4.2	隐窝减少
	4.3	明确的隐窝破坏
5级（糜烂和溃疡）	5.0	无
	5.1	可见上皮细胞附近炎症
	5.2	点状糜烂
	5.3	明确的糜烂
	5.4	溃疡和肉芽组织

第二节　溃疡性结肠炎中医诊疗专家共识意见（2017 年）

中华中医药学会脾胃病分会

一、概 述

1. 病名　根据溃疡性结肠炎黏液脓血便的临床表现及反复发作、迁延难愈的病情特点，属于中医"久痢"范畴。溃疡性结肠炎以腹痛、腹泻、黏液脓血便、里急后重为主要临床表现，2009 年中华中医药学会脾胃病分会制定的"溃疡性结肠炎中医诊疗共识意见"将本病归属中医"痢疾""久痢"和"肠澼"等病范畴。本病患者因其所处缓解期或发作期而具有不同的临床表现，且本病具有病程长、易复发的特点，因此"久痢"更能准确地描述本病。

2. 西医诊断　溃疡性结肠炎的诊断应在建立在临床表现、特征性的内镜和病理组织学改变及排除感染性肠病的基础上。根据症状、体征及实验室检查明确临床类型、病变范围、疾病活动性及严重程度、有无肠外表现和并发症，以指导临床制订合理的治疗方法。

典型的临床表现为黏液脓血便或血性腹泻、里急后重，可伴有腹痛、乏力、食欲减退、发热等全身症状，病程多在 6 周以上。内镜下特征性表现为持续性、融合

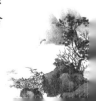

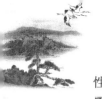

性的结肠炎性反应和直肠受累，黏膜血管纹理模糊、紊乱或消失，严重者可见黏膜质脆、自发性出血和溃疡形成。病理可见结构改变（隐窝分叉，隐窝结构变形、隐窝萎缩和表面不规则）、上皮异常（黏蛋白耗竭和潘氏细胞化生）和炎性反应表现（固有层炎性反应细胞增多、基底部浆细胞增多、淋巴细胞增多，固有层嗜酸性粒细胞增多）。同时需排除细菌感染性肠炎、阿米巴肠病、肠道血吸虫病、肠结核、真菌性肠炎、人类免疫缺陷病毒感染、缺血性肠病、嗜酸粒细胞性肠炎、白塞病等疾病。

溃疡性结肠炎的临床类型分为初发型和慢性复发型。病变范围采用蒙特利尔（Montreal）分类法，病变仅累及直肠，未达乙状结肠者为直肠型；累及脾曲以远结肠者为左半结肠型；累及脾曲以近乃至全结肠为广泛结肠型。按疾病活动性分为活动期和缓解期。活动期临床严重程度分级采用改良的 Truelove 和 Witts 标准进行评估，血便次数每日≥6次，且脉搏＞90次/分，或体温＞37.8℃，或血红蛋白＜10.5g/日，或血沉＞30mm/h，或 CRP＞30mg/L 为重度；血便次数每日＜4次，脉搏＜90次/分，体温＜37.5℃，血红蛋白＞11.5g/日，血沉＜20mm/h，或 CRP 正常为轻度；介于轻、重度之间者为中度。肠外表现包括皮肤黏膜表现、关节损害、眼部病变、肝胆疾病、血栓栓塞性疾病等，并发症包括了中毒性巨结肠、肠穿孔、下消化道大出血、上皮内瘤变和癌变等。

二、病因病机

1. 病因　素体脾气虚弱是发病基础，感受外邪、饮食不节（洁）、情志失调等是主要的发病诱因。

2. 病位　病位在大肠，与脾、肝、肾、肺诸脏的功能失调有关。

3. 病机　病理性质为本虚标实。病理因素主要有：①湿邪（热）；②瘀热；③热毒；④痰浊；⑤气滞；⑥血瘀等。病理特征表现：活动期多属实证，主要病机为湿热蕴肠，气血不调，而重度以热毒、瘀热为主，反复难愈者应考虑痰浊血瘀的因素。缓解期多属虚实夹杂，主要病机为脾虚湿恋，运化失健。部分患者可出现肝郁、肾虚、肺虚、血虚、阴虚和阳虚的临床证候特征。临床上应注意区分不同临床表现的病机侧重点，如脓血便的主要病机是湿热蕴肠，脂膜血络受伤。泄泻实证为湿热蕴肠，大肠传导失司；虚证为脾虚湿盛，运化失健。便血实证为湿热蕴肠，损伤肠络，络损血溢；虚证为湿热伤阴，虚火内炽，灼伤肠络或脾气亏虚，不能统血，血溢脉外。腹痛实证为湿热蕴肠，气血不调，肠络阻滞，不通则痛；虚证为土虚木旺，肝脾失调，虚风内扰，肠络失和。难治性溃疡性结肠炎的病机关键主要为脾肾两虚，湿浊稽留，气血同病，寒热错杂，虚实并见。

4. 病机转化　随着病情演变，可出现虚实、寒热、气血的病机转化。如脾气虚弱，运化不健，易为饮食所伤，酿生湿热之邪，由虚转实；而湿邪内蕴，情志不畅，或过用攻伐之品，损伤脾胃，常由实转虚，虚中夹实。素体脾胃虚弱，湿盛阳微，或过用苦寒之品，日久伤阳，可致病情由热转寒；脾虚生湿，久蕴化热，或过用温燥之品，可由寒转热，或寒热错杂。大便白多赤少，病在气分；大便赤多白少，病在血分，在病程中可出现气血转化和气血同病。

三、辨证分型

1. 大肠湿热证　主症：①腹泻，便下黏液脓血；②腹痛；③里急后重。次症：①肛门灼热；②腹胀；③小便短赤；④口干；⑤口苦。舌脉：①舌质红，苔黄腻；②脉滑。

2. 热毒炽盛证　主症：①便下脓血或血便，量多次频；②腹痛明显；③发热。次症：①里急后重；②腹胀；③口渴；④烦躁不安。舌脉：①舌质红，苔黄燥；②脉滑数。

3. 脾虚湿蕴证　主症：①黏液脓血便，白多赤少，或为白冻；②腹泻便溏，夹有不消化食物；③脘腹胀满。次症：①腹部隐痛；②肢体困倦；③食少纳差；④神疲懒言。舌脉：①舌质淡红，边有齿痕，苔薄白腻；②脉细弱或细滑。

4. 寒热错杂证　主症：①下痢稀薄，夹有黏冻，反复发作；②肛门灼热；③腹痛绵绵。次症：①畏寒怕冷；②口渴不欲饮；③饥不欲食。舌脉：①舌质红，或舌淡红，苔薄黄；②脉弦，或细弦。

5. 肝郁脾虚证　主症：①情绪抑郁或焦虑不安，常因情志因素诱发大便次数增多；②大便稀烂或黏液便；③腹痛即泻，泻后痛减。次症：①排便不爽；②饮食减少；③腹胀；④肠鸣。舌脉：①舌质淡红，苔薄白；②脉弦或弦细。

6. 脾肾阳虚证　主症：①久泻不止，大便稀薄；②夹有白冻，或伴有完谷不化，甚则滑脱不禁；③腹痛喜温喜按。次症：①腹胀；②食少纳差；③形寒肢冷；④腰酸膝软。舌脉：①舌质淡胖，或有齿痕，苔薄白润；②脉沉细。

7. 阴血亏虚证　主症：①便下脓血，反复发作；②大便干结，夹有黏液便血，排便不畅；③腹中隐隐灼痛。次症：①形体消瘦；②口燥咽干；③虚烦失眠；④五心烦热。舌脉：①舌红少津或舌质淡，少苔或无苔；②脉细弱。

证候诊断：主症2项，次症2项，参考舌脉，即可诊断。

四、临床治疗

1. 治疗目标　①诱导病情深度缓解，包括临床症状缓解、黏膜愈合及组织学缓解；②防止病情复发，提高生活质量；③减少并发症，降低重症患者手术率。

2. 治疗原则　当分活动期、缓解期论治，可根据证型变化采用序贯或转换治疗。活动期的治法主要为清热化湿，调气和血，敛疡生肌。缓解期的治法主要为健脾益气，兼以补肾固本，佐以清热化湿。

根据病情轻重程度采用不同的治疗方式。如重度患者应采取中西医结合治疗，中医治疗以清热解毒，凉血化瘀为主；轻中度可用中医方法辨证治疗诱导病情缓解；缓解期可用中药维持治疗。根据溃疡性结肠炎病变累及结肠部位的不同，采用对应的给药方法。如直肠型或左半结肠型可采用中药灌肠或栓剂治疗，广泛结肠型采用中药口服加灌肠联合给药。

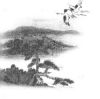

3. 辨证论治

(1) 大肠湿热证：治法：清热化湿，调气和血。主方：芍药汤（《素问病机气宜保命集》）。药物：白芍、黄连、黄芩、木香、炒当归、肉桂、槟榔、生甘草、大黄。加减：脓血便明显者，加白头翁、地锦草、马齿苋等；血便明显者，加地榆、槐花、茜草等。

(2) 热毒炽盛证：治法：清热祛湿，凉血解毒。主方：白头翁汤（《伤寒论》）。药物：白头翁、黄连、黄柏、秦皮。加减：血便频多者，加仙鹤草、紫草、槐花、地榆、牡丹皮等；腹痛较甚者，加徐长卿、白芍、甘草等；发热者，加金银花、葛根等。

(3) 脾虚湿蕴证：治法：益气健脾，化湿和中。主方：参苓白术散（《太平惠民和剂局方》）。药物：党参、白术、茯苓、甘草、桔梗、莲子肉、白扁豆、砂仁、山药、薏苡仁、陈皮。加减：大便白冻黏液较多者，加苍术、白芷、仙鹤草等；久泻气陷者，加黄芪、炙升麻、炒柴胡等。

(4) 寒热错杂证：治法：温中补虚，清热化湿。主方：乌梅丸（《伤寒论》）。药物：乌梅、黄连、黄柏、桂枝、干姜、党参、炒当归、制附子等。加减：大便稀溏者，加山药、炒白术等；久泻不止者，加石榴皮、诃子等。

(5) 肝郁脾虚证：治法：疏肝理气，健脾化湿。主方：痛泻要方（《景岳全书》）合四逆散（《伤寒论》）。药物：陈皮、白术、白芍、防风、炒柴胡、炒枳实、炙甘草。加减：腹痛、肠鸣者，加木香、木瓜、乌梅等；腹泻明显者，加党参、茯苓、山药、芡实等。

(6) 脾肾阳虚证：治法：健脾补肾，温阳化湿。主方：附子理中丸（《太平惠民和剂局方》）合四神丸（《证治准绳》）。药物：制附子、党参、干姜、炒白术、甘草、补骨脂、肉豆蔻、吴茱萸、五味子。加减：腰酸膝软者，加菟丝子、益智仁等；畏寒怕冷者，加肉桂等；大便滑脱不禁者，加赤石脂、禹余粮等。

(7) 阴血亏虚证：治法：滋阴清肠，益气养血。主方：驻车丸（《备急千金要方》）合四物汤（《太平惠民和剂局方》）。药物：黄连、阿胶、干姜、当归、地黄、白芍、川芎。加减：大便干结者，加麦冬、玄参、火麻仁等；面色少华者，加黄芪、党参等。

4. 中药灌肠　中药灌肠有助于较快缓解症状，促进肠黏膜损伤的修复。常用药物有：①清热化湿类：黄柏、黄连、苦参、白头翁、马齿苋、秦皮等；②收敛护膜类：诃子、赤石脂、石榴皮、五倍子、乌梅、枯矾等；③生肌敛疡类：白及、三七、血竭、青黛、儿茶、生黄芪、炉甘石等；④宁络止血类：地榆、槐花、紫草、紫珠叶、蒲黄、大黄炭、仙鹤草等；⑤清热解毒类：野菊花、白花蛇舌草、败酱草等。临床可根据病情需要选用4～8味中药组成灌肠处方。灌肠液以120～150ml，温度39℃，睡前排便后灌肠为宜，可取左侧卧位30分钟，平卧位30分钟，右侧卧位30分钟，后取舒适体位。灌肠结束后，尽量保留药液1小时以上。

5. 常用中成药

(1) 虎地肠溶胶囊：清热、利湿、凉血。用于溃疡性结肠炎湿热蕴结证，症见腹痛，下痢脓血，里急后重。

(2) 补脾益肠丸：益气养血，温阳行气，涩肠止泻。用于脾虚气滞所致的泄泻，

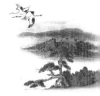

症见腹胀疼痛、肠鸣泄泻、黏液血便；慢性结肠炎、溃疡性结肠炎见上述证候者。

（3）固本益肠片：健脾温肾，涩肠止泻。用于脾虚或脾肾阳虚所致的泄泻。症见腹痛绵绵、大便清稀或有黏液及黏液血便、食少腹胀、腰酸乏力、形寒肢冷、舌淡苔白、脉虚；慢性肠炎见上述证候者。

（4）肠胃宁片：健脾益肾，温中止痛，涩肠止泻。用于脾肾阳虚泄泻。溃疡性结肠炎、肠功能紊乱见上述证候者。

（5）固肠止泻丸：调和肝脾，涩肠止痛。用于肝脾不和，泻痢腹痛，慢性非特异性溃疡性结肠炎见上述症候者。

（6）龙血竭片（肠溶衣）：活血散瘀，定痛止血，敛疮生肌。用于慢性结肠炎所致的腹痛、腹泻等症。

（7）结肠宁（灌肠剂）：活血化瘀，清肠止泻。用于溃疡性结肠炎等。

（8）锡类散：解毒化腐。用于溃疡性结肠炎的灌肠治疗。

（9）克痢痧胶囊：解毒辟秽，理气止泻。用于泄泻，痢疾。中病即止，避免长久使用。

6. 中西医结合治疗目标人群与策略

（1）活动期：轻、中度溃疡性结肠炎中药治疗未能缓解症状，或结肠黏膜损伤无改善者，可考虑联合5-氨基水杨酸（5-ASA）治疗。在辨证治疗基础上选择：①直肠炎，直肠局部给予5-ASA 1g/日；②左半结肠炎，局部给予5-ASA 1g/日，联合口服5-ASA 2～4g/日；③广泛结肠炎，口服5-ASA 2～4g/日，联合≥1g/日 5-ASA 灌肠液治疗。在第4～8周评估应答反应，如有应答，继续使用5-ASA；如无应答，则口服或局部用糖皮质激素，按重度溃疡性结肠炎处理。

重度活动性溃疡性结肠炎采用中西医结合治疗。在使用糖皮质激素的基础上结合清肠化湿、凉血解毒等方法治疗。静脉输注糖皮质激素，应在第3天评估应答反应，对于激素抵抗患者，应及早考虑转换治疗（环孢素、他克莫司、抗肿瘤坏死因子单抗、维多珠单抗等），以免延误病情。

糖皮质激素抵抗/依赖型溃疡性结肠炎宜采用中医辨证施治与西医联合治疗。西医方面可选择硫嘌呤类药物，包括硫唑嘌呤和6-巯基嘌呤；亦可采用生物制剂（抗 TNF 单抗或维多珠单抗）。

（2）缓解期：溃疡性结肠炎维持治疗方案的选择由病情类型及诱导缓解的药物所决定，可以西药维持量配合中药口服或灌肠，再逐渐减少西药用量，以中药维持。在西药选择方面，使用5-ASA 诱导缓解的轻中度活动期直肠炎或左半结肠炎，维持缓解的用药同活动期。口服糖皮质激素诱导缓解者，使用5-ASA 或硫嘌呤类药物维持缓解。对生物制剂（抗 TNF 单抗或维多珠单抗）治疗有应答的患者，继续原生物制剂维持缓解。中医方面治疗以健脾益气为主，辅以清化湿热、调气活血、敛疮生肌之品。

7. 针灸　针灸是溃疡性结肠炎的可选择治法。穴位多取中脘、气海、神阙等任脉穴位，脾俞、胃俞、大肠俞等背俞穴，天枢、足三里、上巨虚等足阳明胃经穴位，三阴交、阴陵泉、太冲等足三阴经穴位。治疗方法多用针刺、灸法或针灸药结合。

8. 手术　对于重度溃疡性结肠炎应重视多学科联合诊治，及时评估疗效及有无外科手术适应证。对伴有败血症或中毒性结肠炎的溃疡性结肠炎患者需进行外科会

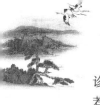

诊。对内科治疗无效的急重症患者，或连续使用泼尼松大于 20mg 超过 6 周时，推荐分阶段手术治疗。

9. 疗程　溃疡性结肠炎的治疗需要较长的疗程，还应定期随访，病情缓解后应按需维持治疗，目前尚无固定的疗程，一般以 3～5 年为宜。

五、疗效评定

1. 中医证候疗效评价标准　参照《中药新药临床研究指导原则》中《慢性非特异性溃疡性结肠炎的临床研究指导原则》中的证候疗效评定标准。①临床缓解：用药前、服药后，症状和体征明显改善（疗效指数≥95%）；②显效：服药后，症状和体征明显改善（70%≤疗效指数＜95%）；③有效：服药后，症状和体征有改善（30%≤疗效指数＜70%）；④无效：服药后，症状和体征无明显减轻或加重者（疗效指数＜30%）。计算公式（尼莫地平法）为：疗效指数（%）＝（治疗前积分－治疗后积分）÷治疗前积分×100%。

2. 疾病疗效　分为临床疗效（有效、缓解）和肠镜疗效（内镜应答、黏膜愈合）进行评估，采用改良的 Mayo 活动指数。①临床有效：总 Mayo 评分从基线水平降低≥30%或≥3 分，同时伴有便血亚评分降低≥1 分或便血亚评分的绝对分为 0 分或 1 分。②临床缓解：总 Mayo 评分≤2 分且无单个分项评分＞1 分。③内镜应答：Mayo 评分内镜亚评分相对于基线下降至少 1 分。④黏膜愈合：Mayo 评分内镜亚评分的绝对分为 0 分或 1 分。

3. 黏膜组织学评分　Geboes 指数描述详细，可重复性好，效度高，是溃疡性结肠炎理想的组织学评分指数，广泛用于临床试验，作为疗效评估的终点指标之一。

4. 生活质量评分　溃疡性结肠炎生活质量可参考炎症性肠病问卷（IBDQ）进行评价。IBDQ 为包括 32 个项目的健康相关生活量表，范围 32～224 分，准确性、可信度和反应度良好。

六、预防调摄

1. 心理　心理压力的变化与溃疡性结肠炎的病情活动密切相关，长时间承受较大压力可能会导致溃疡性结肠炎患者的病情复发或加重。保持心理健康可以减少溃疡性结肠炎的复发。

2. 饮食　应结合患者的病情分期、证型与体质因素。活动期选择低脂流质或低脂少渣半流质饮食，如优质蛋白的淡水鱼肉、瘦肉、蛋类等，但避免含乳糖蛋白食品，如牛奶。缓解期选择低脂饮食，摄入充足的蛋白质，避免食用容易胀气和刺激性的食物，如粗纤维和辛辣食品。湿热证患者慎食牛羊肉和烧烤等温性食品，虚寒证患者避免进食生冷食物如海鲜、冷饮、冷菜冷饭等。同时可配合食疗，脾虚证可服用山药莲子粥，阴虚者可用槐花百合粥，湿热体质可服用，薏苡仁马齿苋粥等。

3. 随访　应重视对本病癌变的监测，按病情定期进行肠镜检查，若为直肠型，

溃疡性结肠炎中西医结合诊疗

无须肠镜检测，广泛性结肠炎或左半结肠炎患者，从最初症状出现后的第8年起，每1~2年（高风险者）或者每3~4年（低风险者）行肠镜检查。风险评判主要依据4条：全结肠炎、内镜下和（或）病理组织学的炎性反应（糜烂、溃疡/基底浆细胞增多，重度、弥漫性黏膜全层和固有层细胞增加）、假息肉、结直肠癌家族史。低风险者具备0~2条，高风险者具备3~4条。伴有原发性硬化性胆管炎的患者发生结肠癌风险较高，应每年进行肠镜监测。对高度疑为癌变及确诊为癌变者及时行手术治疗。

第三节　消化系统常见病溃疡性结肠炎中医诊疗指南（基层医师版，2019年）

中华中医药学会脾胃病分会

一、诊断及特征

（一）西医诊断

1. 诊断要点　溃疡性结肠炎缺乏诊断的金标准，主要结合临床表现、内镜检查和组织病理学、实验室检查、影像学检查等进行综合分析，在排除感染性和其他非感染性肠病的基础上进行诊断。若诊断存疑，应在一定时间（一般是6个月）后进行内镜及病理组织学复查。

2. 最低诊断标准　临床表现为持续或反复发作的腹泻、黏液脓血便伴腹痛、里急后重和不同程度的全身症状，病程在6周以上。内镜下特征表现为连续的、表浅的、弥漫的、融合的、分界清晰的结肠炎症和直肠受累，重度患者表现为黏膜质脆、自发性出血和深溃疡形成。需排除感染性肠炎、克罗恩病、缺血性肠病、嗜酸粒细胞性肠炎、白塞病等疾病。

3. 附加标准　钡灌肠、CT或MRI结肠显像见典型溃疡性结肠炎改变，大便隐血阳性，血沉、C反应蛋白或粪钙卫蛋白升高，血红蛋白、铁蛋白、白蛋白降低。

4. 最特异性标准　本病无诊断金标准，但如果具有内镜下特征性表现，组织病理学具有以下特征，可作为最特异性标准：①结构特征：广泛的隐窝结构改变和黏膜萎缩；②上皮异常：黏蛋白损耗，潘氏细胞化生；③炎症特征：伴基底浆细胞增多的弥漫性黏膜全层炎细胞浸润，急性炎症导致的隐窝炎和隐窝脓肿。

溃疡性结肠炎完整的诊断内容包括临床类型、病变范围、病情分期、严重程度、肠外表现和并发症。临床类型可分为初发型和慢性复发型。病变范围参照蒙特利尔分型，分为直肠型、左半结肠型和广泛结肠型。病情分期参照改良Mayo评分系统，分为活动期和缓解期。严重程度依据改良Truelove和Witts疾病严重程度分型，分

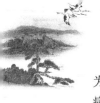

为轻度、中度和重度。肠外表现包括关节损伤、皮肤黏膜表现、眼部病变、肝胆疾病、血栓栓塞性疾病等。并发症包括中毒性巨结肠、肠穿孔、下消化道大出血、上皮内瘤变和癌变。

5. 辅助检查

（1）血液检查：血常规、人血白蛋白、肝功能、肾功能、血沉、C反应蛋白、自身抗体（如核周型抗中性粒细胞胞质抗体）、巨细胞病毒抗体及DNA定量、艰难梭菌毒素、HBV血清学指标（乙肝五项、HBV－DNA）、结核分枝杆菌抗体、T－SPOT等。

（2）粪便检查：粪便常规和培养（不少于3次）、粪便隐血、艰难梭菌毒素、巨细胞病毒、粪钙卫蛋白、乳铁蛋白等。

（3）内镜检查：结肠镜及组织病理学检查，必要时行胶囊内镜，或小肠镜、胃镜及组织病理学检查。

（4）影像学检查：钡灌肠、经腹肠道超声、腹部平片、CT或MRI结肠显像。

6. 鉴别诊断　参照炎症性肠病诊断与治疗的共识意见（2018年，北京）。

（1）克罗恩病：溃疡性结肠炎以脓血便多见，病变连续，绝大多数直肠受累，肠腔狭窄少见，内镜下溃疡表浅，黏膜弥漫性充血水肿、颗粒状，脆性增加，组织病理学见固有膜全层弥漫性炎症、隐窝脓肿、隐窝结构明显异常、杯状细胞减少。克罗恩病有腹泻，但脓血便较少见，多伴腹痛，病变呈节段性，直肠受累少见，肠腔狭窄多见，呈偏心性，肠镜下见纵行溃疡、卵石样外观，病变间黏膜外观正常（非弥漫性），组织病理学见裂隙状溃疡、非干酪样肉芽肿、黏膜下层淋巴细胞聚集。

（2）急性细菌感染性肠炎：常有不洁食物史，急性起病，常伴发热和腹痛，具有自限性，抗菌药物治疗有效，粪便检出病原体可确诊。

（3）肠道寄生虫感染：如阿米巴肠病、肠道血吸虫病。阿米巴肠病有流行病学特征，果酱样大便，肠镜下见溃疡较深，溃疡间黏膜多属正常，确诊有赖于粪便或组织中找到病原体。肠道血吸虫病有疫水接触史，常有肝脾大，确诊有赖粪便检查见血吸虫卵或孵化毛蚴阳性。

（4）肠结核：肠结核患者多有肠外结核，肠镜下可见环形溃疡，边缘呈鼠咬状，常伴有环形狭窄。溃疡性结肠炎病变连续，内镜下溃疡表浅，呈阿弗他溃疡，肠腔狭窄少见。活检如能找到干酪样坏死性肉芽肿或结核分枝杆菌可以确诊肠结核，结核菌素试验、结核分枝杆菌抗体、T－spot阳性有助诊断。

（5）真菌性肠炎：主要由白色念珠菌寄生于肠黏膜而致病，多与长期使用广谱抗生素或肾上腺皮质激素有关。诊断比较困难，需要采用真菌形态学检查、真菌培养、肠镜活检找菌丝和孢子、免疫学检查等综合判断。

（6）艰难梭菌感染：确诊艰难梭菌感染可行粪便艰难梭菌毒素试验。

（7）巨细胞病毒感染：确诊巨细胞病毒感染可行结肠镜下活检，HE染色找巨细胞包涵体以及免疫组化染色，血巨细胞病毒DNA定量。

（8）肠道肿瘤：肠镜及X线钡灌肠检查有助于鉴别诊断，活检可确诊。

（9）其他：缺血性结肠炎、放射性肠炎、嗜酸粒细胞性肠炎、过敏性紫癜、胶原性结肠炎、白塞病等应与本病相鉴别。

(二) 中医辨证

1. 辨证要点

（1）结合病情分期辨证：活动期湿热蕴肠，气血不调，以实证为主；缓解期脾虚湿恋，运化失健，多属虚实夹杂。

（2）结合主症辨证：以脓血便为主症者的主要病机是湿热蕴肠，肠络受损。以泄泻为主症者，实证为湿热蕴肠，大肠传导失司；虚证为脾虚湿盛，大肠传导失司。以便血为主症者，实证为湿热蕴肠，损伤肠络，络损血溢；虚证为湿热伤阴，虚火内炽，灼伤肠络或脾气亏虚，气不摄血，血溢脉外。以腹痛为主症者，实证为湿热蕴肠，气血不调，肠络阻滞，不通则痛；虚证为土虚木旺，肝脾失调，虚风内扰，肠络失和。

（3）结合体质辨证：湿热质者，易感受湿热之邪或湿易从热化，而成湿热证；阳虚质者，易感受寒湿之邪或湿易从寒化，而成寒湿证。

（4）结合脏腑功能辨证：本病病位在大肠，但病机根本在脾，且与肾、肝、肺三脏密切相关。饮食不节，损伤脾胃，运化失健，湿浊内生，形成脾虚湿蕴证；情志失调，肝失疏泄，肝气横逆，克伐脾土，易成肝脾失调之证；先天不足，素体肾虚，或久病及肾，可见脾肾两虚之候；肺气失调，大肠不固，下利反复发作，古代医家归为痰泄证。

（5）结合病情程度辨证：轻中度患者以湿热为主，重度患者以热毒、瘀热为主，反复难愈者应考虑痰浊、血瘀和脾肾两虚的因素。

2. 分型

（1）大肠湿热证：腹泻，便下黏液脓血，腹痛，里急后重，肛门灼热，腹胀，小便短赤，口干，口苦。舌质红，苔黄腻，脉滑。

（2）热毒炽盛证：便下脓血或血便，量多次频，腹痛明显，发热，里急后重，腹胀，口渴，烦躁不安。舌质红，苔黄燥，脉滑数。

（3）脾虚湿蕴证：便下黏液脓血，白多赤少，或为白冻，或便溏泄泻，夹有不消化食物，脘腹胀满，腹部隐痛，肢体困倦，食少纳差，神疲懒言。舌质淡红，边有齿痕，苔薄白腻，脉细弱或细滑。

（4）寒热错杂证：大便稀薄，夹有赤白黏冻，反复发作，肛门灼热，腹痛绵绵，畏寒怕冷，口渴不欲饮，饥不欲食。舌质红，苔薄黄，脉弦或细弦。

（5）肝郁脾虚证：大便稀溏，夹有黏液血便，常因情志因素诱发大便次数增多，腹痛即泻，泻后痛减，排便不爽，腹胀，肠鸣，饮食减少。舌质淡红，苔薄白，脉弦或弦细。

（6）脾肾阳虚证：久泻不止，大便稀薄，夹有白冻，或伴有完谷不化，甚则滑脱不禁，腹痛喜温喜按，腹胀，食少纳差，形寒肢冷，腰酸膝软。舌质淡胖，或有齿痕，苔薄白润，脉沉细。

（7）阴血亏虚证：大便干结，夹有黏液脓血，排便不畅，腹中隐隐灼痛，形体消瘦，口燥咽干，虚烦失眠，五心烦热。舌红少津或舌质淡，少苔或无苔，脉细弱。

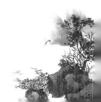

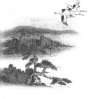

二、治疗

(一) 基本原则

本病病机复杂，以清热化湿、调气和血为基本原则，针对不同的证候特点结合健脾、调肝、补肾、温中、滋阴之法。临床又需根据病情分期、严重程度、病变部位的不同，采用不同的治疗和给药方法：①分期治疗：活动期清热化湿，调气和血，敛疡生肌；缓解期健脾益气，兼以补肾固本，佐以清热化湿。②分级治疗：轻中度患者，活动期可用中医辨证治疗诱导病情缓解，缓解期可用中药维持缓解；重度患者则采用中西医结合治疗，中医治疗以清热解毒、凉血化瘀止血为主。由于重度患者的病情变化较快，应注意及时识别，综合判断，及时转诊至上级医院住院治疗。③分部治疗：直肠型或左半结肠型，采用中药灌肠或栓剂治疗；广泛结肠型，采用中药口服加灌肠，内外合治。通过上述治疗，达到诱导病情深度缓解（包括症状缓解、黏膜愈合、组织愈合），改善患者体质，提高生活质量，防止并发症，减少复发，降低手术率的目的。

(二) 中医内治法

1. 大肠湿热证

(1) 治法：清热化湿，调气和血。

(2) 推荐汤剂：芍药汤（推荐强度：强推荐使用；证据级别：低级别证据）。①处方来源：金代刘完素《素问病机气宜保命集》。②药物组成：黄连 5g、黄芩 10g，木香 6g，炒当归 10g、炒白芍 15g、肉桂（后下）3g、甘草 3g。③加减：大便脓血较多者，加槐花、地榆、白头翁；大便白冻黏液较多者，加苍术、薏苡仁、石菖蒲；腹痛较甚者，加延胡索、徐长卿。④煎服法：水煎服，一日 1 剂，一日 3 次，每次 150ml。

(3) 中成药

1) 虎地肠溶胶囊（推荐强度：强推荐使用；证据级别：低级别证据）。①处方来源：《国家食品药品监督管理局国家药品标准新药转正标准第 72 册》。②药物组成：朱砂七、虎杖、白花蛇舌草、北败酱、二色补血草、地榆（炭）、白及、甘草。③功能主治：清热、利湿、凉血。用于非特异性溃疡性结肠炎湿热蕴结证，症见腹痛，下痢脓血，里急后重。④用法用量：口服，一次 4 粒，一日 3 次。孕妇慎用。

2) 香连丸（推荐强度：强推荐使用；证据级别：专家共识）。①处方来源：《中国药典》2015 年版一部、《医保目录（2017 年版）》。②药物组成：黄连（吴茱萸制）、木香。③功能主治：清热燥湿，行气止痛。用于大肠湿热所致的痢疾，症见大便脓血、里急后重、发热腹痛；肠炎、细菌性痢疾见上述证候者。④用法用量：口服，一次 3～6g，一日 2～3 次。

2. 热毒炽盛证

（1）治法：清热祛湿，凉血解毒。

（2）推荐汤剂：白头翁汤（推荐强度：强推荐使用；证据级别：低级别证据）。①处方来源：东汉张仲景《伤寒论》。②药物组成：白头翁15g、黄连5g、黄柏10g、秦皮12g。③加减：便下鲜血、舌质红绛者，加紫草、茜草、生地榆、槐花、生地黄、牡丹皮；伴发热者，加金银花、葛根、黄芩。④煎服法：水煎服，一日1剂，一日3次，每次150ml。

（3）中成药：葛根芩连丸（片、胶囊、颗粒、口服液）（推荐强度：强推荐使用；证据级别：低级别证据）。①处方来源：《中国药典》2015年版一部、《医保目录（2017年版）》。②药物组成：葛根、黄连、黄芩、炙甘草。③功能主治：解肌、清热、止泻，用于泄泻腹痛，便黄而黏，肛门灼热。④用法用量：口服，丸剂，一次3g，一日3次；片剂，一次3~4片，一日3次；胶囊，一次3~4粒，一日3次；颗粒，一次1袋，一日3次；口服液，一次1支，一日2次。

3. 脾虚湿蕴证

（1）治法：益气健脾，化湿和中。

（2）推荐汤剂：参苓白术散（推荐强度：强推荐使用；证据级别：低级别证据）。①处方来源：宋代太平惠民和剂局《太平惠民和剂局方》。②药物组成：党参15g、白术10g、茯苓15g、甘草3g、桔梗6g、莲子肉15g、白扁豆15g、砂仁（后下）3g、山药20g、薏苡仁20g。③加减：大便白冻黏液较多者，加苍术、白芷；便中夹有脓血者，加黄连、败酱草、地榆；大便夹有不消化食物者，加神曲、山楂；久泻气陷者，加黄芪、升麻。④煎服法：水煎服，一日1剂，一日3次，每次150ml。

（3）中成药

1）补脾益肠丸（推荐强度：强推荐使用；证据级别：低级别证据）。①处方来源：《中国药典》2015年版一部、《医保目录（2017年版）》。②药物组成：白芍、白术、补骨脂、赤石脂、当归、党参、防风、干姜、甘草、黄芪、荔枝核、木香、肉桂、砂仁、延胡索等。③功能主治：补中益气，健脾和胃，涩肠止泻。用于脾虚泄泻证，临床表现为腹泻、腹痛、腹胀、肠鸣。④用法用量：口服，一次6g，一日3次。

2）参苓白术散（丸、颗粒）（推荐强度：强推荐使用；证据级别：低级别证据）。①处方来源：《中国药典》2015年版一部、《医保目录（2017年版）》。②药物组成：人参、茯苓、白术（炒）、山药、白扁豆（炒）、莲子、薏苡仁（炒）、砂仁、桔梗、甘草。③功能主治：补脾胃，益肺气。用于食少便溏，肢倦乏力。④用法用量：口服，散剂，一次6~9g，一日2~3次；丸剂，一次6g，一日3次；颗粒剂，一次1袋，一日3次。

4. 寒热错杂证

（1）治法：温中补虚，清热化湿。

（2）推荐汤剂：乌梅丸（推荐强度：强推荐使用；证据级别：低级别证据）。①处方来源：东汉张仲景《伤寒论》。②药物组成：乌梅10g、黄连5g、黄柏10g、桂枝6g、干姜6g、党参15g、炒当归10g、制附子（先煎）6g。③加减：大便伴脓

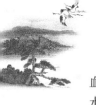

血者，加秦皮、生地榆、仙鹤草；腹痛甚者，加白芍、徐长卿、延胡索。④煎服法：水煎服，一日1剂，一日3次，每次150ml。

（3）中成药：乌梅丸（推荐强度：强推荐使用；证据级别，低级别证据）。①处方来源：《中国药典》2015年版一部、《医保目录（2017年版）》。②药物组成：乌梅肉、黄连、黄柏、附子（制）、干姜、桂枝、细辛、花椒（去目）、人参、当归。③功能主治：温脏止痢。用于久痢。④用法用量：口服，水丸一次3g，大蜜丸一次2丸，一日2～3次。

5. 肝郁脾虚证

（1）治法：疏肝理气，健脾化湿。

（2）推荐汤剂：痛泻要方合四逆散（推荐强度：强推荐使用；证据级别：低级别证据）。①处方来源：明代张介宾《景岳全书》、东汉张仲景《伤寒论》。②药物组成：陈皮10g、白术12g、白芍15g、防风10g、炒柴胡10g、炒枳实10g、炙甘草6g。③加减：腹痛较甚者，加徐长卿、木瓜；排便不畅、里急后重者，加薤白、木香；大便稀溏者，加党参、茯苓、山药。④煎服法：水煎服，一日1剂，一日3次，每次150ml。

（3）中成药：固肠止泻丸（胶囊）（推荐强度：弱推荐使用；证据级别：低级别证据）。①处方来源：《医保目录（2017年版）》《中国药典》2015年版第一增补本。②药物组成：由乌梅、黄连、干姜、木香、罂粟壳、延胡索组成。③功能主治：调和肝脾，涩肠止痛。用于肝脾不和，泻痢腹痛，溃疡性结肠炎见上述证候者。④用法用量：口服，浓缩丸一次4g，水丸一次5g，一日3次；胶囊，一次6粒，一日3次。

6. 脾肾阳虚证

（1）治法：健脾补肾，温阳化湿。

（2）推荐汤剂：附子理中丸合四神丸（推荐强度：强推荐使用；证据级别：低级别证据）。①处方来源：宋代太平惠民和剂局《太平惠民和剂局方》、明代王肯堂《证治准绳》。②药物组成：制附子（先煎）10g、党参15g、干姜6g、炒白术12g、炙甘草6g、补骨脂10g、肉豆蔻6g、吴茱萸3g、五味子6g。③加减：畏寒怕冷者，加益智仁、肉桂；久泻不止者，加赤石脂、石榴皮、诃子。④煎服法：水煎服，一日1剂，一日3次，每次150ml。

（3）中成药

1）固本益肠片（胶囊）（推荐强度：强推荐使用；证据级别：低级别证据）。①处方来源：《中国药典》2015年版一部、《医保目录（2017年版）》。②药物组成：党参、白术、炮姜、山药、黄芪、补骨脂、当归、白芍、延胡索、木香、地榆、赤石脂、儿茶、甘草。③功能主治：健脾温肾，涩肠止泻。用于脾肾阳虚所致的泄泻。症见腹痛绵绵、大便清稀或有黏液及黏液血便、食少腹胀、腰酸乏力、形寒肢冷、舌淡苔白、脉虚；慢性肠炎见上述证候者。④用法用量：口服，片剂，一次小片（0.32g/片）8片，大片（0.60g/片或0.62g/片）4片，一日3次；胶囊，一次4粒，一日3次。

2）四神丸（推荐强度：强推荐使用；证据级别：专家共识）。①处方来源：《中国药典》2015年版一部、《医保目录（2017年版）》。②药物组成：肉豆蔻（煨）、补骨脂（盐炒）、五味子（醋制）、吴茱萸（制）、大枣（去核）。③功能主治：温肾散寒，涩肠止泻。用于肾阳不足所致的泄泻，症见肠鸣腹胀、五更溏泻、食少不化、久泻不止、面黄肢冷。④用法用量：口服，一次9g，一日1～2次。

7. 阴血亏虚证

（1）治法：滋阴清肠，益气养血。

（2）推荐汤剂：驻车丸合四物汤（推荐强度：强推荐使用；证据级别：专家共识）。①处方来源：唐代孙思邈《备急千金要方》、宋代太平惠民和剂局《太平惠民和剂局方》。②药物组成：黄连5g、阿胶9g、干姜3g、炒当归10g、熟地黄15g、白芍15g。③加减：大便干结者，加玄参、麦冬、火麻仁、瓜蒌仁；脓血便者，加白头翁、地榆、地锦草。④煎服法：水煎服，一日1剂，一日3次，每次150ml。

（3）中成药

1）驻车丸（推荐强度：强推荐使用；证据级别：专家共识）。①处方来源：《中国药典》2015年版一部。②药物组成：黄连、炮姜、当归、阿胶。③功能主治：滋阴，止痢。用于久痢伤阴，赤痢腹痛，里急后重，休息痢。④用法用量：口服，每次6～9g，一日3次。

2）增液口服液（推荐强度：弱推荐使用；证据级别：专家共识）。①处方来源：《国家食品药品监督管理局国家药品标准新药转正标准第40册》。②药物组成：玄参、山麦冬、生地黄。③功能主治：养阴生津，增液润燥。用于阴津亏损之便秘，兼见口渴咽干、小便短赤、舌红少津等。④用法用量：口服，一日3次，每次20ml。

（三）中医外治法

1. 中药灌肠

（1）锡类散（推荐强度：强推荐使用；证据级别：低级别证据）。①处方来源：《医保目录（2017年版）》。②药物组成：象牙屑、青黛、壁钱炭、人指甲（滑石粉制）、珍珠、冰片、人工牛黄。③功能主治：解毒化腐。④用法用量：灌肠用，一次1g，单独或配合其他药物保留灌肠，一日1次。

（2）康复新液（推荐强度：强推荐使用；证据级别：低级别证据）。①处方来源：《医保目录（2017年版）》。②药物组成：美洲大蠊干燥虫体提取物。③功能主治：通利血脉，养阴生肌。用于金疮、外伤、溃疡、瘘管、烧伤、烫伤、褥疮之创面。④用法用量：灌肠用，一日1次，一次100ml，保留灌肠。

（3）结肠宁（灌肠剂）（推荐强度：强推荐使用；证据级别：低级别证据）。①处方来源：《中华人民共和国卫生部药品标准新药转正标准第十册》。②药物组成：藿香、丁香蓼。③功能主治：活血化瘀，清肠止泻。用于慢性结肠炎性腹泻（慢性菌痢、慢性结肠炎、溃疡性结肠炎）。④用法用量：灌肠用。取药膏5g，溶于50～80ml温开水中，放冷至约37℃时保留灌肠，每天大便后1次，4周为1个疗程。

2. 针灸 常用取穴有中脘、气海、神阙等任脉穴位，脾俞、胃俞、大肠俞等背俞穴，天枢、足三里、上巨虚等足阳明胃经穴位；三阴交、阴陵泉、太冲等足三阴经穴位。治疗方法多用针刺、灸法或针灸药结合。

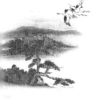

三、并发症预防

并发症包括中毒性巨结肠、肠穿孔、下消化道大出血、上皮内瘤变和癌变。

中毒性巨结肠发病危险因素包括低钾血症、低镁血症、肠道准备以及使用止泻剂等。穿孔是急性重度患者最严重的并发症，其发生与不恰当的全结肠镜检查和中毒性巨结肠延误手术治疗相关。重度患者的早期诊断、更为有效的药物治疗以及早期手术可以降低中毒性巨结肠、穿孔、大出血的发生率。因此，应避免使用抗胆碱能药、止泻药、非甾体抗炎药及阿片类药物等可能引起结肠扩张的药物。重度活动性患者在使用糖皮质激素的基础上结合清肠化湿、凉血解毒等方法治疗。对于激素抵抗型患者，应及早考虑转换治疗（环孢素、他克莫司、英夫利昔），并注意早期识别出可能需要接受结肠切除术的患者，及时转换治疗。

肠镜监测有利于肠癌的早期检出进而改善预后。肠镜筛查建议从出现症状 8 年后开始，评估病变范围并排除上皮内瘤变。除直肠炎，所有患者都需采取监测策略。高风险人群（过去 5 年中出现狭窄和上皮内瘤变，原发性硬化性胆管炎，广泛、严重的活动性炎症者）需每年进行监测；中度风险人群（广泛的轻中度炎症，炎症后的息肉，一级亲属在 50 岁或以上诊断肠癌者）需 2～3 年检查一次肠镜；其余人群每 5 年检查一次肠镜。

四、康复调摄

1. 起居　注意生活调摄，起居规律，注意个人卫生，避免不洁食物，防止肠道感染。适度体育锻炼，可以选择太极拳、太极剑、气功等节奏和缓的非竞技体育项目。

2. 饮食　活动期选择低脂流质或低脂少渣半流质饮食，如含优质蛋白的淡水鱼肉、瘦肉、蛋类等，但避免含乳糖蛋白食品，如牛奶；重度患者可予肠内营养制剂；摄入充足的蛋白质，避免过于辛辣、油腻食物。观察患者对食物的耐受性，选择合适的食物。同时应结合患者的证型与体质因素，如湿热证患者慎食羊肉等温性食品，虚寒证患者避免进食生冷食物如海鲜、冷饮、冷菜冷饭等。饮食日志的记录有助于患者日常的饮食监测，找出不耐受的饮食以避免食用。

3. 心理　保持心理健康可以减少复发。注意劳逸结合，情绪稳定，积极向上，学习处理疾病的各种办法和对策，避免不良刺激，避免精神过度紧张。

4. 监测　重视对本病癌变的监测，根据风险程度的不同定期肠镜检查。

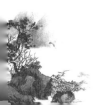

第四节　炎症性肠病诊断与治疗的共识意见（2018 年）溃疡性结肠炎部分解读

溃疡性结肠炎（ulcerative colitis，UC）是一种慢性非特异性肠道炎症性疾病，其以结肠黏膜连续性、弥漫性炎症改变为特点，病因未明，暂无法治愈。我国流行病学资料显示，近 20 余年来其就诊人数呈快速上升趋势，且其诊断方法和治疗手段亦在不断更新。鉴于此，2018 年中华医学会消化病学分会炎症性肠病（IBD）学组汇总国内外最新研究成果和指南、共识，特别结合我国的实际情况以及我国临床研究、基础研究的新数据，遵照规范程序对 2012 年炎症性肠病诊断与治疗的共识意见（以下简称 2012 年共识）进行了修订。为加深临床医师对新共识的理解，规范溃疡性结肠炎的诊治，对 2018 年共识中溃疡性结肠炎诊断和治疗部分进行解读。

一、溃疡性结肠炎的诊断

1. 临床表现　与旧共识一致，强调腹泻、黏液脓血便是溃疡性结肠炎最常见的症状，其他症状取决于病变累及部位与严重程度，可伴腹痛、里急后重和不同程度的全身症状，病程多在 4～6 周以上；亦可伴有关节、皮肤、黏膜、眼、肝胆等器官受累的肠外表现，由于溃疡性结肠炎患者中关节损害（如外周关节炎、脊柱关节炎等）的发生率较其他肠外表现发生率高，故新共识将其置于肠外表现的首位。

2. 肠镜检查与黏膜活检　共识依然强调溃疡性结肠炎诊断的主要依据是结肠镜检查以及黏膜活组织检查（以下简称活检）。为易于临床医师掌握和指导临床实践，2018 年共识细化了内镜在诊断中的作用。首先，细化了内镜表现，从活动期与缓解期两大方面，活动期又从轻度、中度、重度三个方面对内镜下特征进行了详细描述。活动期溃疡性结肠炎的内镜下特征：①轻度溃疡性结肠炎内镜下表现为红斑、黏膜充血以及血管纹理消失；②中度溃疡性结肠炎内镜下表现为血管形态消失，出血黏附在黏膜表面、糜烂，且常伴粗糙颗粒状的外观和黏膜脆性的增加（接触性出血）；③重度溃疡性结肠炎内镜下表现为黏膜的自发性出血及溃疡。缓解期溃疡性结肠炎的内镜下表现为：可见正常黏膜，部分患者可见假性息肉形成，或呈瘢痕样改变；对于病程较长的患者，因黏膜萎缩，可见结肠袋形态的消失、肠腔的狭窄以及炎（假）性息肉的形成。其次，增加了溃疡性结肠炎合并巨细胞病毒（cytomegalovirus，CMV）感染的内镜下特征，强调内镜表现为不规则、深凿样或纵行溃疡者要高度警惕溃疡性结肠炎合并 CMV 感染。第三，肯定了内镜下黏膜染色、放大内镜、共聚焦内镜检查等内镜技术对诊断的价值。内镜下黏膜染色技术可以提升内镜检查对黏膜病变的识别能力，结合放大内镜技术更有助于观察和判别黏膜微细结构以及病变特征。亦可行共聚焦内镜检查，其对观察肠道隐窝结构改变和微血管改变有价值，且与病理分级显著相关。这些内镜技术均可提高活检的针对性

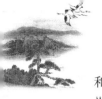

和准确性，有助于临床医师准确判断病情，指导治疗。第四，提出对于临床上表现为直肠赦免、或症状不典型、或伴有倒灌性回肠炎等诊断有困难者，应考虑在回结肠镜检查的基础上行小肠检查。

对于黏膜活检，仍然强调多段、多点取材，并指出溃疡性结肠炎最早的光学显微镜下特征为隐窝基底部浆细胞增多，且其预测价值高。共识亦提出了组织学愈合的概念，即隐窝结构破坏减少和炎性浸润的消退。组织学愈合与内镜下愈合不同，在部分内镜下缓解的病例中，组织学炎性反应可能持续存在，并可能与不良预后存在相关性。因此，临床中还需重视组织学愈合在评估病情中的作用和价值。

3. 实验室检查和影像学检查　实验室检查部分新增加了确诊 $C.diff$ 感染的检查手段，如粪便毒素试验（酶联免疫测定毒素 A 和毒素 B）、核苷酸 PCR 以及谷氨酸脱氢酶抗原检测等。同时，提出在诊断溃疡性结肠炎过程中，若应用实时荧光定量 PCR 的方法检测到外周血 CMV DNA＞1200 拷贝/ml，并伴有特征性的内镜表现时，临床上要高度警惕溃疡性结肠炎合并 CMV 结肠炎的可能。

无条件进行结肠镜检查或肠腔狭窄致使结肠镜无法通过时，可考虑应用 CT 结肠成像检查、钡剂灌肠检查等影像学方法，该方面较 2012 共识比较无差异，不再赘述。关于小肠的影像学检查，如全消化道造影、腹部超声检查、计算机断层扫描小肠成像（computer tomography enterography，CTE）、磁共振小肠成像（magnetic resonance imagingenterography，MRE）等，强调不推荐常规使用，但其对于不典型病例的诊断和溃疡性结肠炎的鉴别诊断有重要意义。

4. 诊断标准与鉴别诊断　溃疡性结肠炎的诊断缺乏金标准，需多方面综合分析，新共识在"临床表现、内镜和组织病理学表现"三方面的基础上新增加了"实验室检查和影像学检查"部分，强调溃疡性结肠炎的诊断要结合上述各方面的指标综合判断，仍然强调该疾病是排他性诊断的疾病，尤其要注意是否排除了感染性和其他非感染性结肠炎，如志贺菌、沙门菌、空肠弯曲杆菌、大肠埃希菌、产气单胞菌和耶尔森菌等各种细菌感染所致的急性感染性肠炎及阿米巴肠病、肠道血吸虫病、肠结核、真菌性肠炎、缺血性结肠炎、抗菌药物相关性结肠炎等，只有进行了排除才能做出溃疡性结肠炎的诊断。新共识强调溃疡性结肠炎的诊断要点如下，即：在排除其他疾病的基础上，①具有上述典型临床表现者为临床疑诊，需进一步安排相关检查；②同时具备上述结肠镜和（或）放射影像学特征者，可临床拟诊，需进一步寻找病理诊断依据；③若再具备上述黏膜活检和（或）手术切除标本组织病理学特征者，则可确诊；④对于临床表现、结肠镜检查和活检组织学改变不典型的初发病例，应予密切随访，暂不确诊溃疡性结肠炎。在诊断方面，该共识的第二个亮点是强调多学科会诊和随访，共识指出，对于部分疑难病例需多学科会诊，并特别强调在诊断过程中需重视随访，如对诊断存有疑虑，需在一定时间（一般为 6 个月）后复查内镜及黏膜活组织检查，综合患者临床表现、内镜和组织病理学表现、实验室检查和影像学检查等多方面资料，动态观察、分析患者病情变化，进行二次诊断。

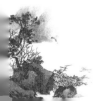

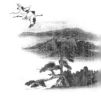

二、溃疡性结肠炎的治疗

1. 治疗目标 共识在"诱导并维持临床缓解以及黏膜愈合,防治并发症,改善患者生命质量"治疗目标的基础上,强调了"加强对患者的长期管理"的重要性。长期管理内容包括:①治疗的过程以及不良反应的管理;②对患者疾病教育和心理支持的管理;③教育患者做好自我管理。患者的自我管理又包括服药的依从性、情绪管理、饮食管理、运动管理和疾病的自我监测。溃疡性结肠炎是一种病因不明的慢性疾病,其影响因素众多,发生发展机制复杂,大部分患者一旦确诊终身患病,且其临床转归多样、治疗效果难以预测。重视患者的长期管理,有助于降低患者疾病复发频率和严重程度,预防并发症,减少住院和手术切除率,改善其健康状况,同时,有助于完善溃疡性结肠炎临床研究队列,方便临床医师发现、总结、归纳其临床特点,丰富临床经验,最终做到医患共赢。

对于缓解期溃疡性结肠炎,新增治疗目标"维持临床和内镜的无激素缓解"。

2. 活动期的治疗 治疗方案的选择以对病情的全面评估为基础。2012 年共识主要依据病情活动性的严重程度以及病变累及的范围制订治疗方案;新共识在此原则基础上增加了疾病类型(复发频率、既往对治疗药物的反应、肠外表现等),更加突出了"全面评估"这一基础。

(1) 轻度溃疡性结肠炎的治疗:氨基水杨酸制剂仍是治疗轻度溃疡性结肠炎的主要药物。新共识对氨基水杨酸制剂服用方式进行了更新,明确提出每日 1 次顿服美沙拉秦和分次服用等效,而这或许可以增加患者服药的依从性。而对氨基水杨酸制剂治疗无效者,尤其是病变较广泛者,可改为口服全身作用激素。

(2) 中度溃疡性结肠炎的治疗:共识意见与 2012 年共识意见相同,表明:①主要治疗药物仍然是氨基水杨酸制剂;②应用足量氨基水杨酸类制剂治疗(一般 2~4周)后,症状仍控制不佳者,特别是病变较广泛者,应及时改为激素治疗;③硫嘌呤类药物适用于激素无效或依赖患者;④当激素以及上述免疫抑制剂治疗无效,或发生激素依赖,或不能耐受上述药物治疗时,可考虑应用黄夫利西单抗(IFX)治疗。更新亮点在于:①引入了中国硫唑嘌呤治疗溃疡性结肠炎的数据,低剂量硫唑嘌呤 [(1.23±0.34) mg/ (kg·d)] 对难治性溃疡性结肠炎患者有较好的疗效和安全性;对激素依赖溃疡性结肠炎患者,低剂量 [1.3mg/ (kg·d)] 硫唑嘌呤亦可有效维持疾病缓解;②肯定了 IFX 治疗中度溃疡性结肠炎的疗效(我国 IFX Ⅲ期临床试验表明 IFX 治疗溃疡性结肠炎 8 周临床应答率为 64%,黏膜愈合率为 34%);③新增沙利度胺治疗(适用于难治性溃疡性结肠炎治疗,但不作为首选治疗药物);④新增选择性白细胞吸附疗法(对于轻中度溃疡性结肠炎,特别在合并机会性感染时可考虑选用);⑤增加难治性直肠炎的治疗 [需要寻找原因,排除依从性不佳、伴发感染和误诊等情况,同时考虑常规治疗是否合适和充分,必要时给予激素、免疫抑制剂和(或)生物制剂等治疗]。

(3) 重度溃疡性结肠炎的治疗:共识强调重度溃疡性结肠炎的首选治疗仍然是静脉用糖皮质激素。推荐剂量为:甲泼尼龙 40~60mg/日,或氢化可的松 300~

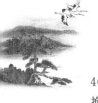

400mg/日，剂量不足会降低疗效，但加大剂量并不会增加疗效。更新的亮点在于转换治疗、合并血栓的防治和合并机会性感染的治疗这三大方面。

完善了转换治疗时机与选择。首先，共识去除了"拯救"治疗这一说法，统一称为"转换"治疗。其次，结合欧洲克罗恩病和结肠炎组织（ECCO）和亚太共识，共识将转换治疗的时机改为"在静脉用足量激素治疗 3 天仍然无效时，应转换治疗方案"，同时也保留了"亦宜视病情严重程度和恶化倾向，亦可适当延迟（如 7 天）"和"不恰当的拖延势必大大增加手术风险"这两个观点。最后，共识提出转换治疗方案的选择仍为药物和手术治疗两种。在药物选择方面，于环孢素和 IFX 的基础上增加了他克莫司，提出其亦可作为转换治疗药物选择之一。转换药物治疗 4～7 天仍无效者，应及时转手术治疗。

重视了溃疡性结肠炎合并血栓的防治。一项多中心调查研究显示我国炎症性肠病患者静脉血栓发生率高达 41.45/10 万，亦有文献表明重度溃疡性结肠炎患者活动期时血栓形成风险增加。然而，在临床实践中，炎症性肠病患者合并静脉血栓栓塞症（VTE）的防治仍未引起足够的重视。为提高炎症性肠病患者诊疗质量，对住院炎症性肠病患者能及时行 VTE 筛查，并积极预防，减少 VTE 发生带来的不良后果，2018 年 2 月，中华医学会消化病学分会颁布了我国首个炎症性肠病合并血栓性疾病方面的专家共识——《中国住院炎症性肠病患者静脉血栓栓塞症防治的专家共识意见》。该共识提出 18 条推荐意见，从炎症性肠病患者合并 VTE 风险、VTE 筛查、VTE 预防、合并 VTE 治疗这 4 个方面进行了详细阐述。在此背景下，共识再次强调，可考虑预防性应用低分子肝素，以期降低溃疡性结肠炎患者血栓形成的风险。

注重了溃疡性结肠炎合并机会性感染的治疗。共识强调重度溃疡性结肠炎患者，尤其是出现激素无效时，要高度警惕机会性感染的发生。我们亦有研究表明，溃疡性结肠炎合并 $C.diff$ 感染的发生率 22.6% 显著高于一般人群，且全身应用糖皮质激素及 IFX 使溃疡性结肠炎患者 $C.diff$ 感染的风险增高。一旦合并 $C.diff$ 感染和 CMV 结肠炎，应给予积极的药物治疗。指南同时指出，可应用甲硝唑和万古霉素等药物治疗艰难梭菌感染，而 CMV 结肠炎的治疗药物包括更昔洛韦和膦甲酸钠等。

3. 缓解期的维持治疗　同 2012 年共识相同，新共识表明除轻度初发病例、很少复发且复发时表现为轻度且易于控制者外，均应接受维持治疗，维持治疗药物的选择亦与 2012 年共识无差异，包括氨基水杨酸制剂、硫嘌呤类药物和 IFX。氨基水杨酸制剂维持治疗的时间为 3～5 年或长期维持。硫嘌呤类药物和 IFX 维持治疗的疗程尚未有定论，需根据患者具体情况而定。

新共识在国内外最新文献的基础上，结合我国实际情况，较详细地介绍了溃疡性结肠炎的诊断和治疗，为我国溃疡性结肠炎患者的诊治提供了科学依据和实践指导。然而，2018 年共识意见中来源于我国的基础及临床研究证据仍很有限，且证据等级不够高，因此，仍然不尽如人意。所以，在指南的学习和运用过程中不能盲从，要用批判性的眼光看待共识，紧密结合临床实际，给予患者个体化的治疗方案。

溃疡性结肠炎中西医结合诊疗

第五节　中国炎症性肠病生物制剂治疗专家建议（2021，试行）

中国医药教育协会炎症性肠病专业委员会

炎症性肠病（inflammatory bowel disease，IBD），主要包括溃疡性结肠炎（ulcerative colitis，UC）和克罗恩病（Crohn's disease，CD），是一种主要累及胃肠道的慢性、非特异性、复发性、炎症性疾病。近20余年来，虽然国内外学者对IBD的发生机制和临床诊疗进行了深入的研究，但是，IBD的具体病因和确切的发生机制目前仍然不清楚，也未发现能够治愈IBD的药物和方法。研究发现，IBD与高脂肪、高蛋白和高糖饮食等生活方式密切相关，多见于西欧和北美地区。既往中国IBD罕见，但是近20年来，中国IBD发病率快速增长，以珠江三角洲地区和长江三角洲地区增长最快，可能与国人的饮食习惯、生活节奏、环境改变等有关。目前，IBD已经成为我国消化系统常见的疑难疾病之一，是消化系统疾病基础研究和临床诊疗的重点、热点和难点。IBD多始发于青少年，具有复发性、进展性及致残性，严重影响患者的生长和发育、结婚和生育以及学习、工作和日常生活。IBD不仅累及消化道，而且累及消化道外几乎所有的器官和系统，还可继发消化道内外感染、肿瘤等并发症，是一种涉及临床多学科的系统性疾病。IBD的诊断和治疗不仅复杂而且昂贵，严重影响患者及其家庭的生活质量，大部分IBD患者及其家庭会因患此病而致贫。因此，IBD不仅是一个医学难题，还是一个社会问题。

总体来看，IBD是一种以药物治疗为主的内科性疾病。在治疗IBD的一系列药物中，生物制剂通过不同靶点和机制对IBD发挥治疗作用具有良好的疗效和安全性，已经成为治疗IBD的主流。但是，和其他治疗IBD的药物一样，治疗IBD的生物制剂都有明确的适应证和禁忌证，必须严格遵循。同时，为了充分发挥生物制剂的疗效和降低毒副反应，生物制剂的治疗方案必须优化。此外，在应用生物制剂治疗IBD的过程中，还应该高度关注机会性感染和体内潜伏感染，肠道癌变和肠外癌变也需要监测。只有做到并做好这些，才能够使IBD患者的生物制剂治疗效果更好、不良反应更少。

第一部分　抗肿瘤坏死因子—α制剂

目前全球已批准上市的抗肿瘤坏死因子—α（tumor necrosis factor—α，TNF—α）单抗共有4种，分别是英夫利西单抗（infliximab，IFX）、阿达木单抗（adalimumab，ADA）、戈利木单抗（golimumab）和赛妥珠单抗（certolizumab，CZP）。在美国，IFX和ADA均获批治疗UC和CD，戈利木单抗仅获批治疗UC，CZP仅获批治疗CD。在国内，IFX获批治疗UC和CD，ADA仅获批治疗CD。Golimumal虽已在国内上市，但没有获批治疗IBD。CZP在国内尚未上市。目前已

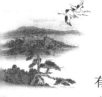

有数种生物类似药（包括英夫利西单抗和阿达木单抗）在国外上市并获成人和/或儿童IBD适应证，但我国尚未批准临床应用。

大量的临床资料显示，抗TNF－α单抗的应用显著提高了IBD患者临床缓解率、促进黏膜愈合及瘘管闭合、改善IBD患者的肠外表现、降低了IBD患者的住院率和手术率、减轻了疾病所带来的经济负担。国内、国际最新的IBD诊治指南及专家共识均对抗TNF－α制剂的应用做出明确推荐。

本文主要就已经在国内广泛应用的抗TNF－α单抗IFX和ADA提供临床应用建议，以便临床医师规范化使用IFX和ADA来安全、有效治疗IBD。

一、IFX

美国食品药品监督管理局（food and drug administration，FDA）于1998年批准IFX用于CD治疗，目前已累计治疗约300万名患者。我国于2007年批准IFX用于CD治疗，2019年批准IFX用于UC治疗。

（一）适应证

IFX在我国获批的适应证包括：成人CD；瘘管型CD；儿童及青少年CD；成人UC。

1. 成人CD 既往主张，对于接受传统治疗（如糖皮质激素、免疫抑制剂等）效果不佳或不能耐受上述药物治疗的中重度活动性成年CD患者，可以IFX诱导缓解和维持缓解治疗。目前主张，对于确诊时即具有预后不良高危因素的成人CD患者，宜早期使用IFX诱导缓解治疗，不必等传统治疗（如糖皮质激素、免疫抑制剂等）效果不佳或不能耐受才使用IFX，强调早期诊断、一线使用IFX、优化治疗方案。CD预后不良高危因素包括：（1）合并肛周病变；（2）病变范围广泛（病变累及肠段累计＞100cm）；（3）伴食管、胃、十二指肠病变；（4）发病年龄＜40岁；（5）首次发病即需要糖皮质激素治疗。对于有2个或以上高危因素的患者，宜在明确诊断后立即以IFX一线诱导缓解CD。IFX作为CD的一线诱导缓解治疗，并不意味着仅以IFX单一治疗CD，而是应该把IFX作为CD综合性治疗的一个有机组成部分，并优化整体治疗方案。基于CD患者具体病情的综合性治疗要远远优于IFX单一治疗。

2. 瘘管型CD 部分CD患者以穿透性病变为首发或者主要表现。穿透性病变通常提示病情重、进展快、预后差，需要积极治疗。CD合并肛瘘和肠外瘘（包括肠皮瘘、肠阴道瘘和肠膀胱瘘）时，宜在确诊后立即一线使用IFX诱导缓解治疗，并可在成功诱导缓解后继续使用IFX维持缓解治疗。复杂性肛瘘和肠外瘘合并脓肿或者肛瘘和肠外瘘自然引流不畅时，宜在充分引流及抗感染治疗后或同时一线应用IFX诱导缓解治疗。应基于患者具体病情，实施包括IFX在内的综合性治疗，并及时优化治疗方案。IFX联合肠内营养治疗和抗感染治疗疗效明显优于IFX单一治疗。

3. 儿童及青少年CD IFX可用于6～17岁儿童和青少年CD诱导缓解治疗和维持缓解治疗。如具有以下危险因素，宜在确诊后立即一线使用IFX诱导缓解治疗：

（1）内镜下深大溃疡；（2）病变广泛；（3）明显生长迟缓，身高 Z 评分＜－2.5；（4）合并严重骨质疏松症；（5）起病时即存在炎性狭窄或穿孔；（6）严重肛周病变。应该基于患者具体病情，实施包括 IFX 在内的综合性治疗。IFX 联合肠内营养治疗疗效明显优于 IFX 单一治疗，特别适用于有明显营养不良甚至是生长发育迟缓的儿童及青少年 CD 患者。

4.CD 肠切除术后　具有肠切除术后早期复发危险因素的 CD 患者，建议在肠切除术后早期一线应用 IFX 诱导和维持 CD 缓解，有助于迅速缓解病情和预防 CD 术后复发。CD 肠切除术后早期复发危险因素包括：（1）吸烟；（2）既往与 IBD 相关的肠道切除手术史；（3）穿透型 CD；（4）伴肛周病变；（5）肠切除组织病理可见肉芽肿；（6）肠切除术后仍存在活动性肠道病变。

5.UC　下列情况可予 IFX 治疗：（1）轻中度 UC，尤其是初发型轻中度 UC，宜首选 5－氨基水杨酸制剂口服和局部联合治疗，通常应答良好。如果轻中度 UC 对 5－氨基水杨酸制剂治疗应答不佳、不耐受或有禁忌，宜改用 IFX 或者糖皮质激素治疗。（2）中重度活动性 UC，既往主张首选 5－氨基水杨酸制剂或糖皮质激素为一线治疗，如果对 5－氨基水杨酸制剂或糖皮质激素治疗应答不佳、不耐受或有禁忌时，再二线改用 IFX 治疗。目前主张可首选 IFX 作为一线治疗。（3）活动性 UC 伴肠外表现（如关节炎、坏疽性脓皮病、结节性红斑、眼部病变等）者，宜以 IFX 一线诱导缓解治疗。（4）急性重度 UC（acute severe ulcerative colitis，ASUC），既往主张首选糖皮质激素治疗，经 3～5 日足量糖皮质激素静脉治疗后仍然无应答或应答较差时，宜立即改用 IFX 或者环孢素进行拯救性的诱导缓解治疗。目前主张可首选 IFX 治疗 ASUC，尤其是有糖皮质激素治疗禁忌证时，宜以 IFX 作为 ASUC 的一线治疗。（5）起病时年轻、病情重、进展快、预后差的中重度 UC，宜在确诊后首选 IFX 作为一线治疗，通常起效快、效果好、不良反应少。

UC 为系统性疾病，其治疗应该是包括 IFX 在内的综合性治疗，而且应该根据患者的具体病情和对治疗的应答及时优化治疗方案。糖皮质激素对 UC 是有效的，但是糖皮质激素的不良反应同样明显，其主要不良反应包括：（1）影响儿童及青少年生长发育；（2）诱发或加重高血压、糖尿病骨质疏松；（3）诱发或加重高凝状态；（4）诱发或加重感染；（5）增加 UC 手术风险和术后并发症。因此，如果有其他选择，不宜首选糖皮质激素治疗 UC。

6.其他　对抗生素或局部作用糖皮质激素治疗无应答的慢性、顽固性储袋炎，尤其是 CD 样储袋炎，可以使用 IFX 治疗。

（二）禁忌证

1.过敏　对 IFX、其他非人源蛋白或 IFX 中任何药物成分过敏。

2.感染　活动性结核病或其他活动性感染（包括败血症、腹腔和/或腹膜后感染或脓肿、肛周脓肿等 CD 并发症、机会性感染如巨细胞病毒、难辨梭状芽孢杆菌感染等）。

3.中重度心力衰竭〔（美国纽约心脏病协会）心功能分级Ⅲ/Ⅳ级〕。

4.神经系统脱髓鞘病变。

5.近 3 个月内接种过减毒的活疫苗。

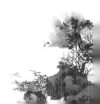

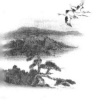

（三）使用前筛查

1. 结核病筛查和处理　我国结核病高发，而 IFX 治疗可诱发或加重结核病，因此，应在使用 IFX 前常规对结核病进行筛查。筛查内容包括详细询问结核病史和结核病接触史、胸部 CT 和结核菌素试验。有条件者行结核分枝杆菌特异性 T 细胞酶联免疫斑点试验（mycobacterium tuberculoses specific T cell enzyme linked immunospot assay，T-SPOT）或 γ-干扰素释放试验（interferon gamma release assay，IGRA）。

如果确认合并活动性结核病，禁用 IFX 治疗 IBD，可以考虑以沙利度胺、肠内营养或氨基水杨酸等治疗 IBD，同时应该立即予正规抗结核治疗（四联，疗程为 12 个月左右）。此外，还应该及时（通常抗结核治疗 3 个月后）评估病情，包括结核病病情和 IBD 病情，酌情调整治疗方案。如果 IBD 病情需要，在 3 个月规范化抗结核治疗后结核病情稳定时，可在继续抗结核治疗的同时予 IFX 治疗。在此种情况下，如果条件许可，最好选择对感染影响较小的抗 IBD 生物制剂（如抗整合素 α4β7 单抗）。如果 IBD 病情需要，在结核愈合后可予 IFX 治疗 IBD。

如果不能除外合并活动性结核病，则在 IFX 治疗前应正规抗结核治疗 3 个月，然后复查并充分评估病情。如果评估结果不支持结核病，则按 IBD 予 IFX 等治疗即可。如果评估结果仍然不能够除外结核病，则应以标准方案继续抗结核治疗。正规抗结核治疗 3 个月后再次复查并充分评估病情。

如果患者有陈旧性结核，但是不能除外潜伏结核，则应在 IFX 治疗前正规抗结核治疗 3 个月，然后复查并充分评估病情。如果评估结果不支持潜伏性结核，则按 IBD 予 IFX 等治疗即可。如果评估结果仍然不能够除外潜伏结核，则继续以标准方案抗结核治疗。正规抗结核治疗 3 个月后再次复查并充分评估病情。

有学者建议，如果陈旧性结核不能除外潜伏结核感染，或者不能完全除外活动性结核，可给予 1～2 种抗结核药物（含异烟肼）预防性抗结核治疗，3 周后再予 IFX 治疗 IBD，使用 IFX 治疗 IBD 时继续用该抗结核方案 6～9 个月。该预防性抗结核治疗已经引起诸多异议。无论是从抗生素的使用原则，还是从 IBD 的合理治疗考虑，这种预防性抗结核方案都不妥，至少是弊多利少。因此，目前多数学者认为，如果陈旧性结核患者能够除外潜伏性结核，则按 IBD 予 IFX 治疗即可；如果陈旧性结核患者不能够除外潜伏性结核，则正规抗结核治疗即可；不必也不宜进行预防性抗结核治疗。在应用 IFX 治疗 IBD 期间，即使有漏网的潜伏结核被激活，或者出现机会性结核感染，只要提高警惕，早期发现和早期治疗结核病即可。因此，在 IFX 治疗期间，应每 3 个月评估结核风险。一旦出现活动性结核，应立即停用 IFX，并进行规范化抗结核治疗。

2. 病毒性肝炎筛查及处理　我国病毒性肝炎高发，而 IFX 治疗可诱发或者加重病毒性肝炎，因此，IFX 治疗前应常规筛查病毒性肝炎，尤其是乙型病毒性肝炎，包括乙型肝炎表面抗原、表面抗体、e 抗原、e 抗体、核心抗体和肝功能，并对乙型肝炎表面抗原阳性、表面抗体阳性者定量检测 HBV DNA。乙型肝炎表面抗原阳性且肝功能正常患者，不论 HBV DNA 水平，均需预防性使用核苷酸类药物（如恩替卡韦或替诺福韦）进行抗病毒治疗至少 1 周后再考虑应用 IFX，并且应该持续至

IFX 停用后至少 6 个月（也有学者主张至少 12 个月）。对乙型肝炎表面抗原阴性、核心抗体阳性的患者，若 HBV DNA 阴性，则不推荐预防性抗病毒治疗。在 IFX 治疗期间，宜定期（每 3 个月）监测 HBV 血清学指标和 HBV DNA，若出现病毒再激活则需启动抗病毒治疗。如 HBV 血清学标记物均阴性（表面抗体和核心抗体阴性），推荐于 IFX 治疗前接种 HBV 疫苗。

3. 肿瘤病史及肿瘤筛查及处理　由于慢性炎症的长期刺激增加了癌变风险，而 IFX 治疗可诱发或加重肿瘤，因此，IFX 治疗前需详细了解既往肿瘤病史并常规筛查淋巴瘤或其他恶性肿瘤。既往恶性肿瘤病史不是 IFX 的绝对禁忌证。对于既往有恶性肿瘤病史患者，应根据肿瘤临床分期、肿瘤组织和病理学特征、肿瘤治疗方法等肿瘤复发风险因素综合考虑是否应用 IFX 治疗。对于有低复发风险的恶性肿瘤患者，在完成肿瘤根治术至少 2 年后，可考虑使用 IFX 治疗 IBD。对于有中等或高复发风险肿瘤（包括膀胱癌、消化道肿瘤、白血病、肉瘤、多发性骨髓瘤等）病史的患者，如果经过积极治疗后病情完全缓解，且病程超过 5 年无复发迹象，可考虑使用 IFX 治疗 IBD。对于有黑色素瘤病史患者，应尽量避免使用 IFX。对于非黑色素瘤性皮肤癌病史患者，如果 IBD 病情需要，可以酌情考虑使用 IFX。对于有现症恶性肿瘤的 IBD 患者，原则上禁用 IFX 治疗。在 IFX 治疗 IBD 期间和治疗后均应常规密切监测和随访肿瘤。

（四）使用方法

1. 常规用法　IBD 的 IFX 治疗分为诱导缓解治疗和维持缓解治疗。活动期 IBD 诱导缓解治疗为分别于第 0、2、6 周按 5mg/kg 起始剂量予 IFX 静脉输注，缓解期 IBD 维持缓解治疗为每隔 8 周 1 次相同剂量 IFX 静脉输注。如果患者应答良好，通常在第 1 次 IFX 治疗后 1 周内即有明显临床效果，第 4 次 IFX 治疗时可以达到内镜下缓解。如果 IFX 治疗后 1～2 周内患者病情仍然无明显改善，多提示患者对 IFX 治疗应答较差或者原发性失应答，此时应该基于系统性病情评估优化或者转换治疗方案。

2. 联合治疗　宜在开始使用 IFX 治疗 IBD 时即联合使用免疫抑制剂（最常使用硫唑嘌呤，也可使用氨甲蝶呤）。近年有学者主张，如果病情需要，可联合使用不同作用机制的生物制剂。长期联合治疗可能增加机会性感染和淋巴瘤发生风险，对于老年及年轻男性（<25 岁）患者尤其要谨慎，并适时监测和评估病情。由于 IBD 患者尤其是 CD 患者常合并营养不良和营养风险，联合营养治疗尤其是肠内营养治疗能够使 IFX 治疗起效更快、疗效更好和不良反应更少。

3. 药物浓度监测（therapeutic drug monitoring，TDM）　在初次使用 IFX 治疗 IBD 时，大约 1/3 的 IBD 患者在 IFX 治疗后会出现原发性或继发性失应答。因此，应常规于 IFX 治疗后检测 IFX 药物浓度、抗 IFX 抗体水平及 TNF-α 水平（简称类克三项），建议于第 4 次 IFX 静脉输注前 3～5 日常规监测类克三项并进行系统性病情评估。在 IFX 维持治疗 IBD 期间，也可出现继发性失应答，而且随着维持治疗的时间逐渐延长，继发性失应答概率逐渐增加，此时也应该及时检测类克三项，建议在失应答时监测类克三项，或者每年常规监测类克三项 1 次。

宜根据患者对 IFX 治疗的应答和类克三项检查结果优化 IFX 剂量或调整 IFX 治

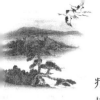

疗间隔或者转换其他药物治疗。IFX 有效谷浓度为 3~7μg/ml，不同患者、不同病情和不同治疗目标所需 IFX 谷浓度可能不同，合并肛周病变和肠瘘患者可能需要更高的 IFX 谷浓度（10μg/ml 以上）才能够获得良好的治疗效果。

（五）疗程及停药时机

目前尚缺乏足够证据显示停用 IFX 的合适时机。研究表明，规律使用 IFX 可减少 IFX 失应答及不良反应的发生。条件许可而且对 IFX 治疗应答良好的患者可给予 IFX 长期维持治疗。

（六）疗效监测

无论是诱导缓解治疗还是维持缓解治疗，都应该适时评估 IFX 对 IBD 的疗效。疗效评估指标主要包括临床疾病活动度、血常规和炎症指标、内镜下病变及其范围、黏膜愈合情况以及影像学指标，营养指标也是监测内容之一。每次 IFX 给药前应记录患者的症状和体征、血常规、肝功能、C 反应蛋白水平、红细胞沉降率等。粪便钙卫蛋白是有效的无创性疗效监测指标。第 1 次结肠镜复查宜在第 4 次 IFX 治疗前 3~5 日内进行。如果病变累及上消化道则同时复查胃镜。如果病变主要在小肠，小肠镜或者胶囊内镜检查也是必要的。由于部分患者可能存在肠道黏膜溃疡愈合，但是肠道管壁、管壁外网膜和系膜仍然有明显病变，影像学检查也是必要的，消化内镜检查和影像学检查并不能够相互替代。影像学检查包括小肠计算机断层扫描成像（computer tomography enterography，CTE）磁共振成像（magnetic resonance imaging enterography，MRE），如合并肛周病变则应行盆腔或肛管 MR 及超声检查，有狭窄和穿透性病变时消化道造影（宜用能够被吸收的碘水造影，不宜用不能被吸收的钡剂造影）也是必要的。维持缓解治疗期间可根据实际情况每年复查 1 次，内容基本同诱导缓解治疗期间的检查。

（七）特殊人群使用

1. 妊娠期及哺乳期患者　妊娠期 IBD 患者使用 IFX 治疗的风险级别为 B 级（低风险）。由于 IFX 在妊娠中晚期可通过胎盘，宜对于临床缓解的 IBD 患者在妊娠晚期（22~24 周）暂时停用 IFX35，如果 IBD 病情需要，产后可重新开始使用 IFX；对于病情不稳定或易复发的妊娠期 IBD 患者，考虑到 IBD 活动对胎儿的危害可能大于 IFX 对胎儿的危害，应在整个妊娠期使用 IFX。哺乳期 IBD 患者使用 IFX 对婴儿是安全的。

2. 疫苗接种　如妊娠晚期已停用 IFX，新生儿减毒活疫苗接种应推迟至出生后至少 6 个月。对于妊娠晚期持续使用 IFX 的患者，减毒活疫苗接种可酌情延长至出生后 12 个月。接种灭活疫苗不受妊娠晚期是否使用的影响。

3. 老年患者　IFX 对老年 IBD 患者的疗效和安全性研究证据较为缺乏。考虑到老年人基础疾病较多而且可能较严重，老年 IBD 患者使用 IFX 引起严重感染、肿瘤和重要脏器损伤的风险高于普通成人 IBD 患者。因此，老年 IBD 患者需要根据病情权衡利弊，谨慎使用 IFX，使用时还需注意肝肾功能监测及药物相互作用。

4. 儿童患者　6 岁及以上儿童 IBD 患者能从 IFX 使用中获益。但对于 6 岁以下发病的极早发性 IBD 患儿，建议先排除遗传缺陷和免疫缺陷病导致的 IBD 样表现，传统药物和肠内营养治疗失败后，方可在有条件的医疗机构谨慎使用 IFX，使用前需签署知情同意书并进行伦理备案。考虑到儿童群体对疫苗接种的特殊需求，推荐 IBD 患儿在按照疫苗接种指导原则完成所有疫苗接种后 3 个月再开始 IFX 治疗。使用 IFX 期间禁忌接种活疫苗，灭活疫苗可按照疫苗接种计划接种，但可能会影响疫苗接种效果。

(八) 安全性

IFX 临床上用于治疗 IBD 已超过 20 年，治疗病例约 300 万例，目前数据显示其总体耐受性良好。常见不良反应包括：药物输注反应、迟发型变态反应、感染等，多较轻，大部分对症处理后即可以更慢速度继续使用。出现严重不良反应时，应结合临床综合考虑暂时或者永久性停用 IFX。

1. 药物输注反应 发生率为 3%～10%，大多数为轻中度反应，严重反应发生率为 0.1%～1%。输注反应多发生在药物输注期间和输注结束后 2 小时内。

出现轻中度输注反应时，应立即减慢 IFX 输注速度或者暂停 IFX 输注，立即吸氧并监测生命体征，必要时酌情予抗组胺药或糖皮质激素等药物治疗。经过上述处理后，轻中度输液反应多能迅速缓解，可以较低速度重新开始 IFX 输注。经过上述处理仍无法缓解时，应终止此次 IFX 输注，并进一步检查及治疗。出现严重输液反应时，应立即停止输注 IFX，保持呼吸道通畅并给氧，密切监测生命体征及对症处理，保持静脉通道通畅，立即予抗组胺药或糖皮质激素等药物治疗。

对曾经发生过轻中度 IFX 输注反应者，可继续以更慢速度输注 IFX。再次输注 IFX 时，应常规在 IFX 给药前 30 分钟予抗组胺药和/或糖皮质激素治疗，多可预防输注反应。对于出现严重输注反应的 IBD 患者，应终生禁用 IFX。

2. 迟发型变态反应 发生率为 1%～2%，多发生在给药后 3～14 日内，临床表现为肌肉痛、关节痛、发热、皮肤发红、荨麻疹、瘙痒、面部水肿、四肢水肿等血清病样反应。症状多可自行消退，或酌情给予抗组胺药物口服后病情缓解，重症或抗组胺治疗不满意者，可予短期足量或半量糖皮质激素口服或静脉治疗。对曾发生过迟发型变态反应者，再次给药时应于给药前 30 分钟予抗组胺药或糖皮质激素治疗。经上述处理后仍再发者应考虑终生停用 IFX。

3. 自身抗体及药物性红斑狼疮 报道显示，有高达 40% 接受 IFX 治疗者出现血清抗核抗体、15% 出现抗双链 DNA 抗体，一般无须停药。药物性红斑狼疮的发生率约为 1%，一般表现为关节炎、多浆膜腔炎、面部蝶形红斑等，罕有肾或中枢神经系统受累表现。若出现药物性红斑狼疮则应停用 IFX，一般在停用 IFX 后 1～2 周迅速缓解。

4. 感染 IFX 治疗后常见各种机会性感染或者潜伏感染复燃，包括肠道感染和肠外感染。肠外感染最多见的是呼吸系统和泌尿系统感染，病原学包括病毒、细菌、真菌等。严重感染更多见于 IFX 联合使用糖皮质激素或嘌呤类免疫抑制剂者。用药期间需严密监测感染发生，对用药期间合并严重感染如肺炎、败血症者，宜在感染彻底控制 3～6 个月后再酌情考虑是否继续 IFX 治疗。由于我国结核病高发，应高度警惕治疗中及治疗后结核分枝杆菌机会性感染或潜伏感染复燃。严密监测、早期

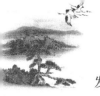

发现和优化治疗多能够及时、妥善控制感染。

5. 癌变　由于 IFX 的免疫抑制作用以及慢性炎症的长期刺激，IFX 能够直接或者间接增加肠道癌变和肠外癌变风险。资料显示，IFX 明显增加黑色素瘤发生风险。IFX 与嘌呤类免疫抑制剂联用可增加淋巴增生性疾病发生风险。因此，IFX 治疗期间应该监测 IBD 患者尤其是病程较长 IBD 患者癌变风险。

6. 皮肤反应　IFX 治疗期间和治疗后可出现皮肤不良反应，如剥脱性皮炎、湿疹、银屑病样反应等，轻症者可考虑局部外用含糖皮质激素药物治疗，重症或局部外用药效果不理想时，需考虑停用 IFX。

7. 神经系统受损　IFX 治疗期间和治疗后可能导致神经系统脱髓鞘病变，如视神经炎、横贯性脊髓炎、多发性硬化症及格林巴利综合征等，如发生此类反应，应立即停用 IFX 并转专科治疗。

8. 肝功能异常　IFX 治疗期间和治疗后可出现药物性肝炎、自身免疫性肝炎等，多较轻，护肝、退黄治疗后可迅速缓解。有下列情况时需考虑停用 IFX 并立即予护肝、退黄治疗：血清谷丙转氨酶（alanine aminotransferase，ALT）或谷草转氨酶（aspartate aminotransferase，AST）水平＞8 倍参考值上限；ALT 或 AST 水平＞5 倍参考值上限，持续 2 周；ALT 或 AST 水平＞3 倍参考值上限，且总胆红素水平＞2 倍参考值上限或国际标准化比值＞5；ALT 或 AST 水平＞3 倍参考值上限，伴疲劳及消化道症状等逐渐加重，和/或嗜酸性粒细胞明显增多（＞5%）。

9. 血液系统异常　IFX 治疗时可导致白细胞或血小板减少，其中白细胞减少较多见。IFX 所致的血常规异常多较轻，对症处理后可迅速缓解。如出现全血细胞减少和再生障碍性贫血，应及时停用 IFX 并转专科诊治。

二、ADA

ADA 是紧随 IFX 上市的完全人源化抗 TNF－α 单抗（商品名为修美乐），为皮下给药型生物制剂。ADA 于 2007 年在欧美获批用于 CD 和 UC 临床治疗，2020 年在中国获批用于 CD 临床治疗。国产 ADA 生物仿制药格乐立和安健宁也于 2020 年在国内获批上市，其适应证、疗效和安全性类似于修美乐。

(一) 适应证

ADA 的适应证包括：（1）中重度活动性 CD 成年患者；（2）IFX 继发失应答的活动性 CD 患者转换治疗；（3）CD 合并复杂型肛瘘患者的诱导和维持缓解治疗；（4）合并肠外表现 CD 患者的诱导缓解和维持缓解，包括合并眼部疾病、结节性红斑、坏疽性脓皮病、巩膜炎、葡萄膜炎等；（5）ADA 诱导缓解的 CD 患者的维持缓解治疗。国外 ADA 还一线用于成人中度至重度活动 UC 的诱导和维持缓解，但我国目前尚未批准 ADA 用于 UC 治疗。

(二) 禁忌证

ADA 的禁忌证包括：（1）对于 ADA 或 ADA 制剂中其他成分过敏者；（2）活

溃疡性结肠炎中西医结合诊疗

动性结核或者其他严重的感染，如败血症和机会感染等；（3）中到重度心力衰竭患者（NYHA 心功能分级 Ⅲ/Ⅳ 级）。

（三）使用方法

1. 首次治疗剂量 160mg，2 周后 80mg，以后每 2 周 1 次 40mg。

2. 是否联用嘌呤类药物根据患者具体情况而定。

3. 输注方法　皮下注射。

（四）疗效评估及优化

ADA 治疗后，如果 IBD 患者应答良好，通常在 ADA 治疗后 2～4 周即有明显疗效、在 8～12 周达到内镜缓解。应在初次使用后的第 8～12 周对 ADA 疗效进行系统性评估（内容同 IFX），确认是否达到内镜缓解。还应该监测 ADA 谷浓度、抗 ADA 抗体水平和 TNF－α 水平，ADA 有效稳态谷浓度在 4～8μg/ml。宜根据系统性评估结果综合性判断患者对 ADA 治疗应答。对于判定为原发无应答或继发失应答者，可通过药物浓度测定优化治疗方案，包括增加剂量（80mg 隔周治疗）或缩短给药间隔（40mg 每周）。

（五）使用前筛查

ADA 治疗前需进行活动性感染筛查，特别需要注意结核分枝杆菌感染和 HBV 感染。相关筛查内容和处理方案同 IFX 治疗。

（六）疗程及停药时机

只要有适应证和无禁忌证，ADA 可长程用于 CD 维持缓解治疗，也可重复用于 CD 诱导缓解治疗。

（七）特殊人群使用

1. 妊娠期和哺乳期　ADA 在妊娠期使用风险级别属于 B 级（低风险）。前瞻性及回顾性研究均提示暴露于 ADA 未增加妊娠不良结局。如果 IBD 病情需要，可在妊娠期全程使用。哺乳期 IBD 患者可以使用 ADA。

2. 围术期　择期手术 IBD 患者，ADA 术前宜停药时间 2～4 周。术后 2～4 周即可使用 ADA 治疗 IBD。

3. 老年患者　老年患者无须调整剂量。如果患者年龄大于 65 岁、伴有并发症和/或同时使用糖皮质激素或免疫抑制剂，发生感染风险更大。

4. 儿童患者　国际上已有 86 个国家或地区批准 ADA 用于儿童 CD 患者诱导缓解和维持缓解治疗。欧盟最近批准 ADA 用于治疗儿童 UC 患者。我国尚未批准 ADA 用于儿童 IBD 的治疗。

5. 肿瘤患者　ADA 的肿瘤风险与 IFX 类似，采用 ADA 治疗 IBD 应充分考虑肿瘤风险。相关内容同 IFX。

6. 疫苗接种　ADA 治疗期间的患者不能接种活疫苗和减毒活疫苗，其他种类的疫苗接种不受影响。对于妊娠期曾暴露于 ADA 的婴儿，接种活疫苗或减毒活疫

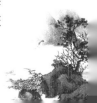

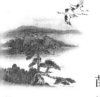

苗的安全性尚未知，在对这些婴儿免疫接种前应慎重考虑其风险和获益。婴儿母亲妊娠期间注射 ADA 者，推荐婴儿接种活疫苗应在距离最后一次母亲注射 ADA 5 个月以上。

(八) 安全性

ADA 总体安全性与 IFX 相似。

第二部分　维得利珠单抗

维得利珠单抗（vedolizumab，VDZ）是一种具有器官靶向性的人源化单抗，可选择性结合淋巴细胞表面整合素 α4β7，从而抑制淋巴细胞向肠黏膜迁移和聚集，减轻肠道局部炎症反应。美国于 2014 年批准 VDZ 用于 UC 和 CD 治疗。我国于 2020 年 11 月 23 日批准 VDZ 用于成人 UC 和 CD 治疗。

一、适应证

(一) UC

适用于对传统治疗或抗 TNF－α 单抗治疗应答不充分、失应答或不耐受的中重度活动性成年 UC 患者的诱导治疗。也可一线使用 VDZ 治疗中重度活动性 UC，尤其是起病时年轻、病情重、进展快和预后差的中重度活动性 UC。

使用 VDZ 成功诱导缓解的 UC 患者，可继续使用 VDZ 维持缓解治疗。VDZ 也可用于环孢素或糖皮质激素成功诱导缓解的 ASUC 患者的维持缓解治疗。

(二) CD

适用于对传统治疗或 TNF－α 抑制剂应答不充分、失应答或不耐受的中重度活动性成年 CD 患者的诱导治疗。可一线使用 VDZ 治疗中重度活动性 CD，尤其是具有预后不良因素的中重度活动性 CD。

使用 VDZ 成功诱导缓解的 CD 患者可继续使用 VDZ 维持缓解治疗。

二、禁忌证

VDZ 的禁忌证包括：（1）对本品中任何成分过敏者；（2）活动性感染，包括潜伏性感染和机会性感染，尤其是明显或重度感染。

三、使用前筛查

由于 VDZ 通过影响淋巴细胞向肠道黏膜迁移和聚集发挥治疗作用，相对抗 TNF—α 制剂而言，VDZ 对感染性疾病的影响较小，尤其是对肠道外感染性疾病的影响更小。但是，也有学者认为，VDZ 与感染性疾病相关性仍然需要进一步的评估。请参考 IFX 部分使用前筛查感染相关内容。

要特别关注与 VDZ 密切相关的进行性多灶性白质脑病（progressive multifocal leukoencephalopathy，PML）。PLM 是一种罕见的、致死性机会性感染，由乳多空病毒科中的多瘤病毒引起。已经有资料表明，多瘤病毒感染与包括 VDZ 在内的多种黏附素抑制剂应用密切相关。因此，应用 VDZ 时应密切观察是否出现 PML 相关的异常。如果出现 PML 相关的异常，应考虑请神经科会诊；如果怀疑发生了 PML，应立即暂停 VDZ 治疗；如果确诊为 PML，应终生禁用 VDZ。

四、使用方法

（一）常规用法

每次 300mg，在第 0、2 和 6 周静脉输注 1 次，作为诱导缓解治疗，随后每 8 周静脉输注 1 次，作为维持缓解治疗。

（二）强化治疗

对于难治性 CD 患者，可考虑予以强化诱导治疗以提高疗效，具体方法如下：在诱导缓解治疗的第 10 周评估患者对 VDZ 的临床应答，如果应答不充分，可在第 10 周增加 1 次给药以提高疗效，即采用第 0、2、6、10、14 周分别静脉输注 1 次 VDZ 方案来诱导缓解治疗，其后以每 8 周 1 次给药维持缓解治疗。有研究表明，维持缓解治疗期间，缩短间隔至每 4～6 周 1 次可能提高疗效。

五、联合用药

UC 患者在使用 VDZ 治疗时不建议联用免疫抑制剂。对于 CD 患者，建议之前已经使用免疫抑制剂的患者，若不存在相关禁忌证，开始 VDZ 治疗时可以继续使用免疫抑制剂，待病情缓解后停用免疫抑制剂。

不建议与其他生物制剂合用。既往使用过的患者应至少等待 12 周后再应用 VDZ。既往使用其他生物制剂需间隔多长时间再使用 VDZ 目前无参考数据。

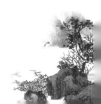

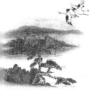

六、特殊人群

（一）老年患者

目前的资料并未显示 IBD 患者需调整 VDZ 剂量。

（二）未成年患者

VDZ 在未成年人（<18 岁）中用药的疗效和安全性尚未得到前瞻性随机对照研究的验证，目前并无推荐。

（三）育龄期、妊娠期和哺乳期患者

1. **育龄期患者**　由于潜在的致畸胎以及其他不良妊娠事件的风险，强烈建议育龄期妇女在使用 VDZ 治疗期间采取适当的避孕措施来阻止受孕，VDZ 治疗结束后至少 18 周内应继续采用避孕措施。

2. **妊娠期患者**　关于孕妇使用 VDZ 的数据极为有限。动物研究并未发现生殖毒性相关的直接或间接证据。仅当获益明显超过对母体和胎儿的任何潜在风险时，才可考虑在妊娠期使用 VDZ。

3. **哺乳期患者**　已在人乳汁中检测到 VDZ。VDZ 对婴儿的影响未知，是否停止哺乳或停止 VDZ 治疗应综合考虑哺乳期婴儿的获益以及母体接受 VDZ 治疗的获益。

4. **生育力**　目前尚无关于 VDZ 对人类生育力影响的数据。动物研究中，未见正式评价 VDZ 对雄性和雌性动物生育力的影响数据。

七、疗效监测

每次 VDZ 输注前应检查血常规、肝肾功能、C 反应蛋白水平、红细胞沉降率、粪钙卫蛋白水平等指标，结合临床症状和体征，评估疾病活动度，其中粪钙卫蛋白水平可能更适合评估 VDZ 疗效。

多数情况下，如果患者对 VDZ 应答良好，通常在 VDZ 治疗后 2～4 周内病情就会有明显的改善。如果 VDZ 治疗后 4 周以上病情无明显改善，通常提示患者对 VDZ 应答较差或者原发性失应答。宜于 VDZ 治疗后第 14 周进行系统性评估，除了上述指标外，还应该包括消化内镜、MRE 或 CTE 检查。VDZ 水平及其抗体水平监测也是必要的，但是，目前并无 VDZ 谷浓度和抗 VDZ 水平与 VDZ 临床疗效相关性的可靠文献。如果评估结果显示患者对 VDZ 无应答，应该及时调整治疗方案。如果有应答，但是没有达到黏膜愈合，则应该通过调整 VDZ 间隔期优化治疗方案。如果应答良好，内镜检查见肠道黏膜愈合，则可继续按照原方案以 VDZ 维持治疗。VDZ 维持治疗期间，应每年对 IBD 患者的临床表现、血常规和炎症指标水平、内镜及影像指标等方面进行全面评估 1 次。无论是活动期还是缓解期，VDZ 治疗期间都应该监测感染性疾病（包括机会性感染和潜伏感染被激活），病程较长的患者还应该监测肠道癌变和肠外癌变。

八、停药和复发风险

目前，尚缺乏足够证据明确何时停用 VDZ。使用 VDZ 长期治疗 UC（＞5 年）可获得高达 90% 的临床缓解率，长期治疗 CD（＞5 年）可获得高达 89% 的临床缓解率。中重度活动性 UC 和 CD 患者使用 VDZ 获得诱导缓解后，可使用 VDZ 维持缓解。停药后可重新给予 VDZ 治疗，41% UC 患者和 47% CD 患者可再次获得临床应答。

九、不良事件

使用 VDZ 常见的非严重不良事件包括疲劳、关节痛、头痛和恶心。常见的严重不良事件包括艰难梭菌感染和肺炎。其他具有特殊临床意义的不良事件，例如输液反应、狼疮样反应、肝胆不良事件和恶性肿瘤，占所有不良事件的比例均＜1%。

VDZ 的药物输注反应（infusion related reaction，IRR）发生率约为 4%。最常见的 IRR 有恶心、头痛、瘙痒、头晕、疲劳、发热、荨麻疹和呕吐等。IRR 中单个不良事件出现率均不超过 1%。大多数 IRR 为轻度或中度，仅＜1% 导致 VDZ 治疗中断。多数 IRR 发生于 VDZ 输注期间或输注结束后 1 小时内。输注结束后所观察到的 IRR 一般无须或仅需轻微干预即可得到缓解。对曾发生轻度 IRR 的患者，可在下次输注前预先给予标准治疗（如抗组胺药物、氢化可的松和/或对乙酰氨基酚）。若发生严重 IRR，应立即停止输注，同时给予抗组胺药物治疗或氢化可的松静脉注射，一般可成功控制症状。

目前的资料显示，长期使用 VDZ 治疗的恶性肿瘤风险较低，与胃肠道恶性肿瘤有一定相关性，与非胃肠道恶性肿瘤无相关性。

VDZ 的感染风险没有整体显著增加，个体感染发生率与安慰剂相似。最常见的感染类型为鼻咽炎、流感和鼻窦炎。机会性感染占所有不良事件的比例不到 1%，最常报道的是艰难梭菌感染和巨细胞病毒感染，多累及肠道。目前的资料显示，在对合并潜伏性肺结核的 IBD 患者予标准化抗结核治疗的同时予 VDZ 治疗 IBD，未发现可诱发或者加重肺结核感染，提示如果 IBD 病情需要，对于有潜伏性结核病的 IBD 患者，在标准化抗结核治疗的同时，可以考虑予 VDZ 治疗 IBD。但是，目前尚不能完全消除 VDZ 在治疗 IBD 的同时会诱发或加重结核病，因此，在以 VDZ 治疗 IBD 的同时，仍然需要密切监测结核病。如果患者在接受 VDZ 治疗期间确诊有活动性结核感染或发生乙肝活动，应立即停用 VDZ，同时启动规范化抗结核治疗或抗 HBV 治疗。

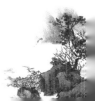

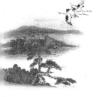

十、手术问题

(一) 围手术期用药

目前尚未报道 IBD 患者围手术期使用 VDZ 会增加术后并发症风险。因此，在术前是否需停药尚无明确建议。尚无相关临床证据指导术后给药的时机。

(二) 手术后并发症

目前数据未证实 VDZ 与术后并发症之间存在因果关系。

十一、疫苗接种

现有的资料显示，VDZ 为独特的肠道选择性靶向作用，不影响静脉注射和肌内注射灭活疫苗的疗效，但是，有可能降低口服灭活疫苗疗效。目前尚无关于接受 VDZ 治疗患者接种活疫苗后发生继发性感染数据，提示接种活疫苗可能无须停用 VDZ。

第三部分　乌司奴单抗

乌司奴单抗（ustekinumab，UST）是抗白细胞介素 12 和 23（interleukin，IL－12/23）的全人源化 IgG1 单抗，可结合 IL－12 和 IL－23 的共同亚基 p40，阻断下游的 Th1 和 Th17 效应通路，从而达到抑制炎症反应、治疗 IBD 的作用。美国分别于 2016 及 2019 年批准 UST 用于 CD 及 UC 治疗。我国于 2020 年 5 月 20 日批准 UST 用于成人 CD 治疗。

一、适应证

(一) CD

对传统治疗药物（糖皮质激素或免疫抑制剂）治疗失败或抗 TNF－α 单抗应答不足、失应答或无法耐受的成年中重度活动性 CD 患者，UST 可用于 CD 的诱导缓解和维持缓解。

目前，越来越多的专家主张，对于确诊时具有 2 个及以上预后不良高危因素的

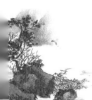

溃疡性结肠肠炎中西医结合诊疗

CD 患者，或者合并银屑病时，可一线早期使用 UST 治疗。

（二）UC

可一线用于中重度 UC 的诱导和维持治疗。

二、禁忌证

UST 的禁忌证包括：（1）对 UST 任何成分过敏者；（2）严重活动性感染（如活动性肺结核、活动性乙肝等）者。

三、使用前筛查

应在开始 UST 治疗前、治疗期间以及治疗后定期评估患者是否存在感染风险，包括潜伏感染被激活以及继发的机会性感染，尤其是结核病。具有慢性感染或复发性感染史的患者应慎用本品。具体内容请参考 IFX 相关内容。

四、使用方法

（一）常规应用

首次 UST 治疗根据体重计算 UST 剂量：体重共 55kg，剂量为 260mg；体重为 55～85kg，剂量为 390mg；体重＞85kg 者，剂量为 520mg。均为静脉输注。首次 VDZ 治疗为诱导缓解治疗。无论患者体重如何，首次给药后第 8 周均以 90mg UST 皮下注射作为诱导缓解方案。以后每 12 周 90mg UST 皮下注射 1 次作为维持治疗方案。

（二）优化治疗

每次 UST 治疗前应检查血常规、C 反应蛋白水平、红细胞沉降率、粪钙卫蛋白水平、肝肾功能等指标，结合临床症状和体征，评估疾病活动度。营养风险筛查和营养不良评估也是必要的。

目前还没有基于 UST 血药浓度监测的治疗方案。多数情况下，如果患者对 UST 应答良好，通常在 UST 治疗后 1～2 周左右病情就会有明显的改善，部分患者可在首次 UST 治疗后 2～4 周甚至 8 周后才显示出明显疗效。如果第 2 次 UST 治疗时患者病情以及血常规和炎症指标无明显改善，则提示患者对 UST 应答差甚至原发性失应答，继续以 UST 治疗也不会有良好的应答。如果患者对 UST 治疗有应答，但是疗效不理想，或者间隔期的最后 2 周症状再现，则可将 12 周间隔期缩短至 8～10 周。

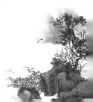

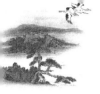

目前无证据显示联用免疫抑制剂能增加 UST 血药浓度及增强疗效。判断 UST 原发性失去应答的具体时间尚无一致意见。一般认为，应在第 2 次 UST 治疗前进行系统性评估，最迟在第 3 次 UST 治疗前进行系统性评估。系统性评估内容除了上述指标外，还应该包括消化内镜、MRE 或 CTE 检查，UST 浓度及其抗体水平监测也是必要的。如果 IBD 患者对 UST 治疗无应答，应该及时调整治疗方案。如果有应答，但是没有达到黏膜愈合，则应该通过调整 UST 剂量或间隔期优化治疗方案。如果应答良好，内镜检查见肠道黏膜愈合，则可继续以原治疗方案予 UST 维持治疗。UST 维持治疗期间，应每 6～12 个月系统性评估 1 次。

五、不良反应

UST 最常见的不良反应（＞5%）为鼻咽炎和头痛，其中大多数为轻度，不需终止 UST 治疗。已报告的 UST 最严重的不良反应为严重超敏反应，包括速发过敏反应。

六、特殊人群使用

(一) 妊娠期和哺乳期

妊娠期使用 UST 的风险级别属于 B 级（低风险）。UST 可在妊娠末期通过胎盘，建议对 UST 维持治疗的 IBD 患者，妊娠全程可继续使用，最后一次使用 UST 应在预产期前 6～10 周。哺乳期使用 UST 可能安全，需更多证据支持。

(二) 儿童

UST 目前还未获批儿童 IBD 适应证。

(三) 老年人

老年患者使用 UST 无须调整剂量。

(四) 围手术期

围手术期使用 UST 并不增加术后并发症。

(五) 恶性肿瘤患者

恶性肿瘤患者原则上不宜使用 UST。既往有恶性肿瘤病史者，需全面评估肿瘤性质和复发风险后再考虑是否可以使用 UST。如果肿瘤复发风险较低、已经过了肿瘤风险期而且 IBD 病情确实需要，在权衡利弊后可酌情使用 UST 治疗，同时在 UST 治疗期间和治疗后都要严密监测。

七、疗程及停药时机

当前 UST 临床应用时间较短，缺乏何时可以停药的有效循证医学证据。理论上，如果有 UST 治疗的适应证和无禁忌证，疗效好而且没有不良反应，可以在成功诱导缓解后长程应用 UST 维持治疗。

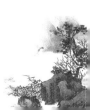

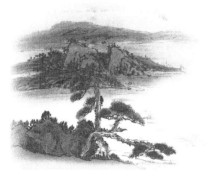

参考文献

[1] 郭富彬，徐伟．基于中医既病防变思想探讨溃疡性结肠炎复发性预防［J］．光明中医，2021，36（04）：500－503.

[2] 彭昊，董筠．中西医结合治疗溃疡性结肠炎研究进展［J］．河南中医，2021，41（03）：448－453.

[3] 张娇娇，张帆，余星星．溃疡性结肠炎发病机制及中西医治疗研究进展［J］．辽宁中医药大学学报，2021，23（01）：70－74.

[4] 厉越，高凌卉，韩昌鹏．从肺与大肠相表里角度谈溃疡性结肠炎的中医治疗［J］．辽宁中医杂志，2021，48（03）：50－52.

[5] 罗仕娟，钟子劭，黄穗平．从脾失健运探讨慢性溃疡性结肠炎的中医病机和治疗［J］．中医药导报，2015，21（13）：99－102.

[6] 王燕，段永强，朱向东，等．基于"脾肾相关"探讨中医干预溃疡性结肠炎疗效机制［J］．中国中医药信息杂志，2015，22（02）：99－101.

[7] 卢鑫，杨星星，吕哲，等．基于"肾主二便"理论探析中医治疗溃疡性结肠炎［J］．大众科技，2021，23（07）：61－63.

[8] 张冰，谢晶日，孙涛．以"厚肠"为指导的溃疡性结肠炎中医诊治探讨［J］．中医药信息，2020，37（05）：22－24.

[9] 王庆泽，李雪可，刘建平，等．国医大师李佃贵基于浊毒学说分期辨治溃疡性结肠炎［J］．吉林中医药，2021，41（02）：179－182.

[10] 李晶，白光．"肝主情志"与溃疡性结肠炎之关系探析［J］．中国中西医结合消化杂志，2021，29（10）：753－756.

[11] 李明松，朱维铭，陈白莉．溃疡性结肠炎——基础研究与临床实践［M］．北京：高等教育出版社，2015.

[12] 黄穗平，黄绍刚．溃疡性结肠炎［M］．北京：中国中医药出版社，2012.

[13] 唐志鹏，郝微微．溃疡性结肠炎的中西医结合治疗［M］．北京：科学出版社，2021.

[14] 沈洪．溃疡性结肠炎中医特色疗法［M］．北京：人民军医出版社，2014.

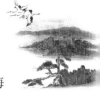

［15］吴焕淦，季光，施征，等．溃疡性结肠炎中医诊断与治疗［M］．上海：上海科学技术出版社，2009.

［16］周祯祥，唐德才．临床中药学［M］．北京：中国中医药出版社，2016.

［17］杨云，刘建平．中医肛肠疾病特色疗法新论［M］．北京：阳光出版社，2015.

［18］韩宝，张燕生．中国肛肠病诊疗学（修订版）［M］．北京：北京大学医学出版社，2020.

［19］中国医药教育协会炎症性肠病专业委员会．中国炎症性肠病生物制剂治疗专家建议（试行）［J］．中华消化病与影像杂志，2021，11（06）：244－256.

［20］江学良．溃疡性结肠炎中西医诊疗手册［M］．天津：天津科学技术出版社，2020.

［21］卜瑞祺．肛肠疾病中西医治疗进展与实践［M］．昆明：云南科学技术出版社，2020.

［22］金黑鹰，章蓓．实用肛肠病学［M］．上海：上海科学技术出版社，2014.

［23］杨云．中医外治法在肛肠疾病中的应用［M］．北京：阳光出版社，2020.

［24］李兴泽．临床外科疾病诊疗学［M］．昆明：云南科技出版社，2020.

［25］杨宝学，张兰．实用临床药物学［M］．北京：中国医药科技出版社，2018.

［26］倪青，王祥生．实用现代中医内科学［M］．北京：中国科学技术出版社，2019.

参考文献

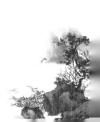